HOW
it works
奇妙知识大图解

人体解码

HUMAN BODY

英国未来出版集团（Future Publish）编著

区茵婷 译 贺媛 审

U0234500

北京理工大学出版社

BEIJING INSTITUTE OF TECHNOLOGY PRESS

图书在版编目（CIP）数据

人体解码 / 英国未来出版集团编著；区茵婷译. —北京：北京理工大学出版社，2019.6

（奇妙知识大图解）

书名原文：How It Works Book of Human Body

ISBN 978-7-5682-5580-6

Ⅰ.①人…　Ⅱ.①英…　②区…　Ⅲ.①人体—青少年读物　Ⅳ.①R32-49

中国版本图书馆CIP数据核字（2019）第058313号

北京市版权局著作权合同登记号图字：01-2017-9469

[Beijing Institute of Technology Press Co, LTD] is published under licence from Future Publishing Limited. All rights

in the licensed material, including the names《人体解码》(How It Works Book of Human Body), belongto Future

Publishing Limited and it may not be reproduced, whether in wholeor in part, without the prior written consent of Future

Publishing Limited@[year] Future Publishing Limited.www.futureplc.com

出版发行 / 北京理工大学出版社有限责任公司

社　　址 / 北京市海淀区中关村南大街5号

邮　　编 / 100081

电　　话 /（010）68914775（总编室）

　　　　　（010）82562903（教材售后服务热线）

　　　　　（010）68948351（其他图书服务热线）

网　　址 / http：//www.bitpress.com.cn

经　　销 / 全国各地新华书店

印　　刷 / 北京市雅迪彩色印刷有限公司

开　　本 / 889毫米×1194毫米　1/16

印　　张 / 11.25　　　　　　　　　　　　　　　　责任编辑 / 宋成成

字　　数 / 433千字　　　　　　　　　　　　　　　文案编辑 / 宋成成

版　　次 / 2019年6月第1版　2019年6月第1次印刷　　责任校对 / 周瑞红

定　　价 / 128.00元　　　　　　　　　　　　　　　责任印制 / 李志强

推荐序

　　亲爱的读者朋友，很高兴在这套书中遇见你，欢迎你走入这个精彩的科普世界。无论你是因为对图片的惊艳，还是对知识的渴求而翻开这套书，都意味着你对世界的好奇和探索，又将前进一步。

　　好奇是人类的天性，也是科学和世界发展的第一推动力。在过去的几个世纪，好奇心促使我们对世界的探索从宏观到微观，从古代到现代，知识不断更新，科技不断进步。今天，当人类进入21世纪，随着信息时代的到来，人们对世界的认知不再限于天空、大地、海洋和生物以及身边的事物，而是密切注视着将航天器送向月球的背面和广阔无垠的宇宙，探讨奇妙量子世界的无限可能。科技从源于生活到引领生活，科学新知的迅速累积使得大部分人对科学的认知看起来非常有限，了解的领域也极为有限。因此，不管他是科学大师，或是凡夫俗子，都需要通过科普增长自己的知识，开阔自己的视野，进一步认识世界，了解世界的奥秘。

　　科普作品不是教科书，它需要通过类比、联想、对照等手段，以通俗的形式，让人们理解科学发展的脉络和各种科学知识之间的关联，以获得更丰富的科学知识。而文笔优美、内容丰富、形式新颖、图文并茂的科普，使人们更为迅速地了解这门科学的知识和内涵，解决了心中的疑惑，同时也得到了美的享受。

　　科学的世界，是千变万化的世界，精彩纷呈的世界，但也是按照自然规律运行的世界。它很神秘，但可以被理解，被解读，难的是怎样有趣而又严谨地展示它。这是摆在科学家和科普作家面前的神圣义务。

　　当我拿到这一套集知识性、通俗性和趣味性为一体的科普丛书时，真有点令人惊讶、爱不释手的感觉。这是一套由多位科学家和科普作家共同创作、精彩纷呈、图文并茂的科普丛书。它的特点是，用独特的图解编排形式，将大量相关却又涉及不同学科的知识串联起来，转化成直观的图像，以通俗的语言、简约的方式和轻松的手法将知识传递到阅读者的大脑，启发人们的想象。书中大量精美的图片和活泼有趣的行文，会让你在阅读时兴味盎然。借助科学家的视野，你将以崭新的视角重新了解这个世界的广阔，窥探宇宙的奥秘和世间万物的神奇以及人类科技的精妙！

　　在探索求知的道路上，不分长幼，不管是科学大家还是普通大众，人人都是沙海拾贝的孩童。爱迪生说：惊奇就是科学的种子。相信借由这套书的阅读，你会迅速成长为一个知识达人。当你能够像这本书的呈现形式一样，将所获的知识转化为一张张图表，它就会变成你的学问、创意与能力，在你的面前展现无限美妙的前景。

周立伟

中国工程院院士

原北京科普创作出版终评委员会主任

人 体 解 码 目 录

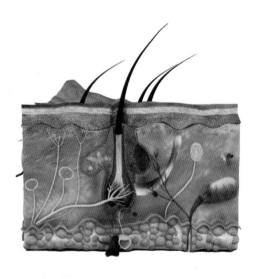

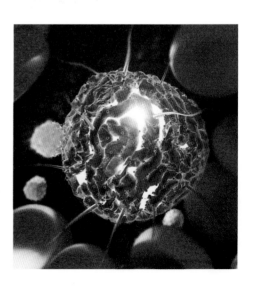

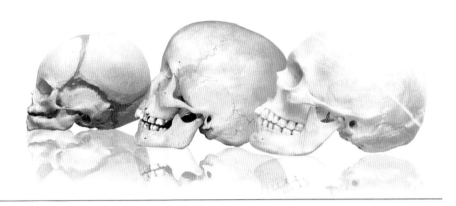

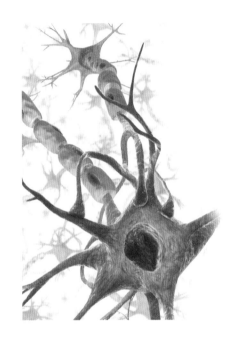

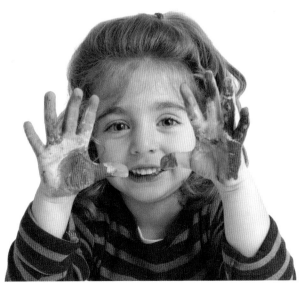

人 体 解 码

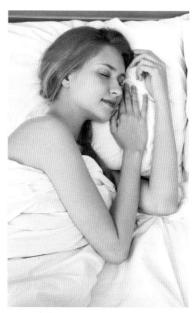

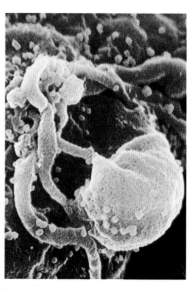

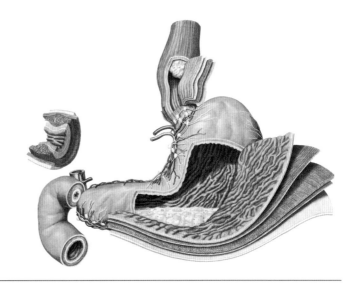

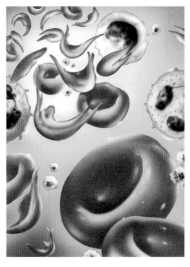

第三章

奇趣小常识

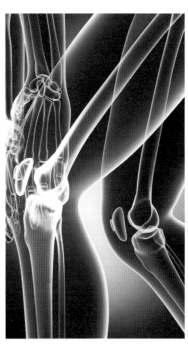

人 体 解 码

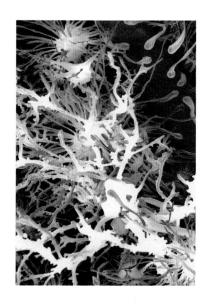

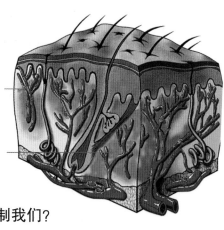

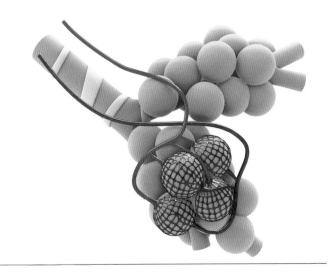

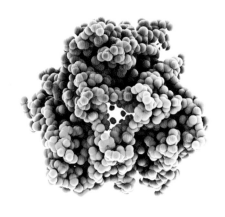

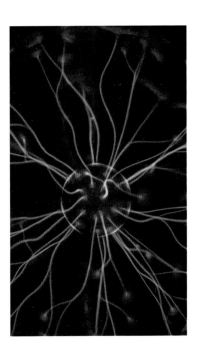

前 言

人体A到Z：
从头到脚的
人体解剖之旅

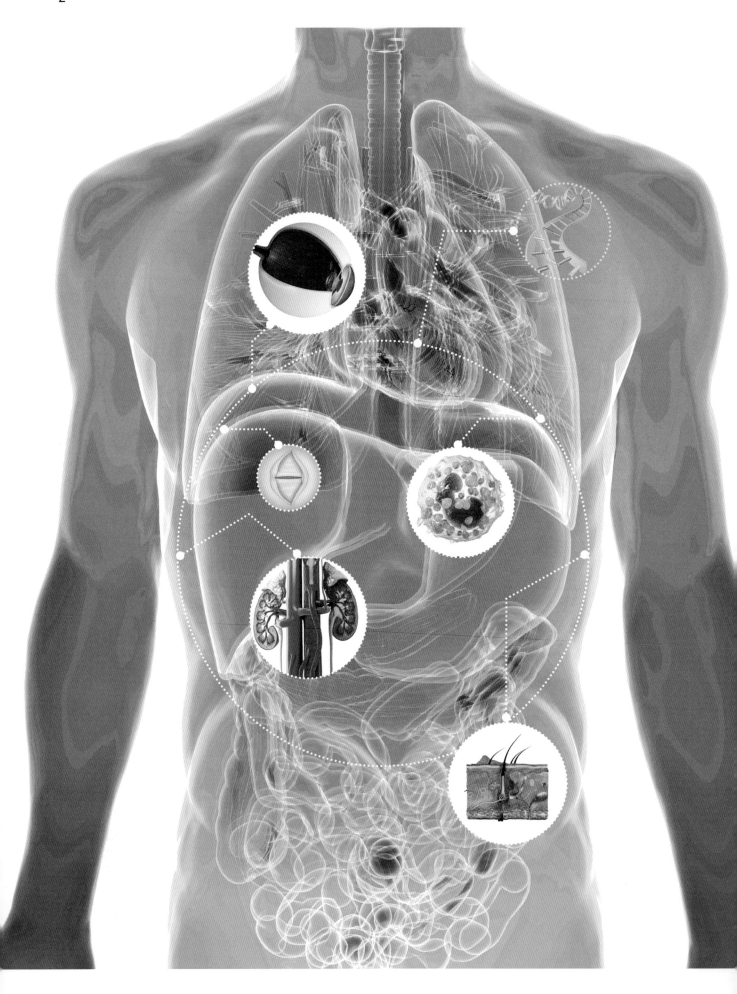

肺泡

a 一个成年人肺的表面积约 50 平方米,相当于 1/4 个网球场大小! 把这么大面积的东西塞进胸腔可不是项小工程,而完成这项大工程的,就是叫"肺泡"的人体组织。它们看起来就像一串串的葡萄,在肺里相互紧密地挨着,将胸腔空间的利用率最大化。吸气时,气体进入肺泡使之扩张。肺泡壁只有一个细胞的厚度,外面围了一层细小的血管,我们称之为毛细血管。每一次呼吸,气体都能轻易地穿透毛细血管壁进出血液。

认识肺泡

人体是怎么把表面积这么大的东西塞进胸腔的?

气体交换
气体在肺泡表面进行交换——气体进出毛细血管。

血红细胞
血红细胞在毛细血管里单列纵向排列行进,把肺泡里的氧气带走,将原本血液里的二氧化碳留下。

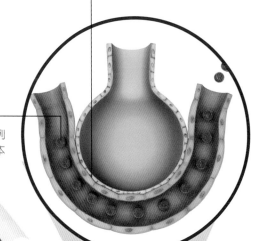

树状结构
肺的支气管像树枝一样反复分枝成无数细支气管,尽可能在小小的空间里容纳更多的肺泡。

表面活性物质
Ⅱ型肺泡细胞能分泌表面活性物质,类似于洗洁精,包裹着肺泡,防止肺泡相互黏着。

Ⅱ型肺泡细胞
构成肺泡的细胞中,又扁又平的叫Ⅱ型肺泡细胞,它能缩减气体交换过程中气体需经过的距离。

肺泡
肺里每一个单独的小泡囊,就是一个肺泡。

毛细血管
包裹着肺泡壁的细小血管。

大脑

b 大脑不仅是人体最复杂的器官,也是我们所知最复杂的物体。大脑有大约 860 亿个神经元细胞,而每一个神经元细胞又与周围其他神经元细胞形成成百上千个连接。

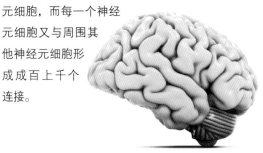

角膜

c 角膜是眼睛的保护层,保护眼睛不受微尘和细小颗粒的伤害。看着透明,但其实角膜由几层细胞组成。光线经过角膜会发生轻微折射,有助于更准确地把光线聚到眼球后部。

角膜可以移植,角膜受损的患者可以通过角膜移植恢复视力。

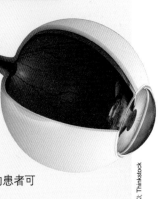

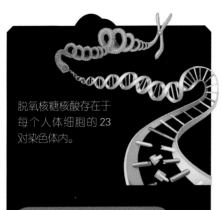

脱氧核糖核酸存在于每个人体细胞的 23 对染色体内。

脱氧核糖核酸

d 可以说在人体里最重要的基本组织个体，就是脱氧核糖核酸了。几乎每个细胞都有脱氧核糖核酸（血红细胞除外），里面携带着人体合成、生长、修复和运作所需的基因配方（碱基对）。这些基因配方的组成都可以用 4 个字母（ACTG）表达出来，而人体细胞基因配方要都表达出来，需要 30 亿个字母！

脂肪

f 人体脂肪分两类：棕色脂肪组织和白色脂肪组织。棕色脂肪组织负责燃烧热量给你保暖，而白色脂肪组织则负责储存能量和生产激素。相比成年人，儿童的棕色脂肪会更多，主要位于颈部、肩部、各个器官周围和脊髓。

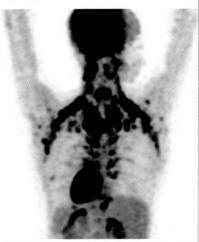

扫描显示棕色脂肪组织在头部、肩膀、心脏和脊柱的分布。

酶

e 酶，通常又被称为"生物催化剂"，它们的工作就是提高化学反应速度。人体有大量可溶性化学物质，可相互组合，也可分解后重新组合形成人体所需的化学物质。但要等这些过程自然发生，速度实在太慢。

酶是具有与其他分子相结合的"活性位点"的分子，可以拉近分子之间的距离让它们发生化学反应，也可以改变自身结构使合成或分解更容易进行。酶并不参与实际化学反应，只负责提高化学反应速度。

最广为人知的酶，就是人体消化系统里的消化酶了。这些酶对于分解食物分子起着重要作用。不过人体里可不只有消化酶，还有其他各种各样的酶，例如负责合成分子的酶，负责分解分子的酶，负责把多余分子捆绑起来的酶，还有负责破坏入侵的病原体的酶。

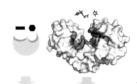
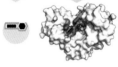

酶把两个分子结合到一起，让它们产生化学反应。

消化酶

这些微小的分子把你吃进肚子的食物分解成可吸收的小块。

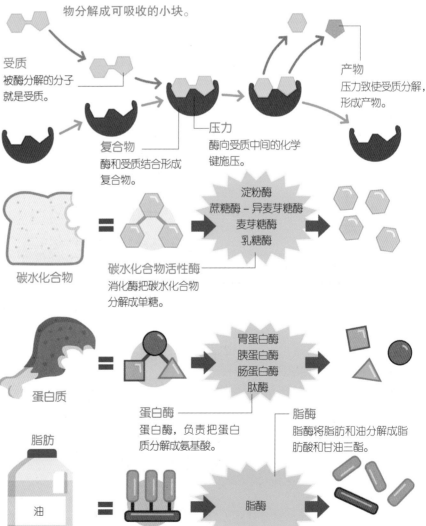

受质
被酶分解的分子就是受质。

产物
压力致使受质分解，形成产物。

复合物
酶和受质结合形成复合物。

压力
酶向受质中间的化学键施压。

碳水化合物

淀粉酶
蔗糖酶 – 异麦芽糖酶
麦芽糖酶
乳糖酶

碳水化合物活性酶
消化酶把碳水化合物分解成单糖。

蛋白质

胃蛋白酶
胰蛋白酶
肠蛋白酶
肽酶

蛋白酶
蛋白酶，负责把蛋白质分解成氨基酸。

脂肪

油

脂酶
脂酶将脂肪和油分解成脂肪酸和甘油三酯。

脂酶

腺体

g 负责制造和分泌体液、酶和激素的组织，称为"腺体"。腺体主要分为两大类：内分泌腺和外分泌腺。外分泌腺产生诸如汗、唾液和黏液等物质，通过导管把分泌物排往皮肤或其他器官表面。内分泌腺分泌激素，激素进入血液向全身发送化学信号。

胰腺既有内分泌腺（蓝点部分）也有外分泌腺（绿色枝状部分）

毛发

h 你拥有大约 500 万个毛囊，但让人意外的是，头皮上的毛囊只有大约 10 万个。其他毛囊遍布全身——在皮肤表面、眼帘、甚至在鼻腔和耳腔里。毛发功能很多，可以帮你保暖、防尘挡沙，甚至导流，例如眼睫毛，不让汗水和雨水流入眼睛。

肠

i 食物从胃里出来，就会进入肠道，开始了在人体里全长 7.5 米的旅程。首先是小肠。小肠里充满消化酶，把食物分解成可吸收的小分子，继而进行吸收。接下来是大肠。大肠负责把食物残渣里的水分尽可能吸收，然后才把残渣排泄出体外。

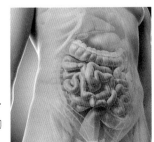

腹腔内塞了好几米长的肠子。

关节

j 人体有超过 200 块骨头，要随心所欲地运动，就得靠各种关节把这些骨头连在一起。

在髋部和肩部，我们有球窝关节，这种关节的运动幅度是最大的，可以向前、往后、平移，甚至打圈。

在膝盖和手肘，我们有铰链关节，这种关节的开关运作就像门一样。而在手腕和脚踝处，则有滑动关节，让相邻两个骨块得以彼此滑过。至于拇指上的，则是鞍状关节，不但可以做双向平移运动，还可以做屈伸运动。

关节在骨头末端都包覆着软骨，有助于减少相邻两个骨块的相互磨损，也可以缓冲人体运动产生的冲击。不少关节还被包裹在一个有少量滑液的囊腔里，滑液对关节运动起到润滑作用。上述关节被统称为滑膜关节。

"人体有超过200块骨头"

关节种类

人体不同种类的关节，能做出不同幅度的运动。

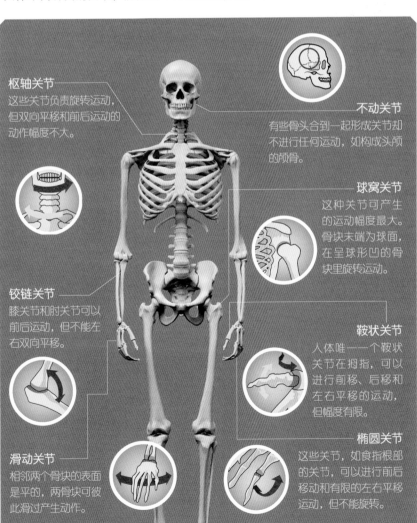

枢轴关节
这些关节负责旋转运动，但双向平移和前后运动的动作幅度不大。

不动关节
有些骨头合到一起形成关节却不进行任何运动，如构成头颅的颅骨。

球窝关节
这种关节可产生的运动幅度最大。骨块末端为球面，在呈球形凹的骨块里旋转运动。

铰链关节
膝关节和肘关节可以前后运动，但不能左右双向平移。

鞍状关节
人体唯一一个鞍状关节在拇指，可以进行前移、后移和左右平移的运动，但幅度有限。

滑动关节
相邻两个骨块的表面是平的，两骨块可彼此滑过产生动作。

椭圆关节
这些关节，如食指根部的关节，可以进行前后移动和有限的左右平移运动，但不能旋转。

肾

肾

看似简单的一对器官，全是微小的过滤装置。

k 肾起着净化血液和维持体液平衡的作用。血液通过血管进出肾，给肾输入血液的血管较粗，而从肾输出血液的血管则较细，如此一来，便形成了一个高压区域，迫使血液里的水分和垃圾通过血管壁的空隙排出。血红细胞和蛋白质会继续留在血液里。每一个肾有约100万个叫肾元的细小过滤系统，负责将流经的血液进行清洗过滤。

然后血液流经一段软管（近曲小管），重要的微量元素都会在这里被吸收和重新分配到血液里。额外的水分和垃圾以尿液的形式被送往膀胱，最后排出体外。肾会根据人体盐分和水分多少来调节需要排出多少水分，维持体液水平稳定。

"肾起着净化血液和维持体液平衡的作用"

肾髓质
肾的内层结构，负责收集尿液后输送到膀胱。

肾上腺
在每一个肾的顶端都有一个内分泌腺，分泌数种激素，包括肾上腺素。

肾皮质
肾的外层结构，在此进行血液过滤。

肾锥体
尿液通过肾锥体输往输尿管，再经由输尿管离开肾。

肾静脉
净化后的干净血液通过肾静脉离开肾。

输尿管
在肾里产生的尿液经此管道输往膀胱储存。

肾动脉
血液经由肾动脉进入肾。

淋巴系统

l 所有人都知道把血液输往全身的血液循环系统，但人们常常忘了，身体里还有一个由各种管道和器官形成的网络。淋巴系统从身体组织收集体液，最后通过胸腔的静脉重新进入血液。淋巴系统还参与免疫系统运作，监控并抗击外来细菌和病毒的侵犯。

淋巴系统布满了淋巴结，它们都是免疫系统的前哨站。

线粒体

m 有了氧气和养分身体才能运作，而线粒体正是把这些原材料转化成能量的"发电厂"。每一个细胞里面都有成百上千个线粒体，它们通过复杂的蛋白质链传输电子，制造能被身体轻松利用的化学能量。

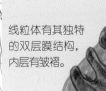

线粒体有其独特的双层膜结构，内层有皱褶。

神经系统

n 神经系统是人体的电网，从头到脚指头，身体的每一处，都靠神经系统传递信息。神经系统可分为两部分：中枢神经系统和周围神经系统。

中枢神经系统由脑和脊髓构成，是人体的控制中心。虽然大部分信号都由大脑控制，但脊髓也能自行负责一部分信号。由脊髓自行处理的信号，叫"脊髓反射"，其中膝跳反射就属于脊髓反射。这种神经反射绕过大脑，因此反应速度极快。

周围神经系统由身体其他部位的神经构成，可进一步细分为两部分：躯体神经系统和自主神经系统。躯体神经系统负责你的感觉和可通过意识控制的一切运动，像收紧大腿肌肉，或踩到钉子上时感觉疼痛。至于自主神经系统则负责无法靠意识控制的幕后运作，像心脏跳动、胃部蠕动等。

人体神经网络

神经系统向全身发送电流信号。

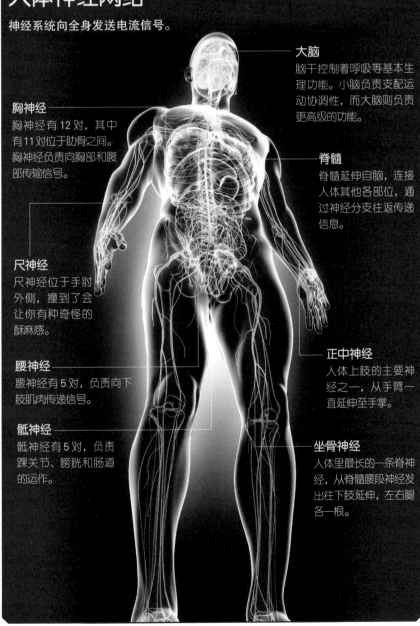

大脑
脑干控制着呼吸等基本生理功能。小脑负责支配运动协调性，而大脑则负责更高级的功能。

胸神经
胸神经有 12 对，其中有 11 对位于肋骨之间。胸神经负责向胸部和腹部传输信号。

脊髓
脊髓延伸自脑，连接人体其他各部位，通过神经分支往返传递信息。

尺神经
尺神经位于手时外侧，撞到了会让你有种奇怪的酥麻感。

腰神经
腰神经有 5 对，负责向下肢肌肉传递信号。

骶神经
骶神经有 5 对，负责踝关节、膀胱和肠道的运作。

正中神经
人体上肢的主要神经之一，从手臂一直延伸至手掌。

坐骨神经
人体里最长的一条脊神经，从脊髓腰段神经发出往下肢延伸，左右腿各一根。

食道

o 食道，顾名思义，输送食物的管道，这条可收缩的肌肉管道从咽喉一直连通至胃。吞咽时，这条圆形的肌肉管通过收缩把食物一波一波推送进消化道。

胰腺

p 这个形如叶片的器官在消化系统里起着两个重要作用。它不仅分泌在小肠里分解食物的消化酶，还分泌叫胰岛素和胰高血糖素的激素，控制血糖平衡。

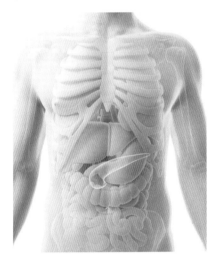

股四头肌

q 以英文字母 Q 开头的人体组织还真不多，而这组位于大腿、由四块肌肉组成的肌群是我们人体相当重要的一部分。股四头肌连着盆骨、大腿、膝盖再到胫骨。腿要站直，就要靠股四头肌了。

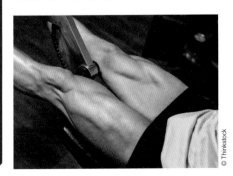

肋骨架

r 肋骨架是人体内的盔甲，保护着你的心脏和肺，还肩负维持身体供氧的重任。概括来说，肋骨架由 24 根有弧度的骨头构成，左右成对在背部脊柱相关节。

其中有 7 对肋骨被称为真肋，前端与又宽又平的胸骨相关节。接下来 3 对被称为假肋，不直接与胸骨相关节。而最后两对甚至不与胸骨相关节，因此得名浮肋。

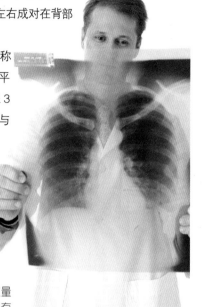

每个人肋骨架上肋骨的数量不一样，因为有的人是没有浮肋的。

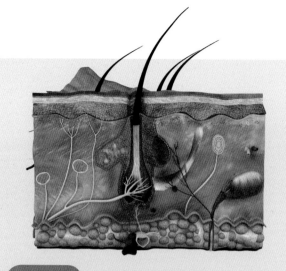

皮肤

s 皮肤是人体最大的器官。皮肤结构分三层：最外层是表皮，下面是真皮，底层是皮下组织。

表皮具有防水功能，由交叠的数层扁平的细胞组成。这些细胞经常被位于下面的一层干细胞取代。表皮还含有黑色素细胞，负责制造黑色素。

真皮层包括毛囊、腺体、神经和血管，滋养着表皮层，还负责分泌汗和皮脂。在真皮下面有一层负责支撑和缓冲的组织，叫皮下组织，是储存脂肪的地方。

有的舌乳头有成百上千个味蕾，有的却只有一个味蕾。

舌头

乳头

微绒毛
味孔
味蕾

舌头

t 舌头是一块相当有力的肌肉，有着数项重要功能。首先，咀嚼、吞咽、说话，甚至维持口腔清洁，都离不开舌头，而它最广为人知的任务，就是尝味。

舌头上的小突起不全是味蕾。它们叫舌乳头，分四类。位于舌根的，叫轮廓乳头，每一个轮廓乳头有大约 250 个味蕾。舌两侧的是叶状乳头，每个有约 1 000 个味蕾。舌尖处的是菌状乳头（状似蘑菇），每个有多达 1 600 个味蕾。

其余几乎覆盖整个舌面的突起，叫丝状乳头，上面没有任何味蕾。

脐带

u 这个海绵状的组织全是血管，连接发育中的胎儿和胎盘。胎盘附着于母体的子宫壁上，通过母体的血液吸取氧和营养。宝宝出生后，脐带干燥脱落，留下一块疤，就是肚脐眼了。

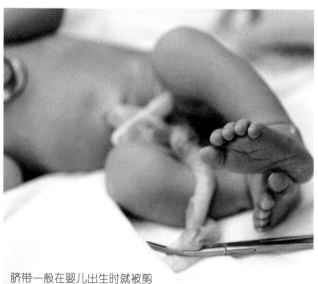

脐带一般在婴儿出生时就被剪掉，将宝宝与胎盘分离。

声带

V 声带是位于喉腔的两瓣左右对称的膜状结构，用于调节肺部送出的气流，让我们可以说话、唱歌。肺部气流流经膜瓣中间间隙，膜瓣发生振动，产生声音。

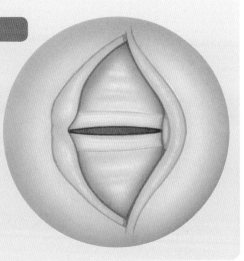

声带闭合时压力增加，使膜瓣振动。

白细胞

W 白细胞就是人体内的职业私人卫队，专负责抵御外来攻击和疾病。它们有好几个不同种类，在保卫身体免受感染的重任上各居其位、各司其职。

第一道防线叫先天性免疫系统。当中的细胞是先头部队，通过吞食和消化病原体来抗击感染，同时也会消灭已受病原体感染的细胞。

若先天性免疫系统未能守住防线，第二道防线——后天性免疫系统——便投入抵抗行动。这些细胞会对入侵的病原体发起更猛烈且更具针对性的攻击，甚至能对曾经抗击过的病原体产生记忆。

人体免疫大军

部分让人体免受病原体感染的细胞。

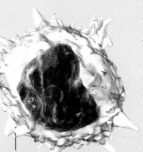

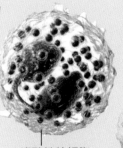

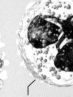

嗜碱性粒细胞
嗜碱性粒细胞释放的化学物质会让更多血液流往问题组织，导致炎症。

嗜酸性粒细胞
嗜酸性粒细胞里充满了可用作对付病原体武器的化学小颗粒。

单核细胞
当单核细胞进入受损组织时，它们就会变成巨噬细胞，即"巨大的吞噬者"，负责吞噬病原体和清理已死细胞的残留。

淋巴细胞
淋巴细胞是后天性免疫系统的专攻性部队，每种淋巴细胞都有其特定的作用，对特定的病原体发出致命攻击。

中性粒细胞
中性粒细胞是免疫的第一道防线，大量存在于血液中。

胸骨剑突

X 这是指在胸骨下端一个小突起的专业术语。医护人员在进行心肺复苏术时，通过胸骨剑突的位置寻找正确的施压点。

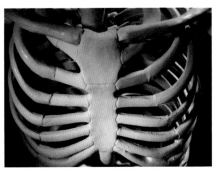

黄骨髓

Y 骨髓有两种：黄骨髓和红骨髓。红骨髓负责生产新的血红细胞，而黄骨髓没有直接造血功能，其主要成分是脂肪。随着人的年龄增大，红骨髓逐渐转化为黄骨髓。

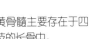

黄骨髓主要存在于四肢的长骨中。

颧大肌

Z 这是一块让你笑的主要肌肉，从嘴角延伸至颧骨，附着于颧骨上，收缩时把嘴角往上往外拉。有没有酒窝，其实也是取决于颧大肌的解剖构造。

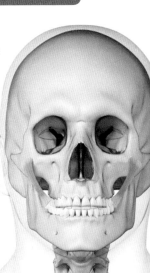

第一章

人体
解剖

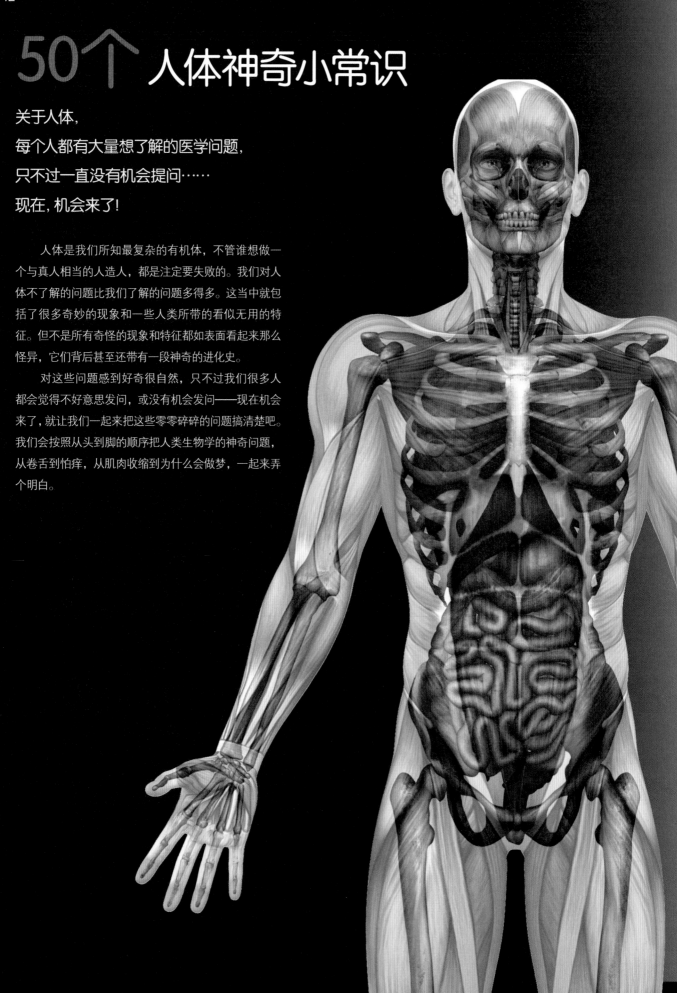

50个 人体神奇小常识

关于人体，
每个人都有大量想了解的医学问题，
只不过一直没有机会提问……
现在, 机会来了!

　　人体是我们所知最复杂的有机体, 不管谁想做一个与真人相当的人造人, 都是注定要失败的。我们对人体不了解的问题比我们了解的问题多得多。这当中就包括了很多奇妙的现象和一些人类所带的看似无用的特征。但不是所有奇怪的现象和特征都如表面看起来那么怪异, 它们背后甚至还带有一段神奇的进化史。

　　对这些问题感到好奇很自然, 只不过我们很多人都会觉得不好意思发问, 或没有机会发问——现在机会来了, 就让我们一起来把这些零零碎碎的问题搞清楚吧。我们会按照从头到脚的顺序把人类生物学的神奇问题, 从卷舌到怕痒, 从肌肉收缩到为什么会做梦, 一起来弄个明白。

1.我们是怎么想的?

什么是思想?这问题能让科学家、医生和哲学家在未来几十年里有的忙了。什么是思想,取决于你对"思想"的定义。科学家会说,那是接收到刺激后突触传递信息、模式识别和脑激活的问题(看见苹果并辨认出那是个苹果)。哲学家,或许还有不少科学家会说,单凭神经元网络无法彻底解释我们每天要处理的各种各样的想法和情绪。运动医学科的医生会告诉你,人决定跑步后,激活从大脑到跑步所需常用肌肉的一系列相关通路,只要不到1秒钟的极短时间。

不过有一些信息我们倒是明确的——比方说,怎样的想法和怎样的决定在大脑的哪个部位形成。

额叶
额叶决定了人的性格,也是人产生各种想法和情绪的地方。额叶被摘除或受到损伤,会导致性格改变。

前运前区皮质
前运前区皮质负责协调部分动作。

主要运动皮质区
主要运动皮质区与主要体觉皮质区负责接收各种触觉资讯并协调身体完成各种动作。

顶叶
顶叶负责的是你复杂的感觉系统。

布洛卡区
布洛卡区负责处理和组织复杂的语言,形成语言模式。

主要听觉皮质层
主要听觉皮质层就在耳朵旁边,声波在这里被转换成有意义的信息。

颞叶
颞叶决定该如何处理听觉信息,同时把听觉信息与视觉数据相关联。

韦尼克区
韦尼克区负责理解语言,然后通过布洛卡区形成反应。

枕叶
虽然枕叶位于后脑勺,但它负责把眼睛接收到的光信号转化成形状和纹路。

© SPL

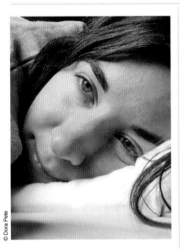

© Dora Pete

2.早上我们是先醒来,还是先睁开眼睛?

睡眠是大自然赐予的恩物,远比你想象的要复杂。按照深度划分,睡眠可分为5个阶段——如果你突然清醒,眼睛瞬间睁开,那通常是属于自然醒,而且你是从快速眼动睡眠期(rapid eye movement,REM)醒过来,很可能还会记得梦里的情景。如果是从其他睡眠期醒过来,像硬生生地被闹钟吵醒,那要完全清醒过来就需要长一点时间了,你都不想马上睁开眼睛呢。

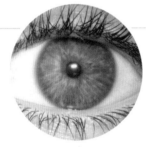

3.眼球会像身体其他部位一样随着年龄增长而变大吗?

眼球只会随着年纪增长变大一点点,这就解释了为什么婴儿看起来都那么可爱,因为他们的眼珠子在脸上显得特别大。

4.为什么我们会无意识地拨弄头发?我就经常玩头发。

这其实是一种行为反应——有的人在紧张或无聊时会玩头发。对大部分人来说,这种小动作是很正常的。但如果这种行为已经严重到影响你正常生活,那你可以向行为心理学家寻求帮助——不过严重到这种程度的可能性真的微乎其微。

5.为什么不是每个人都能卷舌头?

虽然课堂上老师都说了,舌头能不能卷起来,基因说了算,但事实比这要复杂得多,很可能是由基因和外部环境影响共同决定的。针对家族和双胞胎进行的研究显示,卷不卷得了舌头可不仅仅是基因遗传。不信你问问——有的人是练出来的,这就意味着至少对这些人来说,卷不卷得了舌头是受环境影响(就像一种习得行为)而非由遗传基因(天生)决定的。

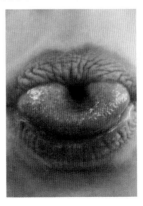

6.什么是脉搏?

感受脉搏,其实就是感受心跳时血液通过动脉的直接传输。要感受脉搏,就要把手压到动脉上,例如手腕上的桡动脉。按着颈椎还能感受到颈动脉。但你可要小心了,按的力度过大,可是会导致晕厥的,如果同时按压左右两侧颈动脉,就会切断血液往大脑的运输,此时身体保护机制启动,你绝对会晕过去!

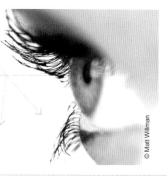

2D（平面）视觉范围：
在 120 度到 180 度的视觉范围内我们只能用一只眼看，不过我们是意识不到的。

3D（立体）视觉范围：
在 120 度以内的中间范围，是两眼视觉范围重叠的立体视觉区，也是我们看东西时视野的主要覆盖范围。

© Matt Willman

7.人的视野范围有多少度？

人类的视野范围大概有 180 度。中间部分（大概 120 度）是属于双眼视觉范围，又称立体视觉范围——即双眼视觉范围产生重叠，让人产生深度知觉，看到立体的画面。而眼的外围则属于单眼视觉范围，即非双眼视觉范围重叠区，也就只能看到平面图像了。

12.我们为什么会打嗝？

打嗝是人体自然释放出胃部气体。这些气体要么是被你直接吞进去的，要么是你吞进去的东西里所带的——例如碳酸饮料。气体在胃肠道最为狭窄的食管括约肌里振动产生的声音，就是打嗝的声音。

8.扁桃体有什么用？

扁桃体其实是淋巴组织团块，是上呼吸道感染时抗击病原体的组织。但有时扁桃体本身也会受到感染，导致扁桃体炎。能在咽喉处看到的只不过是扁桃体环的一部分。要是你的上呼吸道反复感染，你是不可能不知道的，因为这时你的免疫系统会付出代价。

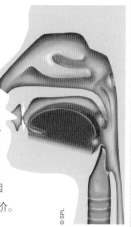

© SPL

11.血液在人体内流动速度是多少？

人体的"循环量"在 5 升左右。这当中的每一个血红细胞都会从心脏出发，沿着公路一样的动脉，经过大街小巷似的毛细血管，最后进入流动速度慢得堪比交通高峰期公路的静脉返回心脏。整个过程大概需时 1 分钟。不过当你动起来，心跳加速，这过程需时便会缩短，因为血液会从没那么重要的人体组织结构（如大肠）向更关键的组织结构（如肌肉）转移。

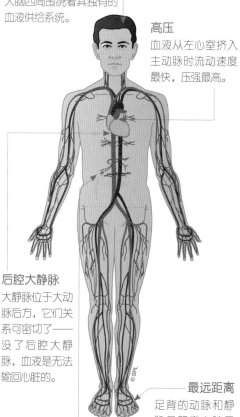

最重要的人体器官
大脑四周围绕着其独有的血液供给系统。

高压
血液从左心室挤入主动脉时流动速度最快，压强最高。

后腔大静脉
大静脉位于大动脉后方，它们关系可密切了——没了后腔大静脉，血液是无法输回心脏的。

肾脏
肾脏所需供血量巨大，占每搏输出量（一次心搏一侧心室射出的血量）的 25%！

最远距离
足背的动脉和静脉是距离心脏最远的动脉和静脉，血液流动速度也相当缓慢。随着年纪增长，最先被脂肪斑块堵塞的血管往往就是足背的血管。

© SPL

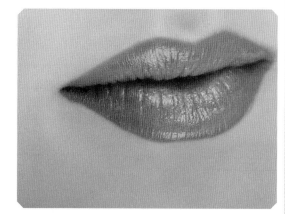

9.嘴唇何用？

嘴唇主要作为一个触觉器官存在，主要用途是进食。当然，也能让人在亲吻时感到愉悦，还能在我们说话时帮助调整发音。

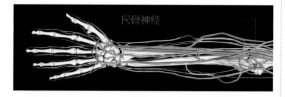

尺骨神经

10.撞到手肘为什么会感觉那么奇怪？

其实被撞到的是缠绕在肱骨突出物上的尺神经，会产生一种"有趣"的感觉。用"有趣"来形容似乎也不太恰当，因为大脑对这种突如其来的撞击做出的反应，是让你前臂和手指产生麻木感。

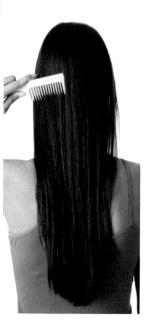

13.人的头发平均一年长多长？

这个数字因人而异——年龄、营养状况、健康状况、基因和性别，都是相关决定因素。若说长度的话，每个月长 0.5 ~ 1 英寸（1.2 ~ 2.5 厘米）属于平均值范围。但如果你头发生长速度不在这个平均值范围内，也无须紧张。

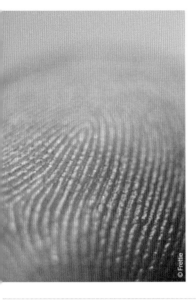

14.为什么每个人的指纹都不一样？

指纹是手指和脚趾指（趾）腹上凹凸不平的纤细纹路。它们有助于加强对轻微震动的感知，也在拿东西的时候增加摩擦力，把东西拿稳。没有两个指纹是一模一样的——不管是你自己的指纹，还是两个人的指纹——因为指纹是由独特的基因组决定的。

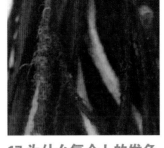

17.为什么每个人的发色都不一样？

发色取决于父母给你的基因。有的发色基因比较强势（尤其是深色的发色），而有的发色基因则比较弱势（比如金色）。

18.能睁眼打喷嚏吗？

打喷嚏时眼睛会启动保护机制紧紧闭上，防止飞沫和鼻腔细菌进入眼睛导致感染。相传睁眼打喷嚏会把眼球打飞是不可能会发生的，——不过闭着眼打喷嚏倒是能保护眼睛不受脏东西和细菌感染。

20.为什么男人也有乳头？

男人和女人都是一个模板出来的，男人的乳头只是早期发育的残留器官。

21.眉毛有什么用？

生物学上讲，眉毛可以防止汗水和雨水滴入眼睛。但对人类来说，更重要的是它们是辅助非语言沟通的关键工具。

22.肚脐眼是什么？

胎儿的血液循环通过脐带连接胎盘与母体血液循环交换氧和营养物质。胎儿脱离母体后，脐带在距离婴儿几毫米的地方被钳夹，任其自然脱落。暂时还没有人知道，为什么有的肚脐眼是外凸的，有的是内凹的，或许这凹凸只是运气问题。

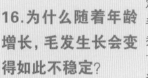

16.为什么随着年龄增长，毛发生长会变得如此不稳定？

身体各部位的毛囊由基因决定该怎么做，比方说，手臂上的毛发生长速度就比头发慢。男性秃顶是基因和激素改变共同作用下的结果，而有的部位却完全没这种烦恼（例如鼻毛）。每个人的状况都不一样！

23.为什么手指甲长得比脚趾甲快？

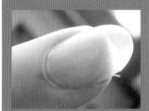

指甲白色的部分越长，就证明指甲生长的速度越快。但影响指甲生长速度的还有诸多其他因素，像营养、日光照射、手指活动、血液供应等。

15.为什么我们能记住一部分梦境？

几千年来，梦一直让人类为之着迷。有人觉得梦是无害的，但也有人认为梦与人类精神健康状况密切相关。因为压力、焦虑和欲望的影响，大部分人每晚做4～8个梦，但能记住的极少。有研究证明，如果你从睡眠的快速眼动期（REM）醒过来，你就有可能更清楚地记得梦里情景。

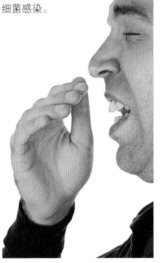

24.为什么压着手臂睡会让手臂感觉又麻又沉？

压着手臂睡觉压迫到神经便会感觉又麻又沉了。连接手臂皮肤的神经有数条，连接手的有3条（桡神经、正中神经和尺神经）。压着手臂睡觉时到底是前臂、手还是手指感觉麻痛，就要看哪条神经受到压迫了。

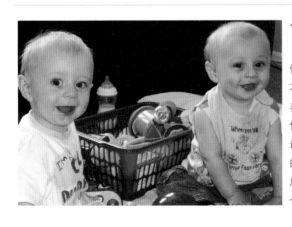

19.什么决定人的性格？

研究人员花费毕生心血想要解开这个谜。性格是在大脑的额叶形成的，而且性格有明显不同的类型。性格主要取决于环境——包括教养、教育、生活环境等。不过遗传也起到一定作用，虽然这作用有多大还不清楚。在这方面最有力的研究来自对双胞胎的研究——在相同的成长环境下，是什么因素导致有的双胞胎能成为挚友，而有的双胞胎却一个当了教授，一个成了杀人犯。

25.血型相容不相容由什么决定？

血型由血红细胞膜上叫抗原的蛋白质制造物所决定。人可以有A抗原、B抗原，或没有抗原——没有抗原则为O血型。然而，若你没有任何抗原，抗体将会攻击外来血液。如果你是A型血却输了B型血，你自身的抗体就会攻击B抗原。不过，如果你的血型是AB型，那你就能接受任何一种血型的血液。而O型血者因为血液里没有任何抗原，能向任何血型者供血，但因为自身带有A抗体和B抗体，他们就只能接受O型血了！

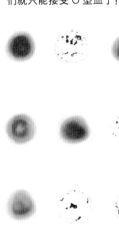

A型血
你有A抗原和B抗体。你能接受A型血和O型血，不能接受B型血。你能向A型血和AB型血的人献血。

B型血
你有B抗原和A抗体。你能接受B型血和O型血，不能接受A型血。你能向B型血和AB型血的人献血。

AB型血
你拥有A抗原和B抗原，没有抗体。你能接受A型、B型、AB型和O型血（万能受血者），但只能向AB型血的人献血。

O型血
你没有抗原，但有A抗体和B抗体。你只能接受O型血，不能接受A型、B型或AB型的血，但能向所有人献血：A型、B型、AB型和O型。

© SPL

26.什么是肌肉拉伤？

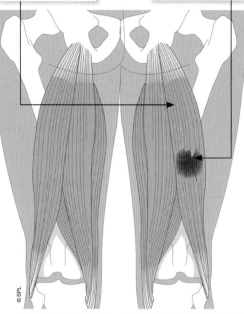

腘绳肌
由三块肌肉组成的肌群，负责屈曲膝关节。

拉伤
肌肉拉伤是肌肉纤维因为过度牵拉导致损伤。

© SPL

尽管热身能防止拉伤，但肌肉拉伤会发生在任何人身上，不管是路上行人，还是马拉松运动员。治疗肌肉拉伤分四步：休息、冰敷、加压和抬高。

27.哪个器官最耗氧？

心脏是工作效率最高的器官——从血液中吸收80%的氧气。但肝脏需要的血液最多——每次心脏脉搏输出的血量有40%流往肝脏，相比之下，肾脏需要每搏输出血量的25%，而心脏只需要5%。

28.盲肠是什么？据说没什么用，却能致命⋯⋯

对于要消化草的牛和要消化桉叶的考拉来说，盲肠是非常有用的器官。考拉的盲肠可以长达4米呢！但对人类来说，盲肠并没什么实际功能，只是一个进化过程中的残遗器官。人类的盲肠长度一般只有5～10厘米，但要是盲肠堵塞了，可是会发炎的。这时必须尽快将它切除，否则一旦爆裂，会导致体腔内大范围感染，那可是致命的。

30.什么是咽反射？

异物
防止在进行非吞咽动作时食物或异物进入喉咙的保护机制。

软腭
软腭（咽后壁）受到刺激，向舌咽神经发送信号。

29.为什么肝病患者皮肤发黄？

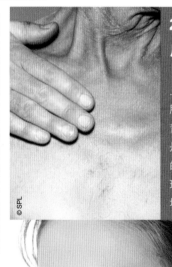

皮肤和眼白发黄，医学上称为黄疸，由人体血液中胆红素浓度增高引起。胆红素一般随尿液排出（所以尿是黄色的）。肝炎和胆结石的众多成病原因中就包括生理过程改变导致胆红素浓度增高。

© SPL

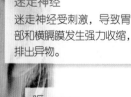

迷走神经
迷走神经受刺激，导致胃部和横膈膜发生强力收缩，排出异物。

呕
强烈的排出动作会导致干呕，甚至呕吐。

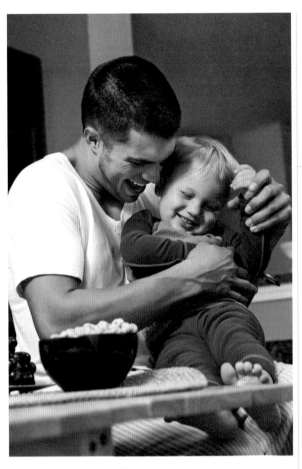

31.为什么我们会怕痒？

被羽毛、蜘蛛、虫子或其他人轻轻触碰，会刺激皮肤的末梢神经往大脑的躯体感觉皮层发送信号。人体某些部位是特别怕痒的——像脚底板——这是警觉意外攻击者的生理机制。这种警觉的天性反应让你怕痒。虽然你给自己搔痒也会起鸡皮疙瘩，但你却不会笑。

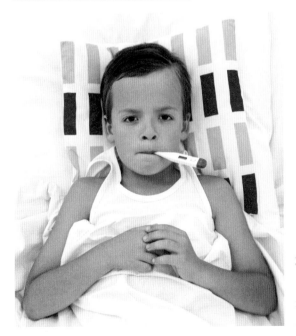

32.眼睫毛为什么不会变长？

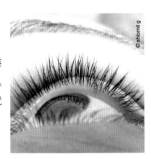

眼睫毛是从毛囊里长出来的，跟头、手臂和身体其他部位的毛发一样。身体每一处毛囊都由基因决定了其功能的独特性。眼睫毛就由基因决定该长到什么长度。就算脱落了重新长出来，也还是那个长度，这是为了不阻挡你视线！

33.光吃维生素能活吗？

不能，人体需要维生素、蛋白质、微量元素、碳水化合物和脂肪均衡的饮食。没了任何一样也别指望身体能健健康康。想要身体健康、体态良好，关键在于摄取比例。这些营养能通过5个主要食物组摄取。食物图表有助于你安排均衡饮食。

34.左撇子是由什么决定的？

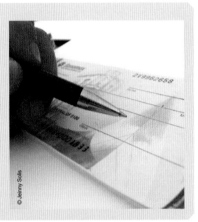

大脑有两侧，通常其中一侧比另一侧发达，成为主导。左脑控制右边身体，而右脑则控制左半边身体。所以"右撇子"的人左脑比较发达。不过也有左右脑同样发达的人，这时左右脑协作主导，这类人的左右手都同样灵活！

35.为什么有的人会长雀斑？

雀斑是黑色素在皮肤表层形成的斑点，多发于脸部和肩膀，更常见于肤色浅的人。遗传和日晒都是众所周知的形成雀斑的原因。

36.什么是疣？

疣是受人类乳突病毒感染后在皮肤表面形成的小块圆形粗糙颗粒。疣的种类有多种，身体各部位都有可能受感染发病，而且具有传染性。疣最常见于手，但也可见于生殖器和脚。

37.为什么睡着会抽搐？

医学上称这为肌阵挛性抽搐。虽然有研究人员说这与压力或摄取咖啡因有关，但它更可能是睡眠过程中的自然反应。如果你也会睡着睡着抽搐，别担心，很正常。

38.为什么生病就会体温升高？

免疫反应引发炎症，并往血液里释放炎症因子。这会导致心跳加速，血流速度加快，体温升高——就像在做运动时一样。这时体内会增加产热，导致缺水。正因如此，身体不舒服时要多喝水。

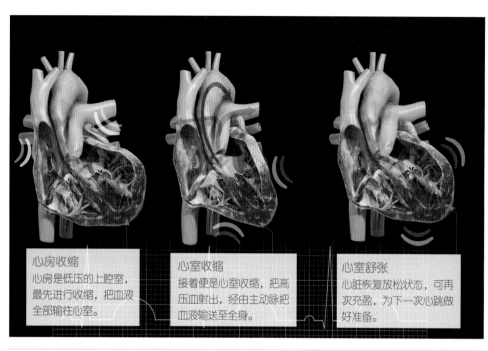

心房收缩
心房是低压的上腔室，最先进行收缩，把血液全部输往心室。

心室收缩
接着便是心室收缩，把高压血射出，经由主动脉把血液输送至全身。

心室舒张
心脏恢复放松状态，可再次充盈，为下一次心跳做好准备。

39.什么引起心脏起搏并维持跳动？

心脏自己就能维持心脏跳动。窦房结位于右心房外膜，是心跳的起搏点。当钙离子、钠离子、钾离子穿透细胞膜移动形成电流改变，便产生心跳。静态下心脏每分钟跳动大概60下。但我们往往需要更快速的心跳。当我们需要心跳加快速度时，交感神经系统就会往大脑发送信号，刺激心跳加速——像在"战斗或逃跑反应"的情况下。若窦房结发生衰退，就需要在心脏里植入一个电子起搏器，发送电流维持心脏跳动。

40.为什么瘀伤会是紫色或者黄色的？

皮肤下的毛细血管破裂，血积聚在受损组织附近，便形成瘀伤。血红细胞里的血红蛋白被分解，根据血量多少和受损处原本皮肤的颜色差异，血红蛋白被分解后的副产品会让皮肤表面呈现深黄色、褐色或紫色。跟我们以为的不一样，其实伤口新旧不能通过瘀伤处的颜色判断，因为不同人的瘀伤在复原的不同阶段呈现不同颜色。

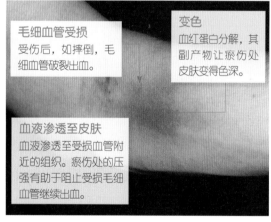

毛细血管受损
受伤后，如摔倒，毛细血管破裂出血。

变色
血红蛋白分解，其副产物让瘀伤处皮肤变得色深。

血液渗透至皮肤
血液渗透至受损血管附近的组织。瘀伤处的压强有助于阻止受损毛细血管继续出血。

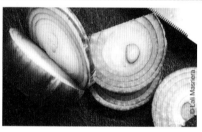

© Lali Masriera

41.为什么切洋葱会让人流泪？

切洋葱时人会流眼泪，是因为洋葱被切开后释放出一种刺激性气体。当洋葱被刀切开后，大量细胞破裂，导致酶分解氨基酸亚砜产生次磺酸。次磺酸再由另一种酶进行重组，形成挥发性气体丙硫醛–S–氧化物。这种挥发性气体散发到空气中，最终接触到切洋葱者的双眼，激活感觉神经元。于是眼睛做出反应，泪腺分泌泪液稀释和冲洗刺激物。有趣的是，在切洋葱之前或切洋葱的过程中把洋葱浸泡在水里，让液体吸收大部分刺激性气体，切洋葱时挥发出来的刺激性气体便大大减少了。

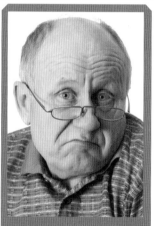

44.为什么秃顶的大部分是男人？

这种"纯"男性型秃顶现象是基因和激素联合作用的结果。其中最关键的激素是睾酮，男性睾酮水平高，而女性睾酮水平则很低。所以说，男性在这场独特的激素比赛中以绝对优势胜出（还是输了？）！

42.耳边那个小小的三角形软骨有什么用？

这个小小的三角形软骨叫耳屏。虽然就我们所知它没什么功能性作用，但却能帮助把声音回弹到耳内，改善听力。

© David Benbennick

43.为什么累的时候眼睛下面会挂了个眼袋？

疲劳的时候全身血液循环比你睡眠的时候要慢，多余水分便会堆积在下眼睑处，让它们变得浮肿。疲劳、营养状况、年龄和基因都是导致眼袋形成的原因。

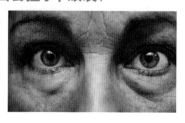

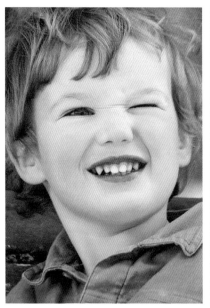

45.我们为什么会眨眼?

眨眼可以让眼睛保持干净和滋润。眨眼的过程中泪腺分泌物（泪液）被均匀分布到眼球表面,不但保持其滋润度,还能把尘埃等细小杂物冲刷走。

47.为什么会感觉痒?

身体痒,是由于广泛分布于人体内的肥大细胞释放出一种叫组胺的神经递质。肥大细胞通常是在受到刺激后才会分泌组胺,例如被蜂蜇了,或是产生过敏反应。组胺会引起发炎和红肿,通过神经向大脑传递信息,引起瘙痒。

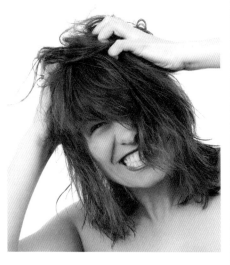

48.为什么会隔代遗传?

基因是两个为一对的,而且分"显性"和"隐性"。如果隐性基因与显性基因配对,隐性的特性就不会显现出来。不过若两个隐性基因配成一对（一个来自妈妈,一个来自爸爸）,隐形特征就会表现出来了。

49.为什么被截肢者的断肢时不时还会感到疼痛?

这叫"幻肢痛",轻则让人心烦意乱,重则剧痛无比。大脑有时会接受不了已被截肢的事实,"认为"肢体还在那里。因为神经被切断了,大脑把这些新的信号理解成痛感。目前还没有彻底治疗幻肢痛的外科手段,但时间和进行针对性药物治疗能有助于缓解疼痛。

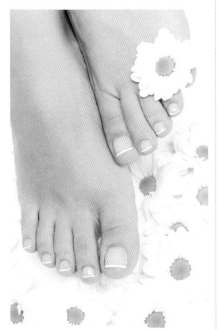

46.为什么大部分人左右脚大小不一样?

大部分人两只脚的大小是不一样的——事实上,大部分人身体左右侧都是不对称的!人类生命的开始都是一个细胞,但在细胞多次分裂的过程中,基因会发生改变,赋予了细胞不一样的特性。

50.相对于肌肉大小而论,哪块肌肉的收缩力是最强的?

臀大肌是人体单块体积最大的肌肉,也是臀部肌群的最主要肌肉。而心脏（心肌）则是工作最卖力的肌肉,因为心脏是一辈子都不得闲,也不能闲的肌肉!但就肌肉单位重量而言,最强有力的肌肉却是咬肌。咬肌用力,嘴巴就紧闭上了——拿一根手指放到下腭外最下面的位置,用力一咬牙,你就能摸到咬肌在用力收缩了。

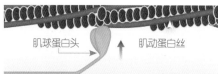

1.第一步:
肌肉收缩始于肌肉收到与之连接的神经的一次冲动——动作电位。动作电位使钙离子涌向蛋白肌纤维。蛋白肌纤维由两种主要的蛋白质构成:肌动蛋白和肌球蛋白。

2.准备:
钙离子与肌动蛋白上作为接收器的肌钙蛋白结合,改变了原肌球蛋白的形状。而原肌球蛋白也是肌动蛋白上的另一种蛋白质。这种形状改变导致肌动蛋白上打开了多个结合部位。

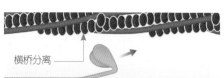

3.结合:
肌动蛋白打开了多个结合处,肌球蛋白头在结合处紧密结合形成一种新的复合蛋白,产生收缩。当所有复合蛋白都收缩时,便是整块肌肉在收缩。

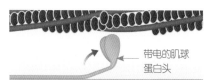

4.解离:
当能量耗尽,蛋白质之间的结合就会解离,重新回到原本的静止状态。这就是解离阶段。

人体 细胞

人体有超过75万亿个细胞。它们到底是什么？它们又是如何运作的？

细胞解剖

细胞是生命体，是有生命的。你之所以在这里，是因为你体内每一个细胞都有其独特的功能，各司其职。细胞有很多不同的种类，共同维持身体各系统运作。单个细胞是生命体的最小单位。功能相近的细胞聚成群，就形成组织，如皮肤或肌肉。为了维持这些细胞运作，时刻都需要进行千种化学反应。

所有动物细胞都有细胞核。细胞核好比细胞的控制中心，告诉细胞该做什么，里面含有细胞的遗传信息（DNA）。细胞内大部分物质都是液态或凝胶状的，叫细胞质（英文名为cytoplasm，其中cyto意为细胞），被薄薄的外膜包裹着，在细胞内流动。外膜是双膜结构。而在细胞质里有各种结构，统称为细胞器。不同的细胞器有不一样的功能，有的负责制造蛋白质——细胞的重要化学物质。举个典型的细胞器例子，核糖体。大量核糖体要么在细胞质中游离，要么附着于细胞内膜上。核糖体是利用氨基酸合成蛋白质的关键。

与此同时，蛋白质对于组成细胞和让细胞得以进行身体所需的各种生化反应是至关重要的，是使身体可以生长发育、修复、疗愈的重要成分。

细胞核
细胞核是细胞的"大脑"或控制中心。细胞核内是脱氧核糖核酸（DNA）信息，如何制造细胞活动所需的蛋白质，全听这些DNA信息的。

细胞膜
包覆并保护着整个细胞的质膜，所有物质进出细胞都由细胞膜控制。

核糖体
这些细小的细胞器负责合成蛋白质，游离在细胞质中，或附着于内质网上。内质网是像传输带一样的膜质结构，在细胞内进行蛋白质输送。

细胞质
细胞质是凝胶状物质，存在于细胞膜内，由水、氨基酸和各种催化反应酶组成。在细胞质里有各种细胞器，像细胞核、线粒体、核糖体等，每一种细胞器都有其独特的作用，在细胞质内进行化学反应。

核孔

内质网
这些连接着细胞核和细胞质的折叠式膜状结构（管道）叫内质网（ER）。表面附着着核糖体的内质网叫"粗糙型内质网"，没有附着颗粒的叫"光滑型内质网"。两种内质网都负责细胞内的物质传输，但功能有所区别。

光滑型内质网

粗糙型内质网（表面附着着核糖体）

线粒体
这些细胞器为细胞活动提供化学能量。细胞所使用的能量以三磷酸腺苷（ATP）分子为单位进行计算。线粒体以葡萄糖为能源，代谢产生ATP。

高尔基体
高尔基体是一种细胞器，负责收集和打包蛋白质，包括激素和酶，在细胞内运输这些蛋白质，或往细胞膜运输蛋白质，让所携带物质分泌到细胞外进入血液。

溶酶体
这种具有消化功能的酶把不需要的物质和有可能对细胞产生损害的衰老细胞器分解，并把这些物质消化后排出细胞。

人体细胞种类

至今为止，人类已发现约 200 种不同类型的细胞，它们各有其独特的功能。
现在来看看主要的细胞类型和它们的作用……

神经细胞

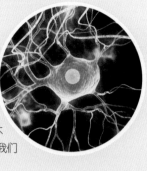

组成神经系统和大脑的细胞，叫神经细胞，又叫神经元。电流信号沿着长长的叫轴突的细丝在神经细胞之间传递。要通过神经细胞之间的空隙（突触），电流信号就要转化成化学信号。这些细胞不但让我们有感觉，比如痛觉，还让我们可以运动。

肝细胞

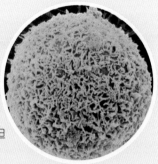

肝细胞负责平衡血液的成分比例。这些细胞过滤有毒物质，也控制脂肪、糖和氨基酸的浓度水平。肝脏有 80% 是由肝细胞组成的。肝细胞是肝脏的专业细胞，参与蛋白质合成和胆汁分泌。

骨细胞

组成骨基质——使骨头坚硬的结构——的细胞有三种主要类型。人的骨量一直在改变和重组，这三种类型的骨细胞都在这过程中起着重要作用。首先是源自骨髓的成骨细胞，增加骨量，形成骨。成骨细胞把自己埋于基质中，这时便形成骨细胞。人体骨骼中有约 90% 的细胞为骨细胞。骨细胞还负责维护骨质。最后，当成骨细胞增加骨量后，还会参与骨的分解，改变骨量。

脂肪细胞

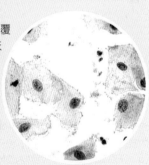

脂肪细胞是构成脂肪的组织，即体脂的细胞，起到缓冲、隔离和保护身体的作用。脂肪细胞位于皮肤下面，还会包裹着其他内脏器官。根据储存的能量多少，脂肪细胞体积会增大或缩小。体重增加是由于脂肪细胞里充满了液态脂肪，当细胞内脂肪饱和时，就开始分裂，最终导致脂肪细胞数量增加。脂肪组织也分两种，白色脂肪组织和棕色脂肪组织。白色脂肪组织储存能量，包裹着身体达到保暖目的。而棕色脂肪组织促进白色脂肪细胞分解产生热量——这就是动物可以连着几个月不吃东西冬眠的原因。

感光细胞

位于眼球后部视网膜中的锥体细胞和视杆细胞都是感光细胞。感光细胞含有感光色素，将看到的画面转化成神经信号，大脑接收到这些神经信号后，把信号转成图像。视杆细胞让你感受到光、暗和运动，而锥体细胞则能让你分辨出颜色。

上皮细胞

上皮细胞组成上皮组织，包覆并保护内脏器官，也是皮肤的主要构成成分。上皮组织形成一道屏障，在娇贵的内脏器官和病原体或其他体液之间形成一道屏障。除了皮肤表面，在鼻腔、肺部周围和口腔都覆盖着上皮细胞。

肌细胞

肌细胞有三种不同类型：骨骼肌、心肌、平滑肌，每一种肌细胞功能不一样，所在位置也不同。骨骼肌细胞附于骨骼上，由细长的肌纤维组成。接收到神经信号便会收缩，扯动骨骼完成动作。我们可以控制骨骼肌，因为骨骼肌具有自主性。

而心肌细胞则是自律性的细胞。这是好事，因为心肌细胞需要时刻不停地维持心脏跳动。心肌细胞分布在心壁上，不需要接收大脑信号便可自律地进行舒张收缩活动。平滑肌是人体内脏器官管道的主要构成组织，像血管和肠道，它们运动缓慢，也不受意志支配。平滑肌蠕动呈波浪形，有助于血液在全身的输送和食物消化。

血红细胞

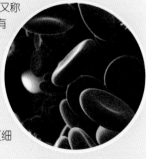

有别于身体其他细胞，血红细胞（又称红细胞）没有细胞核。人体大概有 25 万亿个血红细胞——相当于人体细胞总数的 1/3，是人体内数量最庞大的细胞种类。血红细胞形成于骨髓，是非常重要的细胞，因为它们负责把氧气输送到全身各个组织。血红蛋白负责携带和输送氧，是一种有颜色的蛋白质，所以血红细胞才会呈现出红色。

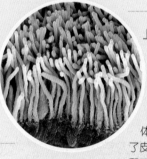

细胞核 里有什么

解剖细胞的控制中心

　　细胞核被细胞质包裹着，内含脱氧核糖核酸（DNA），控制着整个细胞的功能及其运作，如细胞运动和增殖。

　　细胞有两种类型：真核细胞和原核细胞。前者有细胞核，而后者没有。当细胞在融合或分裂过程中产生多于一个细胞核的时候，就会出现不止一个细胞核的真核细胞——多核细胞。

　　位于细胞核中心位置的是核仁，这里是核糖体形成的场所。核糖体负责利用氨基酸合成生长和修复所需的蛋白质。

　　细胞核是细胞最受保护的组织。在动物细胞里，细胞核位于细胞中心位置，远离细胞膜和外界冲击。细胞核不仅被凝胶状的细胞质包裹着，其内部也充满黏性的核质，维持结构完整。

　　与此相反，在植物细胞里，细胞核分布就比较随性。这是因为植物细胞有比较大的液泡，而且植物细胞的细胞壁还能提供多一层保护。

细胞核环境

探索细胞核统治的领域，认识它的"室友"。

中央司令部

❶ 核孔
这些通道控制着细胞核和细胞质之间的物质交流。

❷ 核膜
负责保护细胞核内 DNA 的壁垒，同时调节细胞质与细胞核的交流。

❸ 核仁
合成蛋白质和核糖核酸（RNA），是细胞核的心脏地带，负责制造核糖体。

❹ 核质
半液态、半凝胶状的物质，包裹着核仁，保持核仁结构完整。

❺ 染色质
形成染色体，通过在核中聚缩 DNA 分子协助细胞分裂。

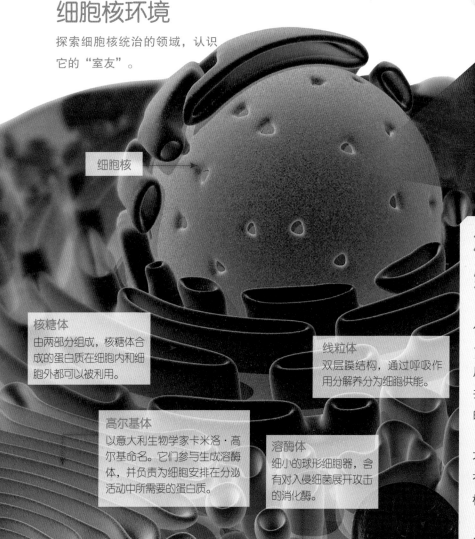

细胞核

核糖体
由两部分组成，核糖体合成的蛋白质在细胞内和细胞外都可以被利用。

线粒体
双层膜结构，通过呼吸作用分解养分为细胞供能。

高尔基体
以意大利生物学家卡米洛·高尔基命名。它们参与生成溶酶体，并负责为细胞安排在分泌活动中所需要的蛋白质。

溶酶体
细小的球形细胞器，含有对入侵细菌展开攻击的消化酶。

没有细胞核，细胞要怎么活？

　　原核细胞进化地位比真核细胞要低。它们不仅体积可以小至真核细胞的 1/100，它们还是细菌的主要构成成分。原核细胞功能没有其他细胞多，因此它们并不需要在细胞里设一个中央司令部一样的细胞核。

　　原核细胞的 DNA 游离于细胞质中，不被困在细胞核里。它们没有叶绿体、没有任何有膜的细胞器，也不像真核细胞那样进行有丝分裂或减数分裂。

　　原核细胞通过自身复制 DNA 分子进行无性繁殖，这过程叫作二分裂。

© Alamy

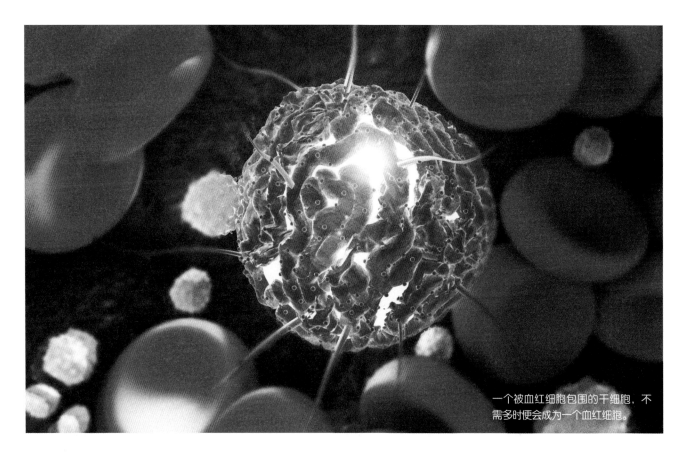

一个被血红细胞包围的干细胞，不需多时便会成为一个血红细胞。

什么是干细胞?

看看这些人体组件是如何带来新生的

干细胞真的非常特别，因为它们能转变成人体内任何一种细胞，不管是血红细胞还是脑细胞，都没问题。它们对生命和生长具有重要意义，因为它们能修补受损害的组织，取代坏死细胞。举个例子，皮肤干细胞就在持续更新皮肤细胞。

干细胞生命周期开始时是原始的未特化的细胞，不含有特别的组织结构，比方说，不具备携氧功能。干细胞通过一个叫"分化"的过程发展成具有特定功能的细胞，该过程受细胞内外信号刺激。内部信号是来自携细胞结构信息的 DNA 链，而外部信号则包括附近细胞的化学物质。干细胞可以进行多次自我复制——增殖——而有的细胞，像神经细胞，却一次也不会分裂。

干细胞有两种类型。牛津大学马丁学院的牛津干细胞研究所联合主任保罗·费尔柴尔德(Paul Fairchild)教授指出："成体干细胞是多能干细胞(multipotent stem cell)，意味着它们能分化成特定组织或器官特定族群里关联性不大的细胞，像在骨髓里的干细胞能分化成几种血细胞。"他说："对比之下，在发育的胚胎中发现的全能干细胞(pluripotent stem cell)，则能分化成人体约计 210 种细胞中的任何一种细胞。"

这种惊人的分化和分裂能力，让干细胞成了医学研究的一个重要资源。一旦掌握了干细胞的真实潜力，干细胞将可以被大范围用于各种疾病治疗和残障康复。

克隆细胞

科学家可以对细胞进行重新编程，让细胞忘记原本的角色，使之与早期胚胎干细胞、全能干细胞无异，这种细胞被称为诱导性多能干细胞(induced pluripotent stem cells, IPSCs)，可用于呈现附近细胞的特性。

诱导性多能干胞比同种异体胚胎干细胞更可靠，因为自体细胞产生排斥反应的可能性更低。诱导性多能干细胞可用于治疗退行性表现，如帕金森氏症和秃顶等，这些都是由于没有新细胞取代死亡细胞而导致的。而诱导性多能干细胞正好能填补这一空白，恢复身体机能。

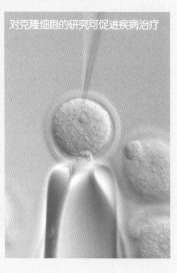

对克隆细胞的研究可促进疾病治疗

费尔柴尔德教授向我们解释这一过程："从患有罕见病症的个体中提取出细胞，我们便能在实验室模拟症状，研究新药物对病症的治疗效果。"

大脑

人类大脑是人类已知最神秘——也是最复杂的事物

人脑是一台电脑、一台有思想的机器、一个粉红色的人体器官，是大量神经元的综合体——但它是如何运作的呢？人类大脑复杂得让人惊叹——可以说，比宇宙任何一样东西都要复杂。大脑可以不费吹灰之力地消耗能量，储存记忆，处理思维想法，还能对危险产生应激反应。

从某方面来说，人类大脑与汽车引擎相似。燃料——可以是你中午吃的三明治或是早餐吃的甜甜圈——按照逻辑顺序在神经元里点火，让神经元相互连通。神经元连锁反应速度相当快，而正是这种极快的连锁反应可让你写下一首曲子，回想书里的某段话，在自行车上保持平衡，或是给朋友写封邮件了。

科学家也才刚开始了解神经元运作的模式，但现在还没弄清被热炉子烫到时神经元是怎么引起反应的，也不清楚为什么在健身房锻炼能让脑细胞再生。

脑细胞之间的联系跟互联网联系很相似——都在持续交换信息。但跟神经元比起来，互联网还是简单得多了。就算只有10 ~ 100个神经元，每个都可以有数千个连接。大脑便是这样处理信息的，决定如何指挥手部运动抓拿东西。这些计算、知觉、记忆和反应几乎是即时发生的，而且不是每分钟几次，而是每分钟数百万次。按照乔治·梅森大学研究中心主任吉姆·奥德兹（Jim Olds）的比喻，如果说互联网有我们的太阳系那么复杂，那大脑就像我们的银河系那么复杂了。换句话说，大脑对

大脑构成

大脑到底有哪些组成部分？奥德兹说，组成大脑的部分多得数不过来——问不同的人试试，有的会告诉你有100个甚至更多呢。不过最关键的区域有几个，这些区域控制着主要功能，存储思想和记忆。

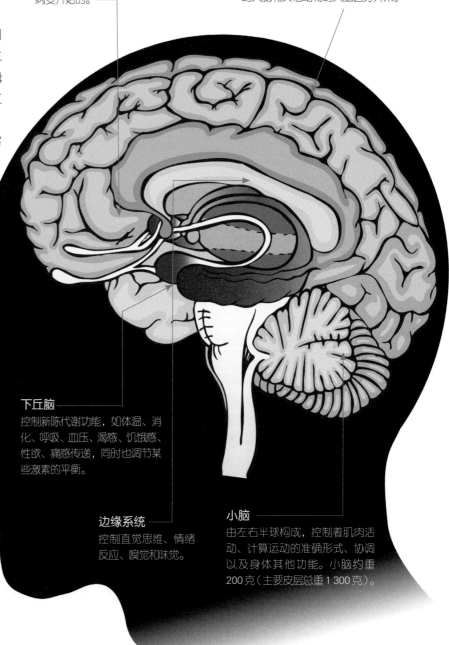

基底核（图片不可见）
负责调节无意识的运动，如步行时的姿势和步态，同时还调节震颤和其他不规则的动作。帕金森氏症就是从这个部位病变开始的。

大脑皮层
大脑的"灰色物质"控制着认知、肌肉活动、感觉和其他高级功能。大脑皮层包括协助处理信息的联合区。正是这些大脑皮层联合区把人的大脑和其他动物的大脑区分开来。

下丘脑
控制新陈代谢功能，如体温、消化、呼吸、血压、渴感、饥饿感、性欲、痛感传递，同时也调节某些激素的平衡。

边缘系统
控制直觉思维、情绪反应、嗅觉和味觉。

小脑
由左右半球构成，控制着肌肉活动、计算运动的准确形式、协调以及身体其他功能。小脑约重200克（主要皮层总重1 300克）。

大脑皮层功能

在脑部图片里那些皱褶部位就是大脑皮层。

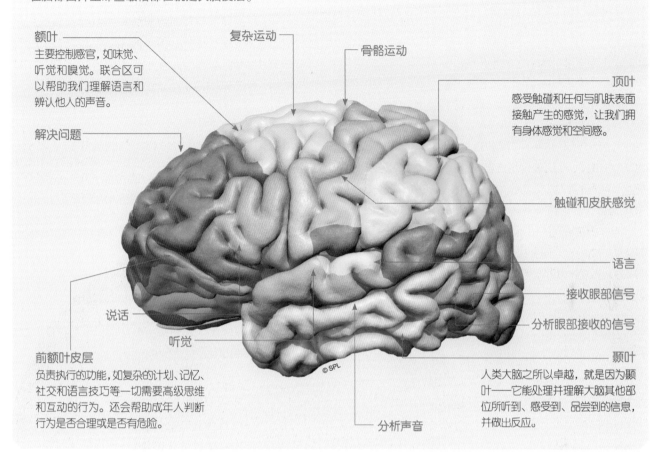

额叶
主要控制感官，如味觉、听觉和嗅觉。联合区可以帮助我们理解语言和辨认他人的声音。

复杂运动

骨骼运动

顶叶
感受触碰和任何与肌肤表面接触产生的感觉，让我们拥有身体感觉和空间感。

解决问题

触碰和皮肤感觉

语言

接收眼部信号

分析眼部接收的信号

说话

听觉

颞叶
人类大脑之所以卓越，就是因为颞叶——它能处理并理解大脑其他部位所听到、感受到、品尝到的信息，并做出反应。

前额叶皮层
负责执行的功能，如复杂的计划、记忆、社交和语言技巧等一切需要高级思维和互动的行为。还会帮助成年人判断行为是否合理或是否有危险。

分析声音

"从某方面讲，大脑的主要功能是信息排序——对外界信息进行翻译和理解"

人类来说还存在大量未知。科学界是不会停止对大脑的探索的，关于人类如何适应，如何学习新信息，以及强化大脑功能的方法，最近都有了新发现。

从最简单的层面来说，大脑是人体所有输入和输出信息的中枢。罗格斯大学神经科学联合主任保拉·泰拉尔（Paula Tallal）说，大脑在持续处理着感官信息——这从婴儿期便开始了。"用输入和输出的概念来理解大脑，是最简单的了，"泰拉尔说，"输入的是感官信息，输出的是大脑组织的信息和控制运动系统。"

泰拉尔还说，大脑其中一项最原始的功能是学习预测即将发生的事。她在科学学习公司（Scientific Learning）展开的研究发现，孩子喜欢听别人一遍又一遍给他们反复读着他们喜欢的书，是因为那是大脑在记录由声音提示形成的听觉信号，然后形成语言单词的过程。

"我们把事物组织起来，让它们形成连贯流畅的顺序。"她说。在大脑里，这种连贯性是明显的，对外界信息进行翻译和理解。大脑其实是一个相互连接的"超级公路"网，把"数据"从身体一个部位传到另一个部位。

泰拉尔说，另一种理解大脑的方式，是把它分为上下区。脊髓把信息往上传输至脑干，再进入控制着思想和记忆的大脑皮层。

有趣的是，在决定做什么动作和快速提取记忆时，大脑运作真的好比一台高性能的电脑。据神经学家及脑平衡中心（www.brainbalancercenters.com）创办人罗伯特·梅利罗（Robert Melillo）博士所说，大脑真的能在你进行动作的半秒前（有时候甚至更快）决定要采取什么动作，并计算结果。也就是说，当你伸手去开门以前，你的大脑已经决定好要如何屈肘，如何用手抓住门把——甚至可能在你采取实际行动之前就在大脑里模拟了不止一次。

同样有趣的是，大脑控制的不仅是自主运动，还有一些不自主运动。大脑有的部位控制自主运动——像跟着节奏在膝盖上打节拍，有的部位则控制着不自主运动，像步态——父母遗传给你的特征。神经反射、长期记忆、反射性疼痛——这些都是由大脑相关部位控制的。

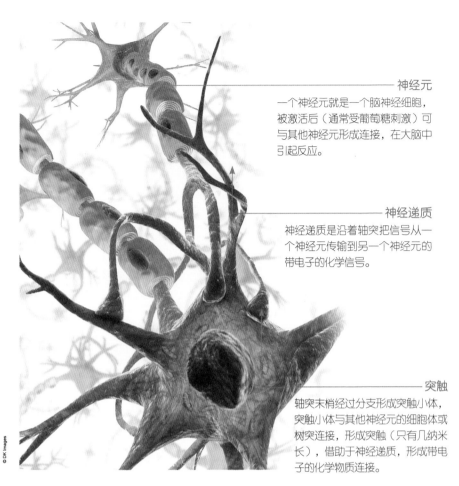

神经元
一个神经元就是一个脑神经细胞，被激活后（通常受葡萄糖刺激）可与其他神经元形成连接，在大脑中引起反应。

神经递质
神经递质是沿着轴突把信号从一个神经元传输到另一个神经元的带电子的化学信号。

突触
轴突末梢经过分支形成突触小体，突触小体与其他神经元的细胞体或树突连接，形成突触（只有几纳米长），借助于神经递质，形成带电子的化学物质连接。

© DK Images

神经元运作原理

神经元像电路一样发电

神经元是大脑里的一种细胞（人体有各种各样的细胞，包括脂肪细胞、肾细胞、腺细胞等）。每一个神经元都像一个枢纽站，与附近的神经元连接，产生电流和化学物质流。瑞典医药研究所（Swedish Medical Institute）的利科斯基（Likosky）博士说，换个方式来理解神经元的话，可以把它们想象成篮球，它们之间的连接（称轴突）就像电线一样连着其他神经元。轴突在人体里产生电流。泰拉尔说，从人体五感接收到的信息让神经元发电。

"越是经常同时受到刺激的神经元，越容易相互连接，也越容易同时且持续地发电。"

"大脑——
约重1 500克的脆弱器官"

大脑到底是怎样的?

要是你能把大脑捧于掌心的话⋯⋯

脑的图片我们都看惯了，人脑看起来就是个粉粉嫩嫩的海绵体，带着点黏液的光泽。但据瑞典医药研究所（www.swedish.org）的神经学家威廉·利科斯基（William Likosky）博士所说，大脑实体看起来跟大多数人的想象存在相当大的区别。

利科斯基博士形容大脑的外表看起来有点像羊奶酪——一个约重1 500克的脆弱器官，瘪瘪的有点像个装着水的袋子。

在头颅里，大脑最外层有结实的组织覆盖着，受到高度保护，但大脑里面大部分的脂肪组织——协助穿透膜结构传递化学物质和其他物质——都是非常娇嫩脆弱的。

脑谱图

TrackVis（纤维追踪程序）生成独特的脑谱图

TrackVis 是神经学家用以观察脑部纤维连接的一款免费成像软件。在大脑里，大脑的不同部位就是通过这些神经通道相互连接的，因此大脑某一部位接收到的信息可以传递到大脑其他部位并接受处理（让你判断触碰会对你造成伤害还是让你感到愉悦）。TrackVis 利用功能性磁共振成像数据生成色彩鲜艳的图像。TrackVis 需要数小时才能形成脑谱图，显示脑部纤维的位置分布。

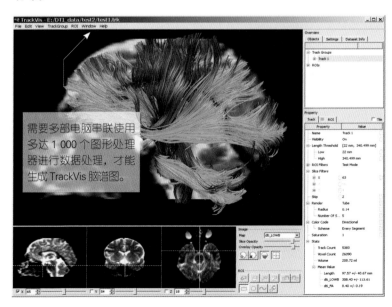

需要多部电脑串联使用多达1 000个图形处理器进行数据处理，才能生成 TrackVis 脑谱图。

神经如何运作?

神经给全身传递信号
——是化学物质的超速公路

达特茅斯大学塞耶工程学院（Thayer School of Engineering at Dartmouth）助理教授索尔·戴蒙德（Sol Diamond）认为，神经是向人体各部位输送脑电波的传送缆，神经把这些信号从一个点传输到另一个点，可以从脚指甲传到大脑，也可以从头的一边传到另一边。

有髓鞘和无髓鞘
有些神经是有髓鞘的（绝缘），里面主要是脂肪组织，呈白色，进行长距离传输，连接速度相对缓慢。另一种是无髓鞘的，即非绝缘的神经纤维，进行短距离传输。

神经传递
有的神经传递距离很远，走遍全身，有的则比较短。但不管远近，神经传递都是通过去极化产生回路。去极化就好比一条被压缩的弹簧被触发后释放出储存的能量。

神经触发器
当许多神经同时被激活，神经便处于兴奋状态——这时我们就会有触觉，也能分辨气味。

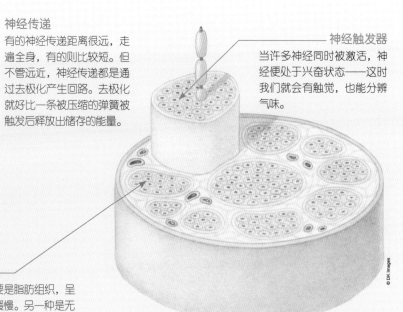

脊髓有什么用?

脊髓其实是大脑的一部分，肩负重要责任

大概在 100 年前科学家就知道脊髓其实是大脑的一部分。据梅利罗说，大脑是灰质在外（由头颅保护着），受保护的白质在内。而脊髓却相反：灰质在脊髓内，而白质包覆在外。

灰质细胞
脊髓里的灰质细胞是不可再生的，这就是为什么脊髓严重受伤的人不会随着时间推移而慢慢康复的原因。白质细胞是可再生的。

白质细胞
脊髓的白质细胞负责把带电子的化学物质脉冲传输到大脑。举例说，小腿被撞到了，你会在小腿处感觉疼痛，大脑会告诉你用手捂住痛处。

神经纤维束

神经根

脊髓核
在脊髓中间是灰质——跟大脑外层的灰质是相同物质——负责处理触觉、痛觉和运动的神经信息。

脊神经

神经发生
据泰拉尔表示，通过重复发生的脑活动，如记忆和模式辨认，可以在脊髓和大脑里增殖新的脑细胞。

神经可塑性
经过长期的锻炼变得强壮，脊髓和大脑的细胞也会随着时间而改变结构，变得年轻。这就是神经可塑性。

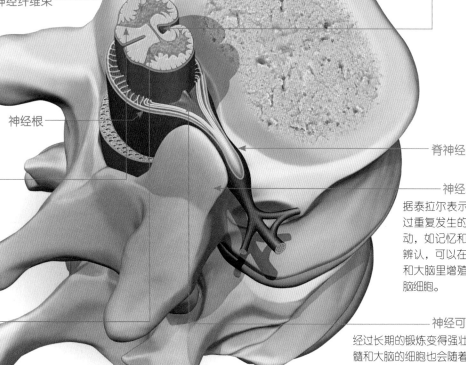

眼睛的结构

解密自然界最复杂的组织结构之一

　　人类眼睛的设计复杂得让人咋舌，说眼睛的设计不是智能设计的产品，真的让人难以置信。但通过对各种各样动物的眼睛进行观察和研究，科学家能说明人类眼睛是在 1 亿年间从简单的光 / 暗感受器逐步进化而来的。眼的功能运作原理跟相机很相近，有一个让光线进入的透光孔，一片让发散的光线汇聚的透镜，以及一片感光膜。

　　虹膜上一个圆形、放射状肌肉，通过收缩和放松控制瞳孔大小，从而调节进入眼睛的光线量。光线首先会经过一片叫角膜的有韧性的保护膜，然后进入晶状体。晶状体通过调整结构进行屈光，把光线聚集在眼球后部的视网膜上。

　　视网膜上覆盖着数百万个感光器，分视杆细胞和锥体细胞两种。每个感光器都有色素分子，受到光刺激，感光器会发生形状改变，触发电流信息，信息沿视神经传输至大脑。

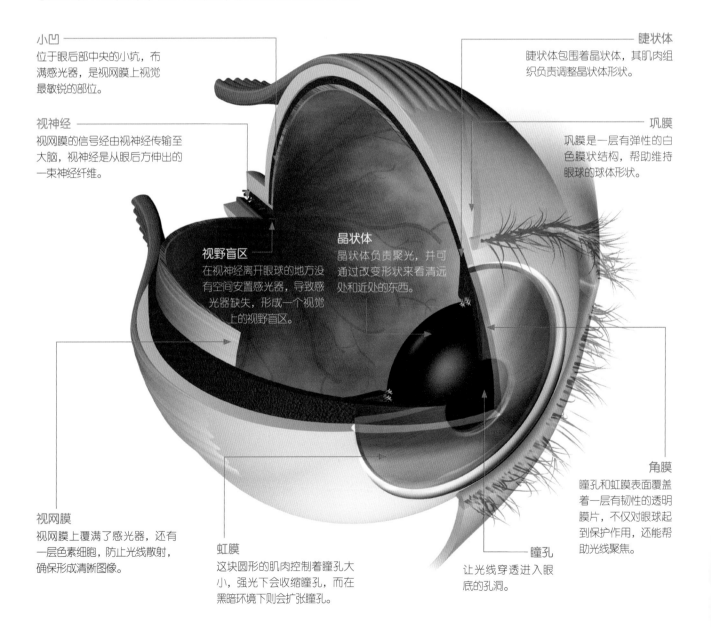

小凹
位于眼后部中央的小坑，布满感光器，是视网膜上视觉最敏锐的部位。

视神经
视网膜的信号经由视神经传输至大脑，视神经是从眼后方伸出的一束神经纤维。

睫状体
睫状体包围着晶状体，其肌肉组织负责调整晶状体形状。

巩膜
巩膜是一层有弹性的白色膜状结构，帮助维持眼球的球体形状。

视野盲区
在视神经离开眼球的地方没有空间安置感光器，导致感光器缺失，形成一个视觉上的视野盲区。

晶状体
晶状体负责聚光，并可通过改变形状来看清远处和近处的东西。

角膜
瞳孔和虹膜表面覆盖着一层有韧性的透明膜片，不仅对眼球起到保护作用，还能帮助光线聚焦。

视网膜
视网膜上覆满了感光器，还有一层色素细胞，防止光线散射，确保形成清晰图像。

虹膜
这块圆形的肌肉控制着瞳孔大小，强光下会收缩瞳孔，而在黑暗环境下则会扩张瞳孔。

瞳孔
让光线穿透进入眼底的孔洞。

眼睛如何聚焦

一圈小小的环状肌肉能让你视野清晰

照相机和人的眼睛都是通过晶体聚光。晶体改变光线波长，让光线聚焦在感光板或眼球后部。照相机的镜片是用固态玻璃做的，通过手动调整焦距来对焦远处和近处的东西。而生物镜片则是湿软的，通过自体调节形状来对焦。

在人眼里这个过程叫"调视"，由一圈环状肌肉所控制，该环状肌肉叫睫状肌。睫状肌通过悬韧带与晶状体相连。当睫状肌放松，悬韧带收紧，牵拉晶状体使之变得又扁又薄，此时便能看清远处物体。

当睫状肌收缩时，悬韧带放松，晶状体就会变得又圆又厚，便于看清近处物体。眼球有色素的组织（虹膜）负责控制瞳孔大小，确保穿过晶状体的光线量适中。

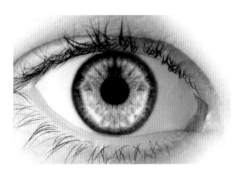

虹膜下的肌肉在努力调整晶状体

什么叫"调视"

晶状体通过改变自身形状对焦远处或近处的事物

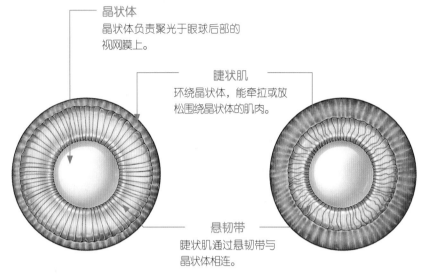

晶状体
晶状体负责聚光于眼球后部的视网膜上。

睫状肌
环绕晶状体，能牵拉或放松围绕晶状体的肌肉。

悬韧带
睫状肌通过悬韧带与晶状体相连。

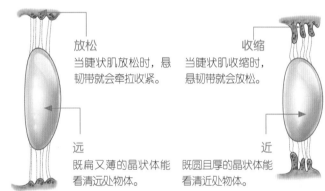

放松
当睫状肌放松时，悬韧带就会牵拉收紧。

收缩
当睫状肌收缩时，悬韧带就会放松。

远
既扁又薄的晶状体能看清远处物体。

近
既圆且厚的晶状体能看清近处物体。

三维视觉

每只眼看到的图像都有点不一样，大脑便可感知深度

其实眼睛只能产生二维平面图，但经过一些内部加工处理，大脑可以把这些平面图转化成三维立体视觉效果。两只眼睛之间距离大概5厘米，两只眼睛看东西的角度会有轻微的差别。大脑便通过对比两只眼睛的成像，利用其中轻微的差别产生深度知觉。

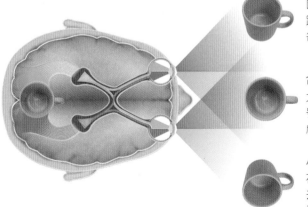

个别成像
因两眼位置不同，当物体与肉眼距离少于5.5米的时候，两只眼各自看到的角度会有轻微不同。

合成成像
大脑对两眼接收到的视觉信号进行对比，凭轻微差别生成三维图像。

小实验
在面前伸出手，每次只用一只眼去看，很容易就能发现两只眼所看到的二维图像的差别了。

耳朵是怎么作用的?

人类耳朵有一系列功能。
它们是如何运作的?

在了解人类耳朵的时候，要记住一点，声音都是运动产生的。有人说话或做了什么动作，周围的空气就会受到干扰，产生高低频率交替的声波。这些声波被耳朵接收，再经过大脑处理后被翻译成语言、音乐和其他声音。

耳朵由充满空气的腔室、充满液体的迷宫一样的管道和高度敏感的细胞组成，分外耳、中耳和内耳三部分。外耳是由皮肤包裹的具柔韧性的软骨，也叫耳廓或耳翼。外耳构造便于收集声波，将音量放大再传输入脑接受进一步处理。声音入耳首先会在外耳和中耳之间遇到一片有张力的膜。这片膜叫鼓膜，遇声波会产生振动。

过了鼓膜就是中耳，这个充满空气的空腔有三块听小骨。听小骨是人体体积最小的骨头。声波引起的鼓膜振动传到第一块听骨锤骨（锤）上，引起锤骨振动，继而引起第二块听骨砧骨（砧）的振动，最后导致第三块听骨镫骨（镫）振动。镫骨紧紧挨着一片膜组织，叫卵圆窗，经过这片带孔的膜，声波便进入充满液体的内耳。

内耳里是耳蜗，由充满液体的管道组成，振动像涟漪扩散一样沿着这些管道传输。在耳蜗中间的器官叫柯蒂氏器，上面布满感受振动并产生神经脉冲的毛细胞，毛细胞产生的脉冲便是传往大脑的电流信号，最后大脑把这些信号翻译成声音。

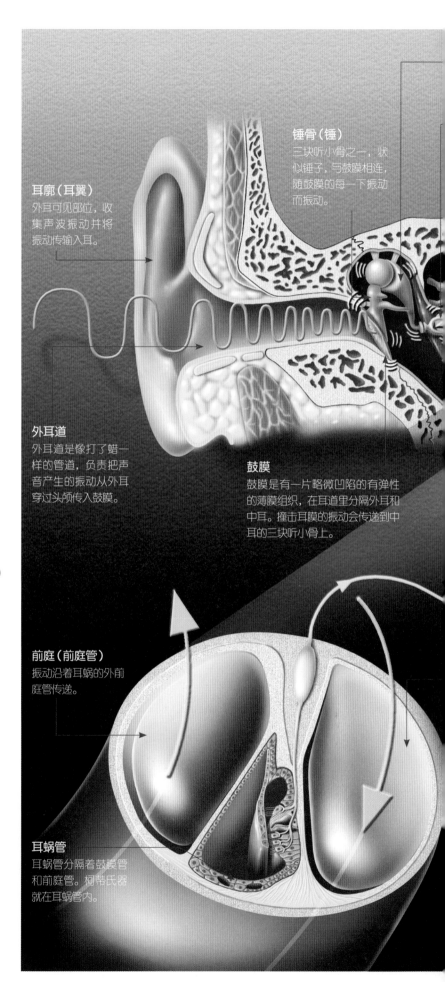

锤骨（锤）
三块听小骨之一，状似锤子，与鼓膜相连，随鼓膜的每一下振动而振动。

耳廓（耳翼）
外耳可见部位，收集声波振动并将振动传输入耳。

外耳道
外耳道是像打了蜡一样的管道，负责把声音产生的振动从外耳穿过头颅传入鼓膜。

鼓膜
鼓膜是有一片略微凹陷的有弹性的薄膜组织，在耳道里分隔外耳和中耳。撞击耳膜的振动会传递到中耳的三块听小骨上。

前庭（前庭管）
振动沿着耳蜗的外前庭管传递。

耳蜗管
耳蜗管分隔着鼓膜管和前庭管。柯蒂氏器就在耳蜗管内。

砧骨（砧）
与锤骨相连，状如砧，是位于中间的听小骨。

镫骨（镫）
镫骨是第三块听小骨，在耳蜗底部与卵圆窗相贴。从外耳传输至中耳的运动通过内耳液体继续往内传导。

耳蜗
耳蜗是蜗牛状的骨结构，将从听小骨接收到的振动转化成电流信号传输至大脑。在迂回的耳蜗内有三条充满液体的管道，分别是前庭管、鼓膜管和耳蜗管。

柯蒂氏器
柯蒂氏器上有数排敏感的毛细胞，纤毛会嵌入上方的覆膜，当覆膜振动时，作为信号接收器的纤毛就会将信号通过耳蜗神经传输至大脑。

耳蜗神经
将声音信息连同神经脉冲从耳蜗传送至大脑。

鼓阶（鼓膜管）
鼓膜管与前庭管在骨螺旋板的顶部（蜗孔）相遇。

声音就是运动（空气运动）产生的声波。

前庭系统

内耳有前庭和半规管，当中有大量感觉细胞。头部往哪个方向运动的信息通过半规管和听斑传达给感受器，再转化成电流信号以神经脉冲的形式传输至大脑。

半规管
这三束相互间成直角分布的管道里面充满液体，负责往脊传输声波振动。

前庭神经
前庭神经负责把平衡感的信息从半规管传输至大脑。

听斑
被毛细胞覆盖的感觉区域。

脊
在每条半规管的末端是布满毛细胞的感受器的组织，叫脊。

前庭
在充满液体的前庭里有两个腔室（椭圆囊和球囊），各有一个叫脊的组织，该组织布满充当感受器的毛细胞。

© DK Images

平衡感

前庭系统的功能是在重力环境下让你能感觉头部运动的方向。让你能辨别头是否正直，也能让你在头部转动的时候把视线固定在静止的物体上。

前庭系统是半规管的集合，同样位于内耳，但与声音关系不大，反而与头部运动关系密切。这些半规管同样充满液体。这些循环的管道作用就如加速计，因为它们的分布分三个平面，以至于能计算三个不同方向的加速度（如头部运动）。前庭系统的半规管跟柯蒂氏器的半规管一样，利用细小的毛细胞感知运动。半规管与大脑后部的听觉神经相连。

平衡感是相当复杂的，大脑专门负责平衡感的部位的细胞数量与大脑其他部位细胞总数相当！

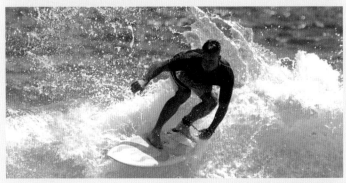

© Science Photo Library

对冲浪者来说，要站在冲浪板上，前庭系统里半规管的重要性与双脚的重要性不分上下。

扁桃体 有什么用?

咽部那些肉疙瘩到底有什么用?

很多哺乳动物在咽部两侧都有许多肉粒组织,那便是扁桃体。在人体解剖结构里,"扁桃体"一词实际上是三种海绵状淋巴组织的总称,它们分别是舌扁桃体、咽扁桃体和被最多人所认识的腭扁桃体。

腭扁桃体是位于咽后壁两侧的卵圆形肉块——对着镜子张开嘴就能看到。医学上对腭扁桃体的功能还没有完整的了解,因为它们会分泌抗体且位于关键的咽喉处,但普遍认为,它们是抗击呼吸道和消化道感染的第一道防线。

咽扁桃体亦称腺样体,藏在鼻咽里,功能与腭扁桃体相近,人成年后逐渐萎缩。

舌扁桃体位于舌根,把舌头伸出来就应该能看到。因为黏液腺不断分泌有效排出有害物质,所以舌扁桃体极少感染发炎。

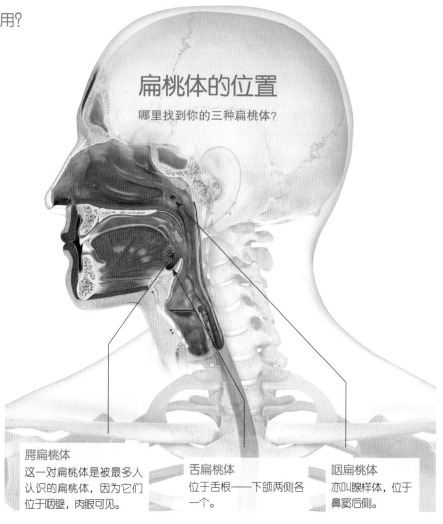

扁桃体的位置
哪里找到你的三种扁桃体?

腭扁桃体
这一对扁桃体是被最多人认识的扁桃体,因为它们位于咽壁,肉眼可见。

舌扁桃体
位于舌根——下颌两侧各一个。

咽扁桃体
亦叫腺样体,位于鼻窦后侧。

© Thinkstock: DK Images

关注扁桃体炎

扁桃体炎,有时是细菌感染(像化脓性链球菌),有时是病毒感染,病症表现为咽喉肿痛、发烧、咽喉处有白斑、吞咽困难。通常经过充分休息并以抗生素进行治疗很快就会痊愈,但若感染严重,也会引发严重问题,或时常复发。这时或许要考虑进行扁桃体切除术了,也就是通过外科手段把扁桃体摘除。

腺样体没那么容易发炎,可一旦发炎,会造成呼吸堵塞,影响鼻窦的引流功能,从而导致进一步感染。儿童经常张嘴呼吸增加对面部骨骼的压力,随着年龄增长,面容会发生改变,这就是经常有儿童需要切除腺样体的原因了。

建议通过多休息,多喝水,服用退烧止痛药治疗扁桃体炎。

人 是如何说话的?

声带和喉部经过一系列进化,让人类可以发出各种声音进行交流——
那它们的运作原理又是怎样的?

　　声带,又称声壁,位于喉部气管上方。声带是两瓣黏膜覆于
喉部,控制着从肺部流出的气流量并发出声音。声带的主要功能是
让人类发出声音进行沟通,且科学界认为,在灵长类,尤其人类的
进化过程中,声带为了适应社群组织的形成,促进越来越复杂的沟
通而一路进化,最终形成如今人类的声带结构。

　　气体从肺部排出,声带振动、碰撞发出各种声音。至于发出
什么样的声音,完全由气流流经声带时声带如何碰撞、移动和牵
拉决定。每个人声音的"基本频率"由声带的长度、大小和张力
决定。声襞运动由迷走神经控制,发出的声音再经由喉部、舌头
和嘴唇进行进一步调整,形成最终从嘴里发出的话语和声音。男
性声频平均值为 125 赫兹,女性平均值为 210 赫兹,儿童的声频
比较高,平均在 300 赫兹左右。

音频的男女之别

　　男声大多比女声低沉,主要是由于声带大小男女有异。
男性一般声带比较大,能发出比较低沉的声音,而女性声带较
小,发出相对尖细的声音。男性声带平均长度为 17 ~ 25 毫米,
而女性声带平均长度为 12.5 ~ 17.5 毫米。从长度范围来看,
男性也会有尖细的声音,女性也会有低沉的声音。

　　另一个声调的主要生理结构区别,在于男性一般有比较大
的声音轨道,在声带大小的因素外进一步降低声线。有人就男
性声频和声调高低与性吸引力之间的关系进行过对比,发现声
音低沉的男性后代繁衍成功率比较高,个中原因可能是因为男
性嗓音越低沉,意味着体内睾酮水平越高。

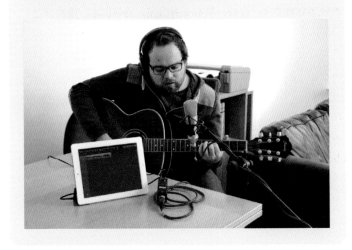

舌
这块肌肉位于口腔,在气体经过声
带,从嘴里发出声音的过程中,对
声音进行调整。

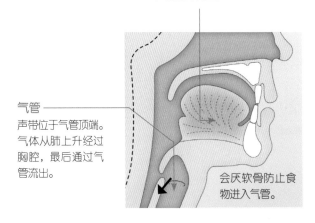

气管
声带位于气管顶端。
气体从肺上升经过
胸腔,最后通过气
管流出。

会厌软骨防止食
物进入气管。

声带
覆于喉部的两片黏膜
组织,通过舒张、闭
合和振动发出不同的
声音。

会厌软骨
在进行吞咽动作时,
这块盖样软骨结构会
覆盖气管,防止食物
和液体"走错路"。

食道
位于气管后方,食物
和液体顺着这条管道
进入胃部。

声带在呼吸时张开,
在说话时收紧,拉近
彼此之间的距离。

嘴唇
嘴唇是发出闭合音 b
和爆破音 p 的关键。

喉部
喉咙就是人的声盒,保
护气管,同时也参与
控制声频高低和声量大
小。声带位于喉部。

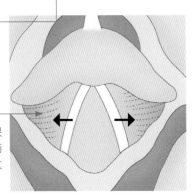

关于牙齿 的一切

正因为牙齿生物结构的多样化，我们才能吃到多样化的食物

牙齿的主要功能是咀嚼食物，为此，牙齿必须由坚固的物质构成，它们是钙、磷和各种矿物盐。牙齿的主结构是牙本质，外面包覆着一层有光泽的物质，叫珐琅质。这一层坚固的白色物质是人体最坚固的物质。

牙齿种类多样，功能各异。门牙负责撕扯食物，例如把肉从骨头上扯下来。犬齿有又长又尖的结构，在切割食物的同时，还与表面较平整的臼齿摩擦，在吞咽之前把食物磨成小块，方便消化。因为人类有不同种类的牙齿（齿列），我们的饮食才得以多样化，既能吃肉又能吃蔬果。其他动物，像草食动物，牙齿类型就只有一种。以牛为例，它们只有又大又平的牙齿，这决定了它们只能吃草。

牙齿的功能多样化，既能辅助捕猎，有时候亦能表达心理状态。不管是动物还是人类，在面对恶劣状况时，都会龇牙咧嘴。牙齿是人体最耐侵蚀的组织。猛犸象有两期牙齿，也就是说，一生中会长出两套牙齿。人类在 6 个月大的时候会开始长牙，然后到了 6 岁或 7 岁的时候换成恒齿。有的动物一生只有一套牙齿，而鲨鱼却每两周换一次牙。

意外事故、岁数增长和牙龈问题都会导致牙齿脱落。在古代医者就开始寻求方法用假牙替代坏死脱落的牙齿。从古埃及到今天，植牙技术一直在发展，如今已经有了革命性的突破，可以将假牙深深根植固定在腭骨组织里。

牙齿解剖

牙齿有着复杂的解剖组织。珐琅质覆盖在牙齿表面，清晰可见，牙本质则是在珐琅质下的坚硬组织，牙龈负责牢牢固定牙齿，牙根再把牙齿植入腭骨。牙的中心是叫"牙髓"的物质，当中有神经和血管，为牙本质提供养分，维护牙齿健康。

牙齿问题

蛀牙，又称龋齿，即细菌分解牙齿结构组织，使牙齿珐琅质产生裂缝，让珐琅质和象牙质受到影响。引起蛀牙的细菌有两种，分别是变形球链菌和乳酸菌。

牙齿一再与各种会产生酸性物质的细菌接触，就会被侵蚀。环境因素同样会对牙齿带来严重的影响。蔗糖、果糖和葡萄糖都是造成蛀牙的原因，因此，调整饮食结构对维护口腔健康有着重要作用。

口腔内有各种各样的细菌，聚集在牙齿和牙龈处，形成白色黏性物质，这种物质叫牙菌斑，是一种生物薄膜。进食后口腔内的细菌开始分解糖分，同时也开始伤害牙齿。

牙齿从人出生就开始形成。人一般有 20 颗乳齿（婴儿时期长出的牙齿），之后包括智慧牙在内会有 28 ~ 32 颗恒齿。乳齿有 10 颗长于上腭，10 颗长于下腭，成年人的恒齿有 16 颗长于上腭，另 16 颗长于下腭。

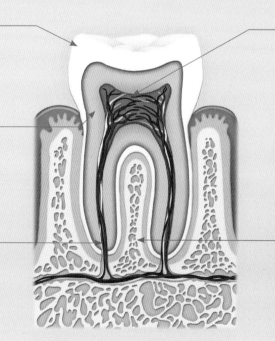

珐琅质
牙齿的白色外层。张开嘴就能看到。

牙骨质
包覆着牙根组织，保护着牙根和神经，通过胶原纤维与腭骨相连。

血管与神经
血管和神经给牙齿输送养分，对压力和温度敏感。

牙髓
牙髓为牙本质提供营养，维护牙齿健康，是牙齿里的软组织，由外面的牙本质和珐琅质保护着。

牙槽骨
牙槽骨起着固定牙齿的作用，让牙根固定在腭骨里。

口腔内部结构

口腔上部和下部分别叫上腭和下腭，上腭与颅骨相连，下腭则是镶嵌着下排牙齿的 V 形骨组织

上腭

口腔上部结构图

犬齿
长而尖的牙齿，用于固定
或撕咬食物。

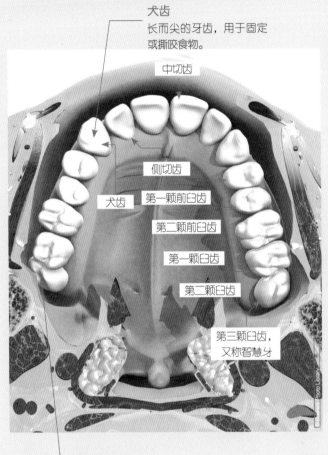

中切齿

侧切齿

犬齿　第一颗前臼齿

第二颗前臼齿

第一颗臼齿

第二颗臼齿

第三颗臼齿，
又称智慧牙

智慧牙
通常在 17 ～ 25 岁时长出，
智慧牙一般有四颗。

下腭

下腭骨结构。

第一颗和第二颗前臼齿
前臼齿，又称双尖牙，在犬齿和臼
齿之间，用于咀嚼食物。

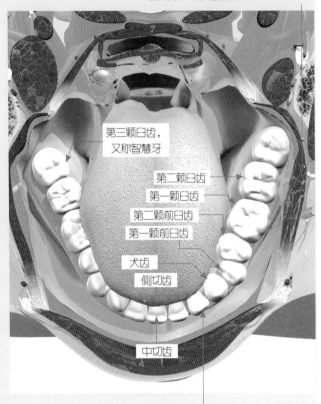

第三颗臼齿，
又称智慧牙

第二颗臼齿

第一颗臼齿

第二颗前臼齿

第一颗前臼齿

犬齿

侧切齿

中切齿

侧切齿与中切齿
切齿，其英文为"incisor"，源于拉丁文，
意思为"切"，侧切齿与中切齿用于切
咬食物。

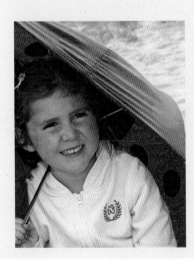

换牙

恒齿长出的大概年龄

6 岁： 第一颗臼齿	10 岁： 第二颗前臼齿	17 ～ 21 岁： 第三颗臼齿（智慧牙），但 也有的人永远不长智慧牙
7 岁： 中切齿	11 岁： 犬齿	
9 岁： 第一颗前臼齿	12 岁： 第二颗臼齿	

脖颈 的结构

探索人体最复杂且功能最多的身体结构之一

人类的颈部是形态与功能性的完美结合。它担负着几个重要任务（例如让我们把脑袋转向不同方向），同时也是其他人体重要活动的连通管道（例如连接嘴部和肺部）。

颈部的结构足以让现代的工程师为之佩服。颈椎的灵活性让人的头部每天可转、可点、可侧数千次之多。

颈部的肌肉和骨骼同时为颈部提供它所需要的力量和柔韧性。但最让人佩服的解剖设计，是气管、食道、脊髓、无数的神经和重要的血管。上述所有这些组织都必须在颈部找到自己的存在空间，同时完美运作，还得在颈部运动时维持各自的完好形状。

在进化过程中，这些组织都已彻底适应所在环境并完美地完成任务。气管被软骨环保护，不会被压瘪的同时还能有足够的灵活性在被拉伸的时候运动。在气管之上，喉咙让空气经过声带，我们可以发声说话。再往后，则是让食物和液体流入胃部的肌肉管道——食道。在颈部支撑骨骼的内部是脊髓，从脊髓发出的神经让我们可运动、有感觉，还源源不断为大脑往返输送血液。

头颈如何相连？

头颅底部与脊柱顶部相连。第一节椎骨叫寰椎，第二节椎骨叫枢椎，这两节椎骨共同组成了一个枢关节，相比其他椎骨拥有更大的灵活性。枢椎自椎体上面垂直发出一个强大齿突，寰椎以齿突为枢轴旋转，产生头部转动。寰椎较为平坦的位置与头颅相连，这里给了头颅一个安全的平台，保持其稳定，并可做出点头的动作。这些骨骼连接由四周强健的肌肉强化，稳定性获得进一步增强。别忘了这个神奇的解剖设计还能让至关重要的脊髓一路往上延伸至大脑。脊髓在椎骨中央，免受撞击和敲打的影响。每一节脊髓都发出神经（从最顶端开始），控制着几乎整个身体。

颈内解剖结构

头与躯干连接处内部的主要结构

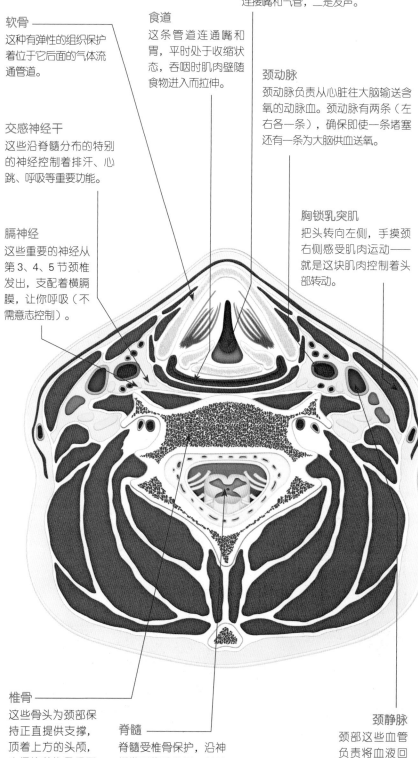

软骨
这种有弹性的组织保护着位于它后面的气体流通管道。

交感神经干
这些沿脊髓分布的特别的神经控制着排汗、心跳、呼吸等重要功能。

膈神经
这些重要的神经从第3、4、5节颈椎发出，支配着横膈膜，让你呼吸（不需意志控制）。

食道
这条管道连通嘴和胃，平时处于收缩状态，吞咽时肌肉壁随食物进入而拉伸。

喉
喉的主要功能有两个：一是连接嘴和气管，二是发声。

颈动脉
颈动脉负责从心脏往大脑输送含氧的动脉血。颈动脉有两条（左右各一条），确保即使一条堵塞还有一条为大脑供血送氧。

胸锁乳突肌
把头转向左侧，手摸颈右侧感受肌肉运动——就是这块肌肉控制着头部转动。

椎骨
这些骨头为颈部保持正直提供支撑，顶着上方的头颅，也保护着椎骨里面的脊髓。

脊髓
脊髓受椎骨保护，沿神经发送脉冲信号，并从全身接收感觉信息。

颈静脉
颈部这些血管负责将血液回输心脏。

摇头这回事

摇头的生理学问。

转动
寰椎以枢椎齿突为轴心进行旋转运动，让寰椎上的头颅得以转动。

齿突
枢椎齿突与枢椎纵切面平行。

寰椎
齿突伸入寰椎，寰椎以齿突为轴心运动。

枢椎
脊椎的第二节椎骨，为其上部的骨质突出提供稳定面。

颈部解剖结构

人类颈部需要大量骨头和肌肉维持稳定及其功能运作，如下图所示。

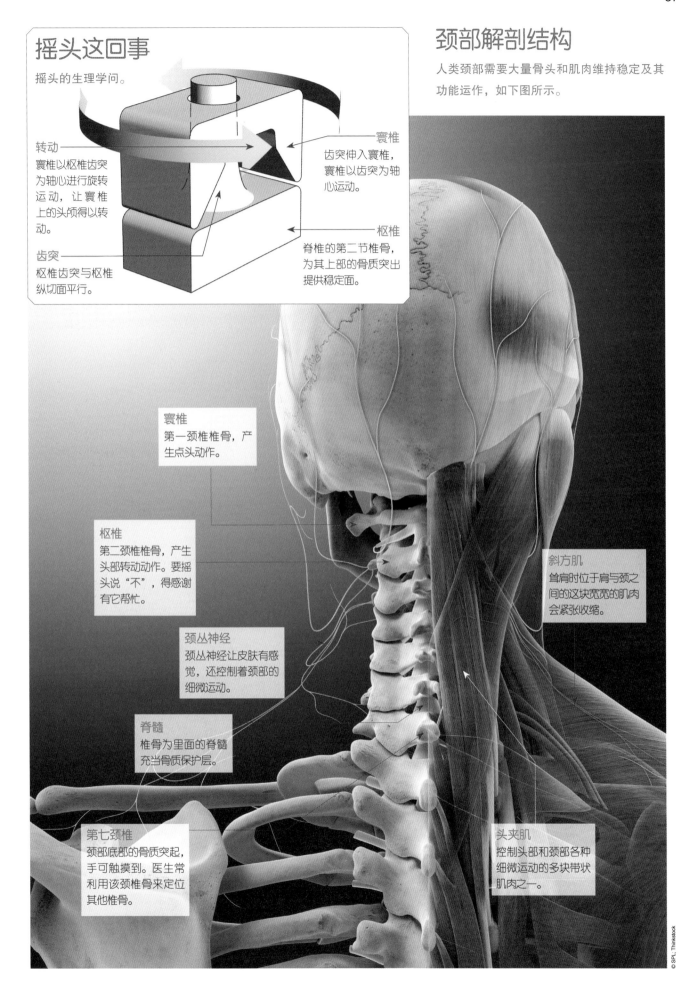

寰椎
第一颈椎椎骨，产生点头动作。

枢椎
第二颈椎椎骨，产生头部转动动作。要摇头说"不"，得感谢有它帮忙。

颈丛神经
颈丛神经让皮肤有感觉，还控制着颈部的细微运动。

脊髓
椎骨为里面的脊髓充当骨质保护层。

第七颈椎
颈部底部的骨质突起，手可触摸到。医生常利用该颈椎骨来定位其他椎骨。

斜方肌
耸肩时位于肩与颈之间的这块宽宽的肌肉会紧张收缩。

头夹肌
控制头部和颈部各种细微运动的多块带状肌肉之一。

人体骨骼 的运动原理

没有骨架，我们不可能活着。骨骼维持我们的形态和结构，让我们得以进行日常各种行为。它同时也是现存的和已灭绝的脊椎动物的神奇进化存证

人要活着，人体骨架至关重要。骨骼维持我们的形态，附着在骨骼上的肌肉让我们可以运动，还保护着对我们生存来说必不可少的内脏器官。骨骼能在骨髓里生产血红细胞并储存每天所需的微量元素。

成年人有 206 块骨头，但新生儿却有 270 块以上，这些骨头到女性 18 岁、男性 20 岁之前都会持续生长、强化、愈合。骨骼结构会因性别而有所差异。最明显的当数骨盆，为了满足女性的生育功能，女性骨盆相对男性骨盆浅且宽。男性颅骨因为附着于颅骨上的肌肉量大而较女性颅骨大，而且男性的下巴通常也更为突出。女性骨架整体来说一般都比较纤细。虽然鉴定性别的方法有好几种，但因为各种变异，性别鉴定其实是相当困难的。

骨骼由多种不同物质构成。在子宫里，胚胎的骨骼是软骨，在妊娠期间和出生后渐渐钙化。构成骨骼，即骨组织的主要成分其实是矿化的磷酸钙，不过骨组织中也有其他形态的组织，如骨髓、软骨和血管。不少人以为骨头是实心的，但其实骨头内部充满了小孔。

虽然细胞都在持续更新替换，身体没有一个细胞会超过 20 岁，但细胞不是永远都会被完好的新细胞所替换掉。细胞的 DNA 会出错，以致骨骼会随着我们年岁增长而变得脆弱。通常上了年纪就会出现关节炎和骨质疏松，导致骨骼脆弱，行动力下降。

骨骼结构

人类骨骼如何让我们保持正直体态

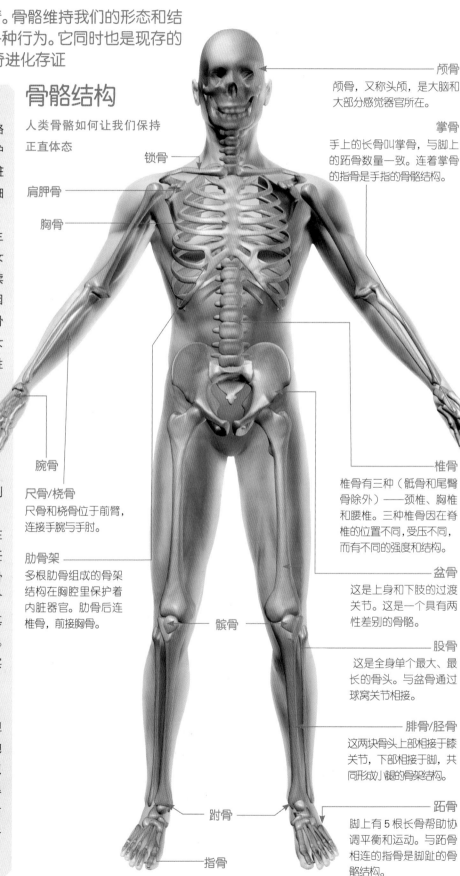

锁骨

肩胛骨

胸骨

腕骨

尺骨/桡骨
尺骨和桡骨位于前臂，连接手腕与手肘。

肋骨架
多根肋骨组成的骨架结构在胸腔里保护着内脏器官。肋骨后连椎骨，前接胸骨。

髌骨

跗骨

指骨

颅骨
颅骨，又称头颅，是大脑和大部分感觉器官所在。

掌骨
手上的长骨叫掌骨，与脚上的跖骨数量一致。连着掌骨的指骨是手指的骨骼结构。

椎骨
椎骨有三种（骶骨和尾臀骨除外）——颈椎、胸椎和腰椎。三种椎骨因在脊椎的位置不同，受压不同，而有不同的强度和结构。

盆骨
这是上身和下肢的过渡关节。这是一个具有两性差别的骨骼。

股骨
这是全身单个最大、最长的骨头。与盆骨通过球窝关节相接。

腓骨/胫骨
这两块骨头上部相接于膝关节，下部相接于脚，共同形成小腿的骨架结构。

跖骨
脚上有 5 根长骨帮助协调平衡和运动。与跖骨相连的指骨是脚趾的骨骼结构。

骨折

不管是完全断掉，还是骨裂，彻底复原都需要时间

如果骨头只是出现裂痕，那你只需要保持患处不要弯曲、不要受压，直到康复。但是，如果骨头断成两块甚至更多，你就需要往骨头里打钢钉，重新调整骨骼位置，或装上骨板固定位置，让骨骼好好愈合。骨骼通过自身在骨折处制造新细胞和毛细血管来愈合。发生骨折后，通常需要在骨折处的身体外部打上石膏固定，减轻骨块承受的压力，防止出现进一步伤害，确保愈合能顺利进行。

"出生时，婴儿的颅骨其实是由7块分离的骨板组成的，这些骨板在随后两年逐渐骨化，相互愈合"

颅骨发育

出生时人体内不少骨头还是软骨，尚未愈合——生长板愈合发生在童年期末期

母体中胎儿颅骨不完全愈合的主要原因，是为了让颅骨有一定的柔软性适应生产过程，也为了适应孩子在童年期最初几年脑部的极速发育。出生时，婴儿的颅骨其实是由 7 块分离的骨板组成的，这些骨板在随后两年逐渐骨化，相互愈合。愈合在婴幼儿早期就开始了，但前囟——摸起来软软的——需要 18 个月的时间才能完全愈合。而其他骨头，像位于骶骨的 5 块骨头，则要到青春期晚期甚至 20 多岁的时候才会完全愈合。不过颅骨在大概 2 岁的时候就会完全愈合。

关节如何运作

看看身体的各种关节

球窝关节
髋关节和肩关节都属于球窝关节。股骨和肱骨末端有球形骨骼结构，可以在球形凹里进行活动。

颅骨缝合
尽管基本上不被认为是一个"关节"，但其实在童年时期愈合的颅缝都是不动关节。

椎骨
椎骨相连支撑着身体，也让上身可以做出弯折的动作。椎骨之间通过软骨相连，属于半活动关节。

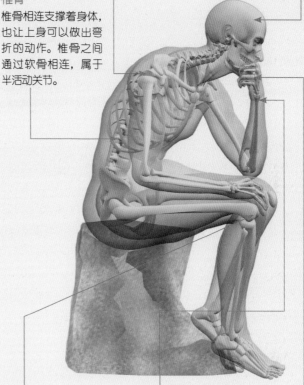

铰链关节
肘关节和膝关节都属于铰链关节。这些关节只能进行单方向有限的运动。铰链关节的骨骼相接，由肌肉运动带动关节运动。

滑动关节
两块表面平滑的骨头相互"滑动"产生一定幅度的运动。手腕上的骨头——腕骨——运动就是这个原理，由韧带带动运动。

鞍状关节
人体仅有的鞍状关节位于大拇指。鞍状关节旋转幅度有限，但能前后左右运动。

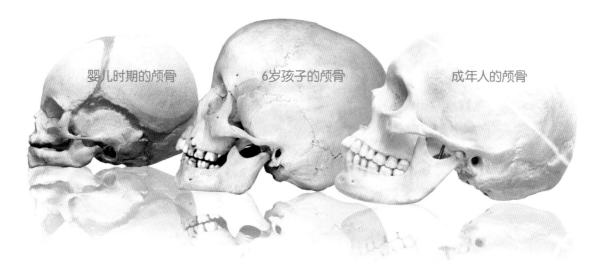

婴儿时期的颅骨　　　6岁孩子的颅骨　　　成年人的颅骨

人体 脊柱

人体脊柱由33节椎骨组成。它们是如何在支撑我们身体的同时又能保有如此灵活性的?

人体脊柱由33节椎骨组成,其中24节椎骨是相连的(有灵活性),有9节椎骨一般在成年后会愈合。脊柱由颅骨底部一直延伸至盆骨,最末端是尾臀骨——人类祖先尾巴的进化残遗。

脊柱的主要功能是支撑躯干和头部,这两个主要部分保护着各种重要的神经和脊髓,让人可以运动。椎骨间紧密相连,中间只隔了一层薄薄的椎间盘。椎间盘不但起到韧带的作用,还能有效形成椎骨之间的关节。椎骨相连,形成一个强健的柱形结构让我们抬头挺胸,让身体保持正直。同时还为肋骨架提供了一个附着基础,保护人体重要的内脏器官。

出于运动的需要,椎骨之间不是完全愈合的,而且分为5种不同类型——颈椎、胸椎、腰椎、骶骨和尾臀骨。骶骨在成长过程中(童年期和青春期)骨化愈合,下与尾臀骨相连,形成坚固的骨骼结构。在某些情况下尾臀骨会在成长过程中由几块愈合成一块,但有研究显示,尾臀骨其实更多的是保持分离状态,它们被统称尾臀骨(尾骨)。至于其他椎骨,则保持各自独立成块,椎间盘让它们能向各个方向运动,又不相互磨损。颈椎活动范围尤其广,让头部可以上下左右运动。胸椎则相对处于静态,因为肋骨与之相关节,限制了胸椎运动。腰椎可进行一定程度的左右平移和旋转运动。脊柱的一个独有的特征,是它的自然生理弧度,保证脊柱各个部分合理承担体重,确保没有任何一节椎骨过度受压。

脊柱弧度

观察人体脊柱,你会发现有几处明显的生理弧度。脊柱自然生理弧度主要是为了把重量沿脊柱进行合理分配,支撑身体不同部位的重量。我们最熟悉的弧度出现在下腰部,即肋骨架和盆骨之间。这段脊柱的弧度在我们12~18个月大开始学走路时成形,帮助我们在运动时分配重量。在此之前,颈椎弧度已于3~4个月的时候成形,让颈椎得以承托头部重量。还有两个较不明显的生理弧度(胸椎和盆骨处),成形于胎儿时期。

脊髓与神经

人体脊髓是个异常复杂的结构,由神经细胞及大量支撑和保护组织构成。脊髓分成31节,长43~45厘米,始于脑部,止于第一节和第二节腰椎。说起大脑,经常也会提起脊髓。脊髓内有白质和灰质。白质内含大量神经轴突,轴突由脂肪和血管包覆保护。灰质含有更多神经元细胞体,如树突、更多的轴突和神经胶质细胞。

脊髓受伤通常由外部冲击造成。若外部冲击导致椎间盘和椎骨断裂,脊髓有可能被刺穿,导致失去知觉。脊髓中断会导致瘫痪。

颈椎
颈椎椎骨的锥体是在关节椎骨里最小的,支撑着头颈部。颈椎有7节椎骨,其中第一节椎骨(C1)、第二节椎骨(C2)和第七节椎骨(C7)结构特殊。颈椎位于头颅和胸椎之间。

胸椎
越往脊柱下方,胸椎椎体越大。胸椎有关节突与肋骨相关节——这是胸椎椎骨与其他椎骨的主要区别。

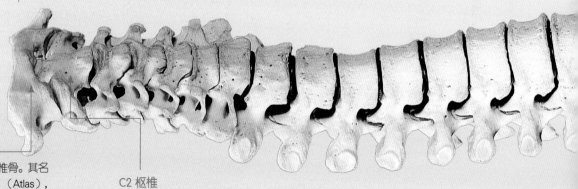

C1(寰椎)
连接头骨与脊柱的椎骨。其名音译为"阿特拉斯"(Atlas),得名于希腊神话中肩负着整个地球的神祇阿特拉斯。

C2 枢椎
C2是C1(寰椎)的枢轴。摇头的动作几乎全部靠这个关节——寰枢关节。

头颅如何
与脊柱相连?

　　头颅与脊柱相连,靠的是寰枕关节。寰枕关节由C1(寰椎)和位于颅骨(头骨)底部的枕骨组成。这一节椎骨没有"椎体",看起来更像是一个指环而非一节椎骨。它位于颈椎椎骨之上,与枕骨通过一个椭圆关节相连,使人可以进行点头和摇头的动作。椭圆关节是一个椭圆形凸面(此处为枕骨)嵌于椭圆形的空腔中(C1椎骨)。不仅是寰椎,颈椎的其他椎骨也同样协助支撑头部重量。

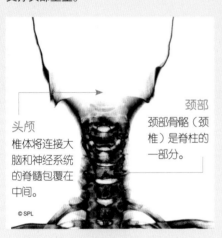

头颅
椎体将连接大脑和神经系统的脊髓包覆在中间。

© SPL

颈部
颈部骨骼(颈椎)是脊柱的一部分。

脊柱横切面图

1.脊髓
这是大脑与身体神经系统之间信息传递的极重要通道。脊髓由其他组织和椎骨保护,因为脊髓受到任何伤害,都可能带来致命的后果。

2.硬膜外腔
外层保护组织层,即外膜与骨骼之间的空间。里面充满脂肪组织(脂肪),也有大量血管。

3.硬脊膜
保护脊髓的坚韧外层组织。在椎骨和脊髓之间有三层保护层,统称脊膜。

4.蛛网膜
因其蛛网一样的结构而得名,这是脊髓的第二层保护层。

5.软脑膜
紧邻脊髓的一层透明薄膜。

6.蛛网膜下腔
软脑膜与蛛网膜之间的腔室,内部充满脑脊液。

7.血管
由4条动脉组成的大脑动脉环为大脑输送含氧血。大脑毛细血管形成"血脑屏障",控制输往大脑的血流。

8.背、腹根
连接脊神经和脊髓,让大脑与全身各部位进行信息交换。

9.脊神经
脊神经共31对,由每一节脊髓发出,负责在身体各部位和脊髓之间进行信息交流。脊神经输送各种信息——运动性的、感觉性的,等等——常被称为"混合脊神经"。

10.灰质
在脊髓中央喇叭形的组织中间,有大部分重要的神经元细胞体。它们受到多重保护,白质也是它们的保护层之一。

11.白质
包围灰质的白质内有轴突,但其主要组成成分是脂肪组织(脂肪)和血管。

腰椎
腰椎椎体是脊椎椎体当中体积最大,也是最结实有力的,主要是因为它们承受着最大的压力。相比其他椎骨,腰椎椎骨之间更加紧凑,两侧没有关节突。

骶锥
出生时人有5块骶椎,成年后5块骶椎会愈合成一块骶骨,起到支撑腰椎的作用,并让尾臀骨通过它与脊柱相连。

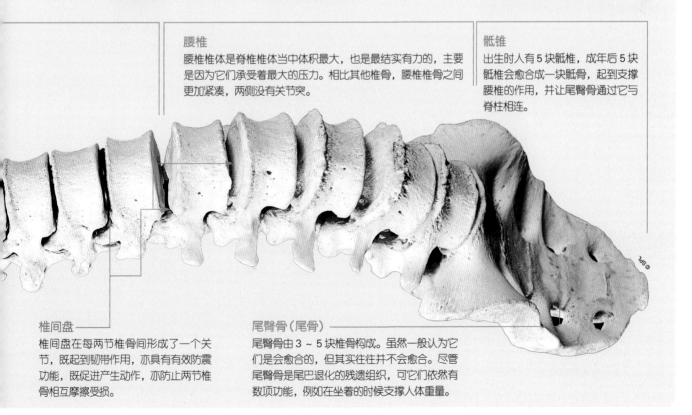

© SPL

椎间盘
椎间盘在每两节椎骨间形成了一个关节,既起到韧带作用,亦具有有效防震功能,既促进产生动作,亦防止两节椎骨相互摩擦受损。

尾臀骨(尾骨)
尾臀骨由3～5块椎骨构成。虽然一般认为它们是会愈合的,但其实往往并不会愈合。尽管尾臀骨是尾巴退化的残遗组织,可它们依然有数项功能,例如在坐着的时候支撑人体重量。

关节 是如何连接的

骨头要协作,
需要关节把它们相连

有些骨头不需要运动,像头骨便是通过矿物缝永久地愈合在一起。这些固定关节拥有最大的稳定性。但大多数骨头需要具有灵活性的连接。人体骨骼的某些部位有相当高的局部灵活性,因此所有骨头都需要一点缓冲以防摩擦损伤。骨头由软骨相连。软骨是固态凝胶状组织,可进行小幅度的收缩和延伸。肋骨和胸骨相关节的地方有软骨,让骨头在人呼吸时有一定灵活性;脊柱的各节椎骨之间也有软骨,让脊柱可以在不伤害脊髓的情况下弯折和扭转。

大多数关节需要进行更大范围的运动。骨的两端包覆软骨提供防震功能,但要让它们在关节腔中活动自如。软骨需要得到润滑才能防磨损。组成滑膜关节的两个相对的骨头在一个关节囊里,被滑膜包裹,滑膜内有滑膜液让相对的两个骨头的骨面可以在彼此之上顺滑地滑动。

滑膜关节有不同类型,每一种都有不同的运动范围。肩关节和髋关节属于球窝关节,可以进行大幅度运动,位于四肢长骨上端的球形骨面滑进由软骨覆盖的杯形凹槽。膝关节与肘关节属于链关节,组成关节的骨头在一个平面上连接,关节可以朝一个方向做开合运动。而在那些需要有灵活性,但不需要活动自如的地方,如脚和手掌,就会有滑动关节,组成关节的骨头可以进行小幅度滑动又不会产生摩擦。

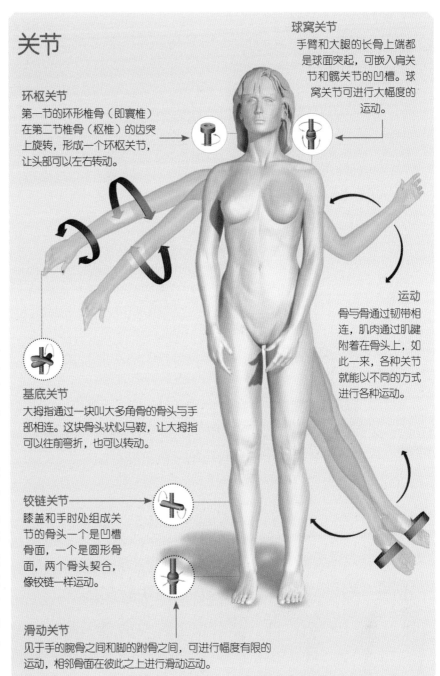

关节

球窝关节
手臂和大腿的长骨上端都是球面突起,可嵌入肩关节和髋关节的凹槽。球窝关节可进行大幅度的运动。

环枢关节
第一节的环形椎骨(即寰椎)在第二节椎骨(枢椎)的齿突上旋转,形成一个环枢关节,让头部可以左右转动。

运动
骨与骨通过韧带相连,肌肉通过肌腱附着在骨头上,如此一来,各种关节就能以不同的方式进行各种运动。

基底关节
大拇指通过一块叫大多角骨的骨头与手部相连。这块骨头状似马鞍,让大拇指可以往前弯折,也可以转动。

铰链关节
膝盖和手肘处组成关节的骨头一个是凹槽骨面,一个是圆形骨面,两个骨头契合,像铰链一样运动。

滑动关节
见于手的腕骨之间和脚的跗骨之间,可进行幅度有限的运动,相邻骨面在彼此之上进行滑动运动。

超活动关节

有的人关节灵活性特别好,能做出更大幅度的动作。这种现象源于"双重关节"(double jointed),据信是由关节里胶原的结构、骨面形状,以及关节周围肌肉张力大小共同作用的结果。

活动关节

滑膜关节是全身最灵活的关节。骨头末端被包裹在能分泌润滑液的关节囊里,骨头能在彼此之上顺滑地进行活动。滑膜关节有不同类型,当中包括球窝关节、铰链关节和滑动关节等。

半活动关节

软骨关节无法自由活动,但能缓冲较小范围运动的冲击力。半活动关节的骨端没有被关节囊包裹,而是由纤维或透明软骨相连。这种连接犹如一个震动缓冲器,能进行较小距离的压缩或延伸,让骨头得以进行较小距离的活动。

不动关节

有些骨头不需要进行任何运动,而是与附近骨头愈合在一起。以头骨为例,人出生时头颅由相互分离的数块骨头组成,分娩过程中胎儿的头可以改变形状通过产道,婴儿出生后头骨会逐渐愈合,形成一个坚实的骨壳保护大脑。

为什么关节会响？

用于润滑关节的滑膜液含有溶于液体的气体。滑膜液在关节囊里，关节拉伸，关节囊同样被拉伸，关节囊内气压改变导致产生一个真空的空间，关节囊内压变小，就会扯出溶解在滑膜液里的气体产生一个气泡，气体出来的速度非常快，会发出"啪"的声音。

肌肉
股四头肌覆盖股骨前侧，收于膝盖骨的肌腱。

滑膜
滑膜围绕关节内部，分泌滑膜液润滑关节。

动脉
股动脉往下肢输送血液，其分支圈绕着膝关节和膝盖骨。

髌骨
髌骨（膝盖骨）防止大腿前侧的股四头肌肌腱摩擦膝关节。

髌韧带
髌韧带让膝盖骨上连大腿的股四头肌，下接小腿胫骨。

外部韧带
膝关节由四根韧带连在一起，这些韧带将股骨和小腿的骨头连起来。

韧带

软骨

滑膜液

滑膜

关节囊

（滑膜囊腔）

半月板
每一块骨头的顶端都有一层保护软骨，防止骨面摩擦受损。

腓骨
腓骨（小腿骨）顶端有两个圆形突起，中间是一个深凹槽。

胫骨
腓骨骨端的两个圆形突起嵌入胫骨骨端的两个凹形槽中。

关节解剖结构

滑膜关节能防止骨块在活动的时候相互摩擦。两块骨头由带状的结缔组织，即肌腱，松松地连着，组成关节的两块骨头的骨端被包裹在关节囊里，关节囊里有一层滑膜。骨头由光滑的软骨包覆防止磨损，此外，滑膜还会分泌滑膜液确保关节活动顺滑。

肌肉 运动原理

肌肉对于我们日常活动来说是必不可少的。
你知道肌肉结构是怎样的吗?
你又知道肌肉是怎么带动我们运动的吗?

肌肉通过收缩和放松控制身体运动的组织纤维束。人体内有三种肌肉——平滑肌、心肌、骨骼肌。

骨骼肌,又称横纹肌,是我们通常所理解的肌肉。骨骼肌是附着于骨骼上的外部肌肉,如肱二头肌和三角肌。这些肌肉通过肌腱与骨骼相连。心肌也就是心脏的肌肉,是相当重要的肌肉,因为心脏负责向全身输送血液,为肌肉输送氧和无尽能量,如此肌肉才能有效运动。平滑肌,一般是片状形态,主要参与肌肉收缩运动,例如膀胱控制和食道蠕动等。平滑肌通常属于非自主性运动的肌肉,因为我们不太能,甚至不能,通过意志去控制它们的运动。

人体大部分功能活动都由肌肉控制着,排放废物、呼吸、看、吃,随便说几个都是。肌肉结构其实是非常复杂的,每一块肌肉都由无数肌肉纤维组成,这些肌肉纤维一起运动,肌肉才有力量。通过锻炼和肌肉增长可以提高肌肉运动的效率和肌肉力量,达到此目的的主要方式是通过肌肉重复运动造成肌肉轻度撕裂,在身体自动进行肌肉修复时提高肌肉质量。

人体有超过 640 块肌肉,共同协作,带动四肢运动,控制身体功能运作,维持身体形态。

胸大肌
呈扇形覆盖胸部的胸部主要肌肉,一般与胸小肌一起被合称为"胸肌"。

三角肌
三角肌分前、中、后三束,覆盖肩膀,帮助胳膊抬举。

斜方肌
覆盖颈部和上背部的大块表层肌肉。

腹肌
健身人士喜欢通过增强腹肌提高核心力量。腹肌通常也被称为核心肌群,划船和瑜伽等运动需要腹肌极大程度的参与。

肱二头肌/肱三头肌
手臂上的一对对立肌群,一起控制手臂的抬高和下垂、肘关节的屈曲和舒张。一方收缩会导致对立方舒张。

股四头肌
覆盖大腿正面和侧面的大肌群。

背阔肌
通常被简称为"背肌",这些肌肉可以通过重力训练得到强化,负责把重物从上方往下拉。

臀大肌
身体单个体积最大的肌肉,主要带动大腿前后运动。

腘绳肌
大腿后侧由三条肌肉组成的肌群,即膝盖后方的肌腱。

"全身上下有超过300块
独立的肌肉控制四肢运动"

决定我们肌力强弱的因素有哪些?

我们到底有多强壮,取决于基因和营养

肌力指的是一块肌肉在一次收缩中所能产生的最大力度。肌肉大小和结构对肌力来说都是关键因素,因为肌力大小是通过几方面来衡量的。因此,很难具体地说哪块肌肉最强壮。

我们有两种肌肉纤维——一种收缩力度小,收缩速度慢,却能长时间坚持;另一种收缩速度快,爆发力强。后者在厌氧运动中被调动,对健身训练有更敏感的反应。

影响肌力的因素还包括基因、肌肉使用状况、饮食和锻炼方式。肌肉收缩会造成肌纤维受损,增加肌力的实质在于肌肉受损后的修复过程,通过修复肌肉,使整体肌力得到提升。

"肌腱让肌肉(如肱二头肌和肱三头肌)与骨骼相连,让肌肉可随我们意志控制身体运动"

什么是肌肉拉伤?
肌肉拉伤是怎么发生的?

肌肉拉伤痛死了!所以说热身很重要。

肌肉拉伤是肌肉纤维出现撕裂。突如其来的动作往往是导致肌肉拉伤的原因,如果在没有充分正确热身或身体不适的情况下进行运动,肌肉未准备好而进入运动状态,就会导致撕裂。最常被拉伤的肌肉是从臀部一直延伸至膝盖后侧的腘绳肌。肌肉拉伤会导致肌肉红肿,痛感会持续数天,直到肌纤维自我修复完毕为止。为了防止肌肉拉伤,建议在进行体育锻炼之前要充分热身。

手臂如何屈伸?

肱二头肌和肱三头肌是一起控制手臂屈伸的一对拮抗肌群。肱二头肌收缩,肱三头肌便会放松舒张,从而小臂上抬。当小臂需要放下时,就进行反向运动——肱三头肌收缩而肱二头肌放松舒张,手臂因肱三头肌收缩而拉直。肱二头肌因为负责弯曲肘关节而又被称为曲肌,肱三头肌因为负责伸展关节而又被称为伸肌。不管是肱二头肌还是肱三头肌都无法单独实现舒张的动作,而必须依赖反侧肌肉的收缩动作才能实现。不少肌肉都是成对运作的,这些成对的肌群又称为拮抗肌(对抗肌)。

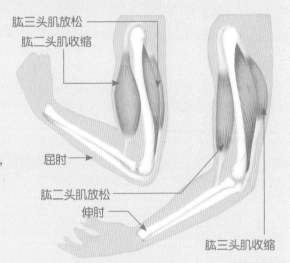

肱三头肌放松
肱二头肌收缩
屈肘
肱二头肌放松
伸肘
肱三头肌收缩

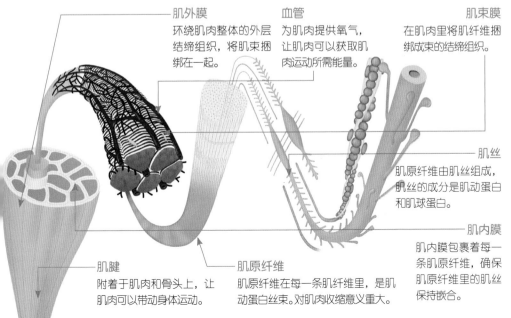

肌外膜
环绕肌肉整体的外层结缔组织,将肌束捆绑在一起。

血管
为肌肉提供氧气,让肌肉可以获取肌肉运动所需能量。

肌束膜
在肌肉里将肌纤维捆绑成束的结缔组织。

肌丝
肌原纤维由肌丝组成,肌丝的成分是肌动蛋白和肌球蛋白。

肌内膜
肌内膜包裹着每一条肌原纤维,确保肌原纤维里的肌丝保持嵌合。

肌腱
附着于肌肉和骨头上,让肌肉可以带动身体运动。

肌原纤维
肌原纤维在每一条肌纤维里,是肌动蛋白丝束。对肌肉收缩意义重大。

肌肉是由什么构成的?

肌肉由无数条圆柱形纤维组成,这些肌纤维通过一起收缩控制身体各个部位。多条肌纤维由肌束膜捆成肌束,多个肌束由肌外膜覆盖和维系,形成肌肉。

血管和神经沿着结缔组织进入肌肉,为肌肉提供能量,并往大脑反馈信息。肌腱让肌肉(如肱二头肌和肱三头肌)与骨骼相连,让肌肉可随我们的意志控制身体运动。

皮肤 解剖结构

了解更多人体最大的器官……

皮肤是人体最大的器官，成年人平均皮肤表面积为2平方米，占身体重量高达16%。皮肤组织又分为三层，分别是表皮层、真皮层和皮下组织，三层组织功能各不相同。人类皮肤之所以独特，就是因为组成皮肤的几层组织区别明显。

表皮层是皮肤最外面的防水层，除了帮助调节体温之外，还能防止病原体入侵身体，起到保护作用。尽管将表皮层定义为皮肤最表层的组织，但表皮层又可进一步细分为五层。上层组织其实是由充满角蛋白的死细胞堆叠而成，防止皮肤水分流失，保护皮肤不受外界环境影响。而下层制造新皮肤细胞的组织则从真皮层吸收养分。其他物种，如两栖动物，表皮层仅由活细胞组成。在这种情况下，皮肤具有透水性，实际上相当于一个主要的呼吸器官。

真皮层有结缔组织和神经末梢，还有毛囊、汗腺、淋巴和血管。真皮层的最上层比较硬，与表皮层紧紧相连。

虽然皮下组织实际上并不被认为是皮肤组织，但它的作用是把上面的皮肤组织和下面的骨骼与肌肉连接起来。血管和神经经过皮下组织抵达真皮层。这层组织对皮肤温度调节来讲非常重要，因为一个健康成年人有50%的脂肪储存在皮下组织。如此分层明显的皮肤组织在其他物种中并不常见，人类是为数不多的物种之一。皮肤不但为肌肉、骨骼和内脏器官提供保护，还是对抗环境侵扰的保护屏障。温度调节、防水隔热、排汗和感觉只是皮肤众多功能中的几样而已。

神经末梢
位于真皮层，让我们可以感知温度、疼痛和压力。让我们得知身处环境的信息，防止我们自我伤害。

表皮层
皮肤最表面的保护层，不但防水，它的功能还包括阻挡紫外线、防止病原体入侵、防止水分流失等。

真皮层
滋养并维护表皮层的组织，这里有毛囊、神经末梢和汗腺。

皮下组织
皮下组织不但用于维持体温，保护骨骼和肌肉不受伤害，还可以储存能量。

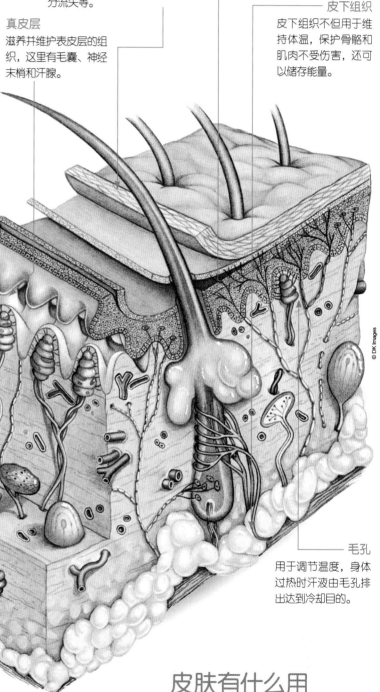

© DK Images

毛孔
用于调节温度，身体过热时汗液由毛孔排出达到冷却目的。

皮肤有什么用

皮肤构成比大多数人想的要复杂

你有多少个 细胞？

估算你的身体有多少个细胞，
并不像我们以为的那么简单直接

据最新数据统计，平均每个人由大约37.2万亿个细胞组成。整个银河系"也就"1 000亿个星体。相比之下，就知道这个天文数字庞大到无法想象的程度了。就算能把每一个细胞单独分出来，光是从1数到37.2万亿也要花上100万年了吧。那科学家到底是怎么算出这个异想天开的数字的呢？

来自意大利、希腊和西班牙的一队研究人员用的是系统研究法：他们分别对不同种类的细胞进行计算。他们翻查各种科学研究资料，尽量搜集在成年人身体里各种器官和系统各自细胞总数的相关信息，再把这些数字加起来，就得出了37.2万亿这个天文数字。

要数人体到底有多少个细胞看上去似乎毫无意义，但实际上这项数据在某些方面却很有价值。例如，知道准确的细胞数量能进一步提高计算机人体模型的精确度，能帮助科学家从实质上测算疾病并更精确地尝试可能的治疗方案；将患者某个特定器官的具体细胞数量与正常人该器官平均细胞数量相比，也有助于医生进行诊断。

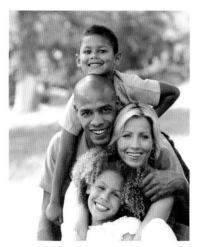

你有多少个细胞具体取决于你的性别、
体型和年龄。

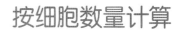

按细胞数量计算

看不同类型的细胞有多少

量多质轻
血红细胞：占总体重5.5%
尽管数量庞大，但单个血红细胞的重量只有二百五十亿分之一克到三百五十亿分之一克，因此在整体体重里所占比例非常低。

其余
占总细胞数8.7%
尽管它们占了你体重的大部分重量，但你只有大约500亿个脂肪细胞和170亿个肌肉细胞。

皮肤细胞
占总细胞数5.5%
皮肤是人体最大的器官，由大约2万亿个细胞组成。

血管和淋巴管
占总细胞数6.8%
在人体动脉、静脉和淋巴管构成的庞大网络里大约有2.5万亿个内皮细胞。

神经系统
占总细胞数8.3%
人体大约有1 000亿个神经元细胞，由大约3万亿个神经胶质细胞隔离并支撑着。

密度取胜
肌肉：占总体重44%
脂肪：占总体重28.5%
身体大部分重量来自肌肉细胞（紫色）和脂肪细胞（黄色）。尽管它们数量不多，但体积相对较大。

血红细胞
占总细胞数70.7%
人体里面约有26万亿个，这些细小的细胞游走在动脉和静脉中，向全身输氧。

"能帮助科学家从实质上测算疾病并更精确地尝试可能的治疗方案"

按净重计算　　按数量计算

人类 心跳

最孜孜不倦工作着的其中一块肌肉，它是如何维持血流供应的

当你还只不过是妈妈肚子里一个 4 周大的胚胎时，你的心脏就已经开始跳动了。人一生中心脏平均跳动超过 20 亿次。

心脏由 4 个腔室组成，分列两边。右侧腔室负责从全身接收缺氧血泵入肺，血液在肺里进行气体交换，把你吸入的空气里的氧带上，变成含氧血。含氧血流入心脏左侧腔室，经由循环系统将氧和营养输送全身。

心脏泵血是由电流刺激产生的心脏肌肉收缩引起的。电流有规律地引起心肌收缩。位于上方的心脏腔室叫心房，接收流入心脏的血液，最先进行收缩，迫使血液进入下面肌肉更发达的腔室，叫心室，心室收缩把血液输向全身。而后心脏肌肉放松，即舒张，紧接着下一个循环便开始了。

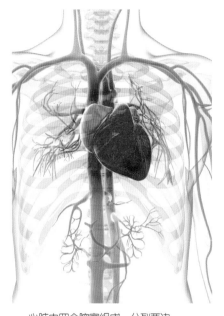

心脏由四个腔室组成，分列两边

心动周期

一次心跳是一系列有组织的步骤，将泵血效率最大化

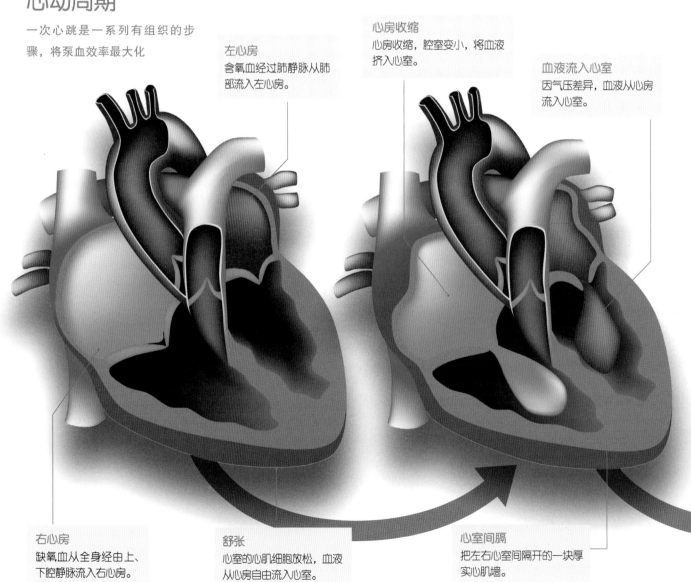

左心房
含氧血经过肺静脉从肺部流入左心房。

心房收缩
心房收缩，腔室变小，将血液挤入心室。

血液流入心室
因气压差异，血液从心房流入心室。

右心房
缺氧血从全身经由上、下腔静脉流入右心房。

舒张
心室的心肌细胞放松，血液从心房自由流入心室。

心室间隔
把左右心室间隔开的一块厚实心肌墙。

"战斗或逃跑" 应激反应

心跳始于窦房结，那是在右心房由一组特殊细胞组成的组织。窦房结是一个天然起搏器，产生电流刺激心脏收缩。休息时平均每分钟心跳为 60 ~ 100 下。但在有压力的情况下，例如碰到敌人，大脑就会自动启动"战斗或逃跑"应激反应。

这是肾上腺素和去甲肾上腺素分泌增多改变窦房结电导的结果。此时心跳加速，为身体提供更多养分，让你有力气战斗或者逃命。

肾上腺素和去甲肾上腺素的分泌都由下丘脑控制

人一生中心脏
平均跳动超过20亿次

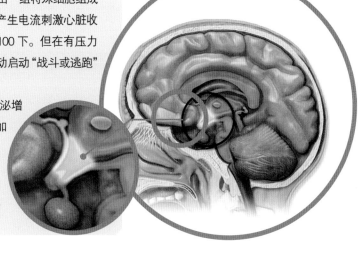

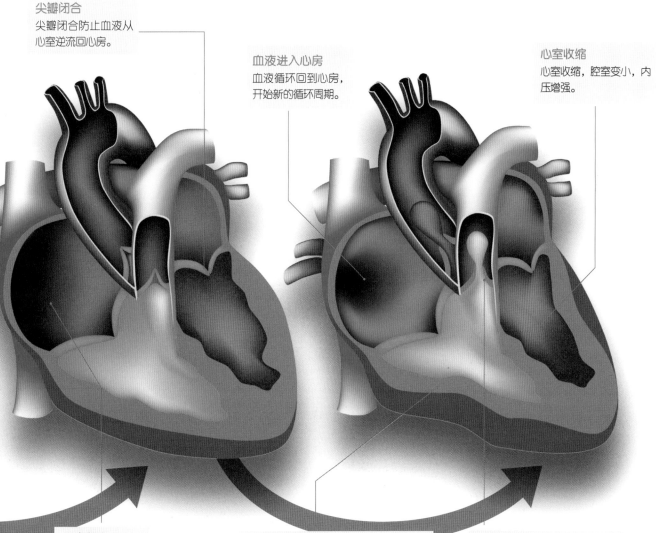

尖瓣闭合
尖瓣闭合防止血液从心室逆流回心房。

血液进入心房
血液循环回到心房，开始新的循环周期。

心室收缩
心室收缩，腔室变小，内压增强。

心房舒张
电流流经心房，肌肉放松。

厚厚的肌肉组织
心室肌肉组织越发达，心室泵血越高压，与心房泵血压力差越大。

半月瓣打开
心室压强增大时半月瓣打开，血液进入主动脉和肺动脉。

心脏病

心脏病是怎么引起，又是如何致命的？

　　心脏病又称心肌梗死，是因为心血管堵塞，血液无法为心肌输氧导致的。若不及时治疗，缺氧的心肌组织会受损，甚至死亡。心脏病发作会对个人健康带来多大程度的影响，取决于梗死时间有多长、哪条动脉受堵，以及接受何种治疗。第一次心脏病发作，很可能会出现心脏衰竭和心律不齐的症状，这些都是致命的。但只要接受恰当及时的治疗，不少患者都能恢复得不错，甚至能重新进行日常活动。

　　冠状动脉粥样硬化性心脏病（简称冠心病）是全球最常见的心脏病。动脉血管出现血管斑块积聚，甚至会破裂，血小板聚集到破裂处，形成血块。若血块过大，会造成动脉堵塞，最终引发心脏病。冠状动脉痉挛同样会导致心脏病发作，但这种状况比较罕见。

　　虽然有的人是基因决定了更容易罹患心脏病，但通过保持合理体重，注意饮食合理搭配，不吸烟，有规律地多做运动，都可以降低患心脏病的风险。

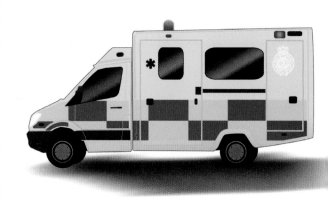

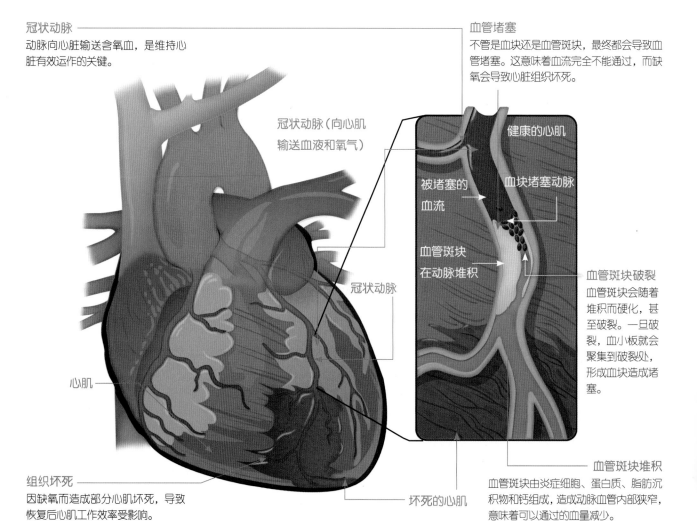

冠状动脉
动脉向心脏输送含氧血，是维持心脏有效运作的关键。

血管堵塞
不管是血块还是血管斑块，最终都会导致血管堵塞。这意味着血流完全不能通过，而缺氧会导致心脏组织坏死。

冠状动脉（向心肌输送血液和氧气）

健康的心肌

被堵塞的血流

血块堵塞动脉

血管斑块在动脉堆积

冠状动脉

血管斑块破裂
血管斑块会随着堆积而硬化，甚至破裂。一旦破裂，血小板就会聚集到破裂处，形成血块造成堵塞。

心肌

组织坏死
因缺氧而造成部分心肌坏死，导致恢复后心肌工作效率受影响。

坏死的心肌

血管斑块堆积
血管斑块由炎症细胞、蛋白质、脂肪沉积物和钙组成，造成动脉血管内部狭窄，意味着可以通过的血量减少。

冠状动脉旁路移植（心脏搭桥）

心脏搭桥到底是怎样的？

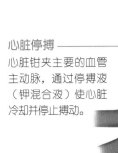
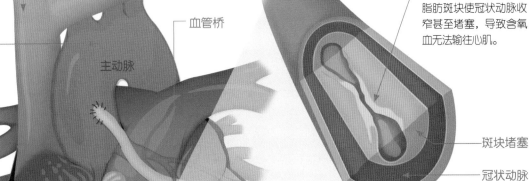

体外循环
血液被导出体外，通过一台体外循环机往血液注氧后，重新将含氧血输回体内。如此保证在心脏停搏期间含氧血持续循环。

心脏停搏
心脏钳夹主要的血管主动脉，通过停搏液（钾混合液）使心脏冷却并停止搏动。

重新起搏
一旦血管桥固定，便可松开主动脉钳，让血液冲走心脏的停搏液。患者恢复体温，心脏恢复跳动。

血管桥缝合
新的血管经测试没问题后就会被缝合到心脏上。一端缝于携带含氧血的主动脉上，另一端越过斑块影响的地方缝于堵塞处的远端，让血液可以绕过堵塞处输往心肌。

血管桥

主动脉

问题
脂肪斑块使冠状动脉收窄甚至堵塞，导致含氧血无法输往心肌。

斑块堵塞

冠状动脉

进入心脏
于胸骨正中央下方开胸。开胸时需使用专用的开胸锯，既能穿透胸骨，又不会对下面的心脏造成伤害。

缝合关闭胸腔
确保没有内出血之后，用金属丝把胸骨重新缝合。

心脏搭桥术原理

当心肌血量供应不足时，外科医生可以利用患者自身血管进行心脏搭桥术绕过堵塞处

虽然心脏是负责把含氧血输送全身各部位的，但心脏自身肌肉发达的心肌壁也需要独立的供血。含氧血通过心脏表面的小血管——冠状动脉——往心肌组织输送。胆固醇高，造成血管脂肪斑块，冠状动脉内部空间就变得狭窄，血流速度放慢，甚至完全堵塞。久而久之，心肌会因没有足够的血液、氧气不足而出现痛感——心绞痛。若血管完全堵塞，没有血流可以经过，心肌坏死，就会导致心脏病发作。

治疗该类型冠状动脉疾病的第一步是服用药物；第二步是进行血管成形术，即通过气囊撑开收窄的血管，往里面放个支架保持血管形状。但对于严重的患者来说，最后的手段就是心脏搭桥手术了。

外科医生从患者身体其他部位取得健康的血管，用作血管桥，搭成新的管道恢复血液流通。如此一来，便能绕过堵塞位置重新给心肌输送含氧血，防止心绞痛了。

大部分心脏搭桥手术在进行时都需要暂停心脏搏动，利用一台心肺机器维持含氧血向全身输送。新的血管会在此期间被缝合到相应位置。

血管桥

人体有些血管是可有可无的，所以在进行心脏搭桥手术时，它们就成了理想的血管桥。最常被用作血管桥的，是从脚踝延伸至腹股沟的大隐静脉血管。

只要开个浅浅的切口，就能把大隐静脉血管从附近组织中取出。其他常被用作血管桥的血管还包括肋骨架后或者手臂上的体积小的动脉血管。

心脏停搏

首先需要通过体外循环（需要一台机器代替心脏供血和肺部气体交换的功能）给全身持续提供含氧血。然后就是停止心脏搏动——通过往冠状动脉注射钾混合液，停止心脏收缩。这时主刀医生就能小心地把新的血管越过堵塞部位缝合上去了。

肾脏的功能

肾脏是如何帮你清理血液里的垃圾，
让你活下来的？

　　人体的肾脏由两个扁豆形的器官组成，在背侧腹腔内，位于肋骨架下方，身体两侧各一个，根据性别不同和身材大小差异，每个肾的重量在 115 ~ 170 克。左侧的肾一般比右侧的稍大，由于每个肾都能高效运作，天生只有一个肾的人也能活得好好的，没有太大问题，甚至完全没有健康问题。事实上，就算肾功能出现 30% ~ 40% 衰退，身体还能正常运作。即使是这种程度的肾功能衰退也难以被察觉，足以证明肾在过滤废物、维持电解质平衡和稳定血压上工作有多么高效。肾通过与身体其他器官和腺体协作，达到上述各项目的。例如下丘脑可以帮助肾调节体内水平衡。

　　每天肾要过滤的血液多达 150 ~ 180 升，让人震惊，但通过输尿管输往膀胱排出体外的废物就只有 2 升左右。这里面主要成分是尿素——蛋白质被分解供能而产生的一种副产品——和水，通常被我们合称为"尿"。肾有小小的过滤器，叫肾元，血液经过肾元被过滤。每个肾大概有 100 万个肾元，每一个肾元都由一团毛细血管（肾小球）和一个尿液收集管（肾小管）组成。肾小球把血液里的正常细胞和蛋白质滤出，把废物移到肾小管，肾小管就负责把尿液通过输尿管运到膀胱。

　　除此以外，肾还分泌三种激素（分别是促红细胞生成素、肾素和骨化三醇），促进血红细胞生成，帮助调整血压，辅助骨骼发展和调节微量元素平衡。

肾解剖结构

　　血进入肾后，会经过肾元。肾元是肾的基本功能单位，由毛细血管球和一个废物传输管组成。肾小球和肾小管过滤完血液后，把干净的血液回输给心脏和肺，重新携氧进入循环系统，而废物则输往膀胱排出体外。

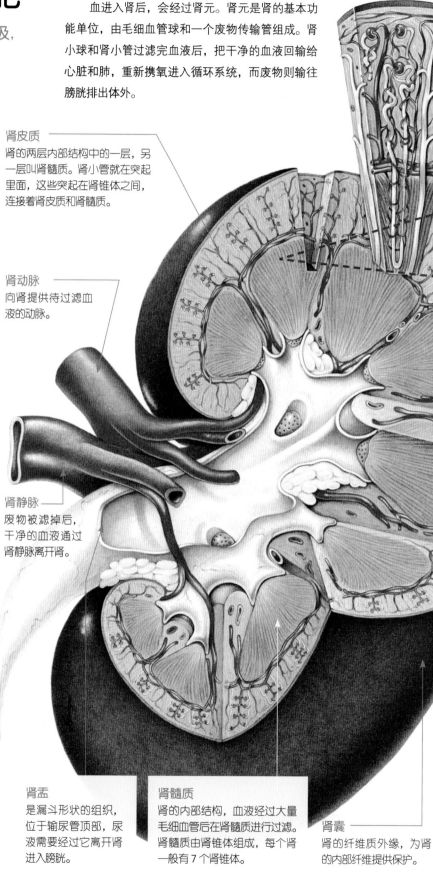

肾皮质
肾的两层内部结构中的一层，另一层叫肾髓质。肾小管就在突起里面，这些突起在肾锥体之间，连接着肾皮质和肾髓质。

肾动脉
向肾提供待过滤血液的动脉。

肾静脉
废物被滤掉后，干净的血液通过肾静脉离开肾。

输尿管
把血液过滤出来的废物（尿液）输往膀胱的管道。

肾盂
是漏斗形状的组织，位于输尿管顶部，尿液需要经过它离开肾进入膀胱。

肾髓质
肾的内部结构，血液经过大量毛细血管后在肾髓质进行过滤。肾髓质由肾锥体组成，每个肾一般有 7 个肾锥体。

肾囊
肾的纤维质外缘，为肾的内部纤维提供保护。

肾元——肾的过滤单元

　　肾元是过滤所有流经肾的血液的基本单位。每个肾有约 100 万个肾元，分布在肾髓质的肾锥体内。除了过滤废物之外，肾元还通过循环利用所需物质和排走废物来调节水平衡和矿物盐平衡。

集尿管系统
严格来说这并不是肾元的一部分，但它负责收集肾元过滤出来的所有废物并负责将废物排出肾。

近曲小管
连接鲍氏囊和亨利氏环，有选择性地从鲍氏囊过滤出来的滤液中进行微量元素再吸收。

肾小球
血液流入小动脉，而非微静脉，造成肾小球内高压，迫使液体和溶解物质流出毛细血管并进入鲍氏囊。

鲍氏囊
又称肾小球囊，作用是过滤被肾小球滤出的液体。过滤出来的液体流经肾元，最终汇成尿。

远曲小管
协助调节血液里微量元素浓度，连通集尿管系统。不需要的微量元素会被排出肾元。

肾动脉
肾动脉为肾供血。血液通过肾动脉进入肾的动脉血管，直到血液抵达肾小球。

肾静脉
经过肾过滤后的血液由此离开肾。

亨利氏环
亨利氏环控制肾的微量元素和水的浓度比例，协助过滤液体。同时也控制尿液浓度。

肾小管
肾小管由三部分组成，分别是近曲小管、亨利氏环和远曲小管。它们负责排出废物和从鲍氏囊过滤出来的滤液里重新吸收微量元素。

肾小球

　　这些毛细血管就是第一个滤器，也是肾元的重要组成部位。血液进入肾动脉后，会分流入小动脉，最终流入肾小球。这是很特别的，因为在这里血液不是流入微静脉（最终汇入静脉），而是流入小动脉，导致血管内压比一般毛细血管的血压要高，迫使水溶性物质和液体流动速度加快。这个过程叫作"超滤作用"，是血液过滤的第一步。然后血液进入鲍氏囊（亦被称为肾小球囊）进行进一步过滤。

入球小动脉
血液流经入球小动脉进入肾小球进行过滤。

近曲小管
对经过鲍氏囊过滤后的滤液里的微量元素进行再吸收。

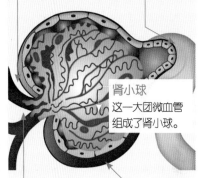

肾小球
这一大团微血管组成了肾小球。

出球小动脉
血液经过过滤作用后经由出球小动脉离开肾小球。

鲍氏囊
包裹肾小球的囊腔，对经过肾小球过滤的滤液进行进一步过滤。

什么是尿？尿的成分是什么？

　　尿是由各种有机化合物组成的，像各种蛋白质、激素、无机盐以及各种代谢产物。这些物质通常都含有高浓度的氮，需要通过排尿从血液中移除。尿的酸碱度（pH 值）通常是处于中等水平（pH7），但也会受到个人饮食、身体水分含量和身体健康状况影响。尿液的颜色也受到上述各种因素影响而不同，像人在脱水时，尿液呈深黄色，如果尿液看起来绿绿的，那就是你吃芦笋太多了。

94% 水分

6% 其他有机化合物

肾脏 移植

肾是人体的天然滤器。
只有一个肾你也能活下去，但若连那一个肾也出现功能衰退，你就需要接受肾脏移植手术了

　　器官移植是个复杂的程序，但却能让接受移植的人获得新生。肾移植是全球进行得最多的器官移植手术。但是，在苦苦排队等候移植的患者，比已经接受了肾移植的幸运者，人数要多得多。每年能接受肾移植的人，只有排队名单上的1/3左右。而且每年登记需要接受肾移植的患者人数都在增加，自2000年起，每年更是以50%的比例增加，增长率吓人。

　　用于移植的肾主要来源有两个：活人捐献，或者刚逝者捐献。若一个健康且不会出现器官排斥状况的家族成员愿意捐肾，是最好不过的了，因为只剩一个肾也不会影响捐献者，即供者的健康。至于另一种状况，则可以说是一个人的悲剧成就了另一个人的幸运。那些被医生宣告脑死亡的患者，心脏持续跳动，让肾持续有血液供应直到被摘除。呼吸机一旦被停止，就要开始跟时间竞赛，展开器官摘除手术。但就算是在如此紧迫的时间里，在如此伤感的情况下，也得征得逝者家属同意，才可以进行器官摘除。

　　当有合适的肾可供移植时，就需要通过国家登记数据库寻找与之匹配的受者。中央移植小组的一个"收肾"组（英国全国各地大概有20个）会赶赴捐肾者所在的医院进行器官摘除手术，与此同时，受者会在进行移植的医院准备就绪等待移植。进行手术时，肾被"放"入骨盆里，而原本功能失效的肾则原封不动。

肾移植过程

　　肾移植是一个需要谨慎进行的要求高精确度的手术。第一步是肾摘除，然后便是分秒必争地把肾移植到受者体内。被宣布脑死亡的捐肾者会被转移到器官移植中心，他们受到与活人同等的尊重和礼遇。一旦获得家属同意捐献多个器官，主刀医生就会在供者的胸腔下刀，开至骨盆底部。心脏和肺是最先被摘除的器官，然后才是位于腹部的器官。

供者
供者肾被摘除，其中包括一定长度的肾动脉、肾静脉和输尿管（往膀胱输送尿液的管道），移植到受者体内缝合后就不会绷得太紧。

原肾是否保留？
只要没有癌变，受者原来的肾不需要摘除。

置于骨盆内
在下腹开刀，好将肾置入骨盆内。

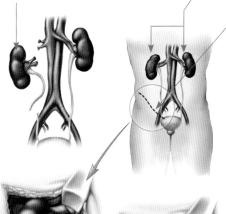

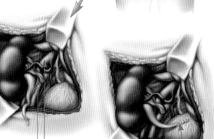

那块突起是什么？
仔细一摸，便能摸到手术疤痕下的肾。医学考试时经常会邀请肾移植手术的受者到现场亲自作为触题考学生。

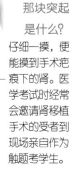

连通管道
肾动脉和肾静脉相应地与髂动脉及髂静脉相接。在主动脉上开切口（动脉切开术），然后将肾的血管接上切口（手术将两条管道用缝线缝起来）。

腾出空间
主刀医生会在骨盆内腾出空间，并找出连通心脏与下肢的血管（髂动脉和髂静脉）。移植肾的动脉和静脉将与之相接。

最后连管
将负责把尿液排出肾的输尿管连上膀胱。这样移植的肾便能具有和原来的肾一样的所有功能了。

尿管
受者进行移植手术后，尿管还会保留一段时间，这样便能准确计算新肾排尿量。

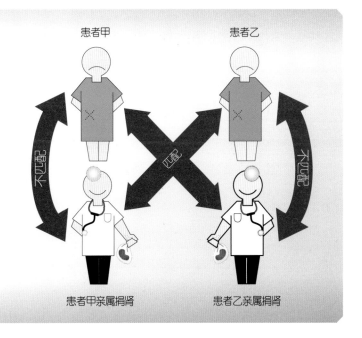

患者甲　　　　　患者乙

不匹配　　不匹配

匹配

患者甲亲属捐肾　　　　患者乙亲属捐肾

多米诺骨牌式移植

患者甲需要一个新肾，但亲属的肾并不匹配；患者乙也需要一个新肾，亲属的肾也不匹配。但患者甲亲属的肾却和患者乙匹配，患者乙亲属的肾也与患者甲匹配。这时医护人员就会为他们进行替换——"配对"移植。若不止两位患者及其亲属，而是更多的患者及其亲属进行更复杂的互换，我们称之为"菊链式"移植。一个和所有患者都没有任何关系的善心人士，可以启动这种菊链式移植，然后第一位接受肾移植的受者家属又可以给其他人捐肾——形成一个多米诺骨牌式的移植效应。

谁才匹配？

在英国数百万患有肾衰竭的人当中，只有 5 万人会发展成末期肾衰竭（ESRF）。对这部分人来说，透析或者肾移植是他们唯一的希望了。因糖尿病导致肾衰竭，是最常见的导致需要换肾的病因。其他对肾造成损害的因素还包括高血压、"肾疤痕"（慢性肾盂肾炎）和多囊性肾病变（正常肾组织被大量囊肿代替），另外还有许多不常见的原因。

患者是否适合接受移植手术，也要进行谨慎的判断，毕竟可供移植的肾实在太珍贵了。那些癌细胞已经扩散、动脉严重钙化、长期药物滥用、精神状况不稳定的患者若接受移植手术，失败的可能性相当高，而这就意味着这类患者事实上并不适合接受肾移植。

"受者必须接受终生的身体排斥监测"

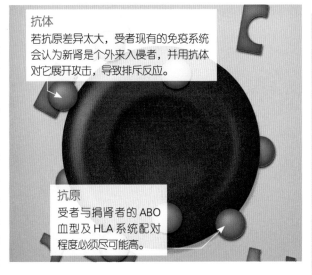

抗体
若抗原差异太大，受者现有的免疫系统会认为新肾是个外来入侵者，并用抗体对它展开攻击，导致排斥反应。

抗原
受者与捐肾者的 ABO 血型及 HLA 系统配对程度必须尽可能高。

稍有差池……

进行肾移植手术之前，配对的工作必须非常谨慎，否则受者身体马上就会出现对新器官的排斥状况。之所以发生排斥是因为受者身体里的天然抗体认为新组织是入侵的病毒，并对新器官发起攻击。在手术前进行谨慎的配对，能降低受者抗体对新器官的攻击程度。首先要做的是血型配对——血型必须一致，否则排斥来得又快又猛。然后是人体的 HLA 系统（人类白细胞抗原），尽管不要求完美配对，但也应尽可能接近。HLA 系统配对不当，会导致移植一段较长时间后出现排斥状况。移植手术后，受者就开始服用抗排斥药物，压制受者免疫系统（像他克莫司、硫唑嘌呤或泼尼松龙等免疫抑制药）。受者必须接受终生的身体排斥监测。而且，这些免疫抑制药物也不是没有任何风险的——因为这些药物抑制了受者身体的天然抵御能力，受者受到感染的可能性和癌症发病率会比一般人高。

小心保管！

器官一旦从供者身上摘除，运输时间必须分秒必争——将器官移植到受者体内越快越好！一旦器官缺少血流供应，组织细胞就会因为缺氧而受损，这种现象叫"缺血"。为了最大程度确保器官质量，负责摘取器官的医护人员会使用好几种保存手段。

在手术室，摘除肾之前他们会先往供者的血液里注射一种特殊的低温而有营养的药剂。一旦肾被成功摘除，就会被放进一个装了冰的消毒容器里。最先进的技术是使用一种冷冻机代替冰，往肾里注入冷冻保存液，延长肾的保存时间。心脏和肺可保存的时间只有大约 4 小时，肾则可保存 24～48 小时。运输器官的交通工具也是越快速越好，通常使用直升机，或是动用警察开路。

上述所有方法都用于延长肾的保存时间，而一旦肾被重新"放"回人体内，则需要数天才能完全恢复功能运作（特别是从心脏停止跳动的供者身上摘取的器官）。

那些无用的身体组织

人类和动物为什么不再用某些器官和身体功能了呢？
那些器官和功能对活命来说明明曾是至关重要的……

查尔斯·达尔文是历史上最有名的博物学家之一。19世纪他便因提出进化论而出了名。在他那本具有开创性意义的《物种起源》里，他解释了相似的动物为什么可能拥有共同的祖先，而不是完全不相干的物种。在物种繁衍中，对物种生存没有作用的特点和特征就会消失。简言之，就是物种进化。

就这样，人体里有些器官和特征就失去了其功能的意义，不再有用。这道理在人和动物身上是一样的。某些身体部位和行为反应在动物上依然有用，但对人类而言已失去功用，例如阑尾和尾骨。这些在进化过程中残留下来已没有任何作用的器官，叫"残遗器官"。"残遗器官"一词，除了指代真实存在的器官外，还可以指代已无任何作用但依然存在的行为和其他身体结构。

物种现有的一些特征也是在进化过程中慢慢发展而来的，这个过程叫作"拓展适应"。例如，鸟的双翼不但让它们高飞，还能供它们保暖。拓展适应需要成千上万年的进化发展，在某些例子上，身体组织最原始的功能甚至已经彻底消失了。

了解阑尾炎 阑尾发炎会怎样？

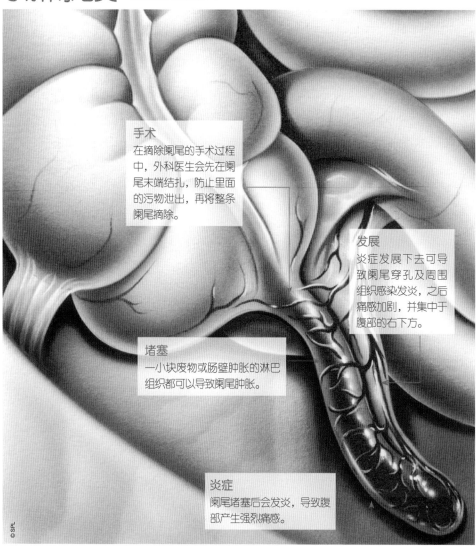

手术
在摘除阑尾的手术过程中，外科医生会先在阑尾末端结扎，防止里面的污物泄出，再将整条阑尾摘除。

发展
炎症发展下去可导致阑尾穿孔及周围组织感染发炎，之后痛感加剧，并集中于腹部的右下方。

堵塞
一小块废物或肠壁肿胀的淋巴组织都可以导致阑尾肿胀。

炎症
阑尾堵塞后会发炎，导致腹部产生强烈痛感。

© SPL

进化的残留

1.阑尾
最出名的残遗器官就是阑尾。动物的阑尾可以帮助消化草里的纤维素，但在人体中，它已经没有任何明显的作用了。

2.尾骨
位于脊椎最末端的硬硬的骨头，又称尾臀骨，是我们祖先的尾巴在进化过程中留下来的骨头。虽然现在对人来说没什么作用了，但若不小心摔着了，它还是会骨折的。

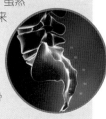

3.鸡皮疙瘩
动物的体毛用于防寒，在身体表面锁住一层暖暖的空气。毛孔收缩，毛发就会竖起。但人类身体的毛早就掉得差不多了，多套一件外套更实际。

4.半月皱襞
人类内眼角肉色的半月形皱襞曾经是一层透明的内眼睑，爬虫类和鸟类的眼还保留着半月皱襞呢。

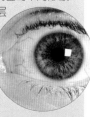

5.智齿
青春期末期这几颗牙齿就会从牙床里冒出来。我们的祖先就是靠它们来咀嚼又粗又硬的植物的，不过现在它们已经没什么用了，倒是能把你痛得脸都皱成一团。

脾脏 运作的方式

虽然大家对它的认识不如对心脏那么多，但脾脏也在维持我们健康状况上起着重要作用

脾的主要功能是清除衰老的血红细胞，抵抗感染。血红细胞平均生命周期为 120 天，大部分是在像股骨那样的长骨骨髓里生成。脾负责判断血红细胞衰老了没有，然后将衰老的血红细胞过滤并分解掉，分解出来的物质被输往血液，要么被循环利用，要么就被身体其他组织器官排出体外。这个过程在"红髓"里进行。红髓有大量血管，占据整个脾大约 3/4 的体积。

其余的组织叫"白髓"，那里有各种免疫细胞（如淋巴细胞）。白髓将入侵人体随血液循环的病原清理并破坏掉，分解成体积小的无害物质。

脾由薄且脆弱的膜包裹，因此很容易受伤。虽然它位于身体左侧肋骨架里面，下面的几根肋骨能给它提供一些保护，但撞车、高强度的运动冲击和刀刺都能对它造成伤害。最严重的情况是大出血导致生命受威胁，这时必须动手术将脾摘除。但如此一来，便降低了身体抵抗力，有些人因此必须终身服用抗生素刺激免疫力。

脾脏解剖结构

带你细看这个经常被忽视的器官的主要结构

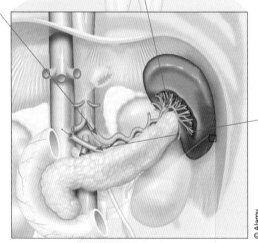

脾门
脾的入口，脾动脉在此分成大量小分支，脾静脉也是在此会聚。

脾动脉
脾通过脾动脉获得血流供应。脾动脉从一条叫腹腔干的主动脉分出。

位置
脾位于身体左侧，与第 9、10 和 11 根肋骨相对（横膈膜下方），肋骨为脾提供了一定程度的保护，能防止力度不大的撞击对它造成伤害。

脾静脉
过滤产生的和病原经过分解后的废物通过脾静脉重新进入血液循环，被输送到其他器官处理。

© Alamy

脾包膜
脾包膜能给脾提供一定程度的保护，但它本身也是薄且相对脆弱的。猛烈的撞击和刀刺能轻易对它造成伤害，导致危及生命的大出血。

白髓
约占脾总体积的 1/4，白髓里的白细胞辨认并破坏入侵的病原体。

红髓
约占脾总体积的 3/4，衰老的血红细胞在红髓里被过滤和分解。

脾窦
与肝窦相似，大细胞能通过这些毛细血管进入脾组织接受处理。

免疫系统

虽然流经全身的血红细胞在免疫功能上立了大功，但其实透明无色的淋巴液也同样功不可没。淋巴有其自身一套四通八达的体内网络，与血管紧密相随，往全身运输巨噬细胞等各种免疫细胞……

脾
这是免疫系统的协调大师，能饿死入侵的病原，过滤衰老的血红细胞。脾里有大量淋巴细胞，可以辨认并破坏随血液流经脾的病原。

胸腺
位于心脏上方、胸骨后的一个小器官。它会教 T 淋巴细胞辨识和破坏特定的入侵体。胸腺的发育与身体激素水平直接相关，青春期后便逐渐萎缩，成年人不需要胸腺。

扁桃腺
咽喉处有大量淋巴组织，把嘴巴大大张开就能看到。尽管它们自己也会受感染，导致扁桃体炎，但扁桃腺却是人体对抗通过呼吸道进入人体的病原体的第一道防线。

腺样体
腺样体是扁桃体系统的一部分，在孩子大概 5 岁时就开始萎缩，到成年，腺样体已经消失。它们为幼儿提供了多一道免疫防线。

骨髓
骨髓是长骨（如股骨）中间的柔软部分。骨髓之所以重要，是因为它负责制造在全身循环的细胞，包括血红细胞、白细胞和血小板。白细胞成熟后会发展成各种不同的免疫细胞（像淋巴细胞、嗜中性粒细胞），是人体免疫系统的基础。

淋巴结
这些小小的（大约 1 厘米）球形小结有大量巨噬细胞和淋巴细胞抵抗入侵体。淋巴结一般呈链线，主要分布在头、颈、腋下（腋窝）和腹股沟。

肝脏 运作的方式

肝是人体内的终极多功能处理器——无须你多说，它也会同时开启多项功能

肝是人体最大的内脏器官，而且有超过500项功能。它是除人脑之外最复杂的器官，并从本质上与人体几乎每一项新陈代谢功能相关。

肝的主要功能是产能、清除有害物质和制造重要的蛋白质。这些任务都在肝脏的细胞，即肝细胞中进行，肝细胞分布结构复杂，能最大程度地提高肝细胞的工作效率。

肝是人体主要的"发电站"，制造并储存主要的能量来源——葡萄糖。同时，它还负责分解复合脂肪分子，合成人体需要但过多却会影响健康的胆固醇和甘油三酯。肝制造许多复合蛋白质，包括对止血起关键作用的凝血因子，还有在肠道内帮助消化脂肪的胆汁，也是在肝里制造后储存在旁边的胆囊里的。

肝在解除血液所含毒素方面也起着重要作用。废物、毒素和药物都要在这里被处理成更适合身体利用的形式或被排泄掉。肝还分解衰老的血细胞，合成抗体抗击炎症，并循环利用肾上腺素等激素。多种重要的维生素和微量元素都储存在肝脏，像维生素 A、维生素 D、维生素 E、维生素 K、铁元素和铜元素等。

然而不幸的是，如此复杂的器官也容易发生各种病变。肝癌、炎症（肝炎）和肝硬化（因喝酒过多造成的纤维化病变）只是其中数种肝病变。

肝胆区

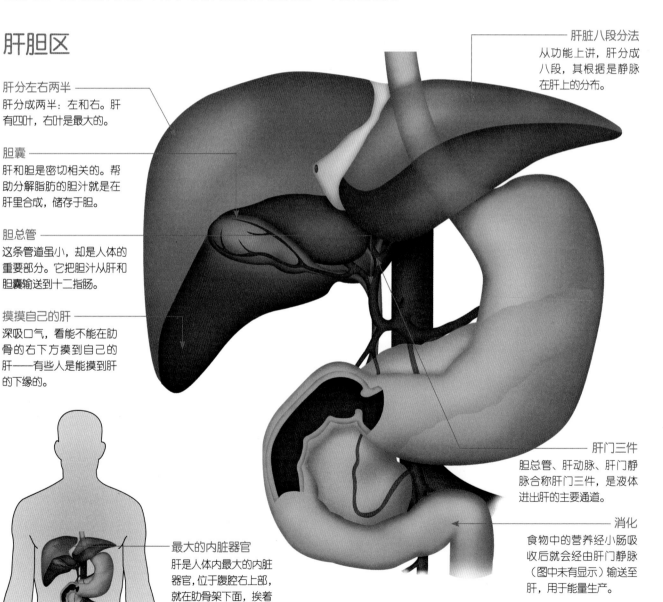

肝脏八段分法
从功能上讲，肝分成八段，其根据是静脉在肝上的分布。

肝分左右两半
肝分成两半：左和右。肝有四叶，右叶是最大的。

胆囊
肝和胆是密切相关的。帮助分解脂肪的胆汁就是在肝里合成，储存于胆。

胆总管
这条管道虽小，却是人体的重要部分。它把胆汁从肝和胆囊输送到十二指肠。

摸摸自己的肝
深吸口气，看能不能在肋骨的右下方摸到自己的肝——有些人是能摸到肝的下缘的。

肝门三件
胆总管、肝动脉、肝门静脉合称肝门三件，是液体进出肝的主要通道。

消化
食物中的营养经小肠吸收后就会经由肝门静脉（图中未有显示）输送至肝，用于能量生产。

最大的内脏器官
肝是人体内最大的内脏器官，位于腹腔右上部，就在肋骨架下面，挨着横膈膜的下端。

胆囊

胆汁是一种墨绿色的滑溜溜的液体，由肝细胞分泌，帮助分解脂肪，被储存在一个囊袋里，这个囊袋，叫胆囊，位于肝的下缘。胆囊里可形成结石（胆结石），这是很常见的现象，不过基本上不会引起大问题。在 2009 年，英国有将近 6 万人到国家医疗服务体系下的医疗机构做胆结石移除手术，让这手术成了最普遍的手术之一。这当中超过 90% 的胆结石移除手术是使用微创手段进行的。大部分患者胆囊摘除后健康状况良好，甚至完全感觉不到身体有任何变化。

需血量大的器官

肝需要处理大量的血。肝之所以特别，是因为它的血液供应有两个来源。75% 的血液（通过肝门静脉）直接来自肠道，携带大量消化后的营养物质，这些营养物质稍后会在肝脏接受加工处理转化成能量。另一个供血来源是心脏，通过肝动脉（主动脉分支）携带着肝产生能量所需要的氧。血液流入肝细胞之间的毛细管道进行各种新陈代谢反应。而后血液通过肝静脉汇入人体最大的静脉——下腔静脉。

"肝还分解衰老的血细胞，合成抗体抗击炎症，并循环利用肾上腺素等激素"

肝小叶

肝的结构和基本功能单位。

肝被视为"化学工厂"，因为肝会利用通过血流送到肝脏的小分子合成大复合分子。肝的功能单位是肝小叶——由血管和肝窦组成的六边形组织。肝窦是血液进入肝细胞，与肝细胞接触的专区，肝的生物过程就在那里发生。

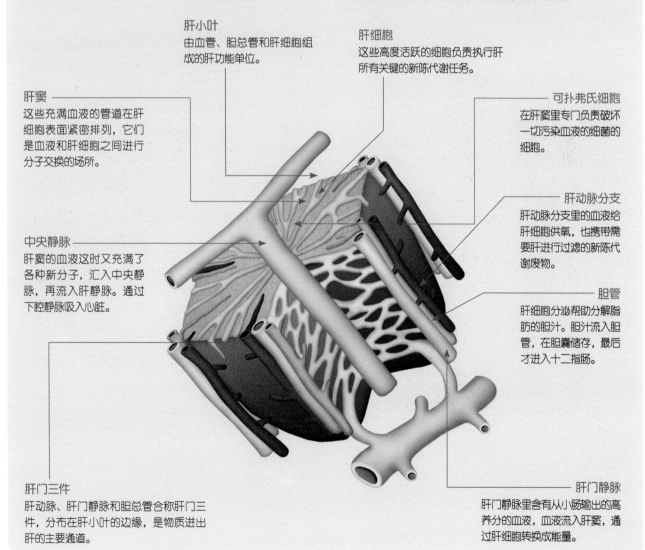

肝小叶
由血管、胆总管和肝细胞组成的肝功能单位。

肝细胞
这些高度活跃的细胞负责执行肝所有关键的新陈代谢任务。

肝窦
这些充满血液的管道在肝细胞表面紧密排列，它们是血液和肝细胞之间进行分子交换的场所。

可扑弗氏细胞
在肝窦里专门负责破坏一切污染血液的细菌的细胞。

中央静脉
肝窦的血液这时又充满了各种新分子，汇入中央静脉，再流入肝静脉。通过下腔静脉吸入心脏。

肝动脉分支
肝动脉分支里的血液给肝细胞供氧，也携带需要肝进行过滤的新陈代谢废物。

胆管
肝细胞分泌帮助分解脂肪的胆汁。胆汁流入胆管，在胆囊储存，最后才进入十二指肠。

肝门三件
肝动脉、肝门静脉和胆总管合称肝门三件，分布在肝小叶的边缘，是物质进出肝的主要通道。

肝门静脉
肝门静脉里含有从小肠输出的高养分的血液，血液流入肝窦，通过肝细胞转换成能量。

认识 小肠

小肠是我们从所吃的食物里吸取营养的关键器官。这个消化器官是如何运作的?

小肠是人体消化系统里最重要的器官之一,负责消化食物和吸收营养。平均来讲,小肠的长度6米多一点,直径2.5~3厘米。小肠由三个不同部分组成:十二指肠、空肠和回肠。

十二指肠是胃和小肠的连接部分,把经过胃消化的食糜利用各种酶进行进一步分解,把食物降解成小分子结构。十二指肠在分解食物上有非常重要的地位,利用胆囊、肝和胰里的胆汁和各种消化酶分解食物。但它的长度其实是小肠三个部位里最短的,一般只有30厘米长。

继十二指肠后就是空肠,它的主要作用是在被分解的食物分子进入一个表面积较大的部位时增加碳水化合物和蛋白质的吸收,好让它们进入毛细血管。空肠那手指形状的绒毛结构和黏膜上的环状襞大大增加了空肠的表面积,提高了空肠吸收能力。

回肠是小肠最后一部分,它的主要作用是不要让营养物质有"漏网之鱼",同时还负责吸收维生素 B_{12} 和胆盐。

小肠通过肠蠕动把食物一直往下推送到大肠。大肠负责暂时储存食物残渣,然后通过结肠排泄掉。小肠蠕动是由组成小肠外壁的不同肌肉自发产生的。

小肠解剖结构

看看人类这个主要消化管道的生理解剖结构是怎样的。

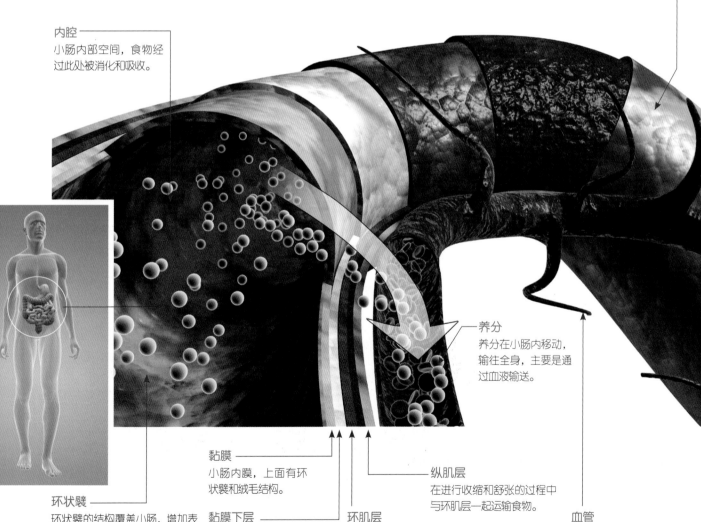

浆膜
保护性的外层,防止小肠受到其他器官的伤害。

内腔
小肠内部空间,食物经过此处被消化和吸收。

养分
养分在小肠内移动,输往全身,主要是通过血液输送。

黏膜
小肠内膜,上面有环状襞和绒毛结构。

纵肌层
在进行收缩和舒张的过程中与环肌层一起运输食物。

环状襞
环状襞的结构覆盖小肠,增加表面积,并通过制造一个阀一样的结构以其阀动把食物往下推送,防止食物逆流。

黏膜下层
黏膜下层支撑着黏膜,把黏膜与组成小肠外壁的肌肉层(肌层)相连。

环肌层
与纵肌层协作,通过肠蠕动把食物往下输送。

血管
血管与小肠紧紧相邻,方便养分通过渗透作用进入血液当中。

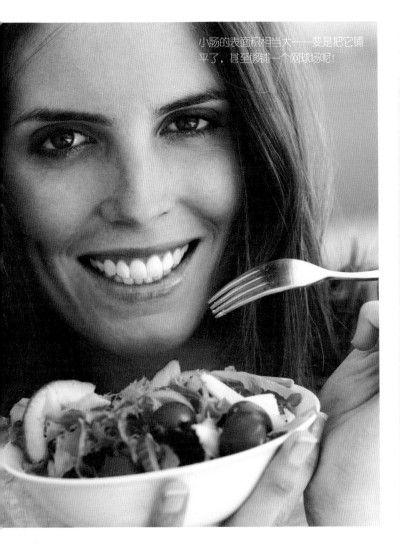

小肠的表面积相当大——要是把它铺平了，甚至够铺一个网球场呢！

营养到底是什么?

人体每天处理的营养物质有三大主要种类：脂肪、碳水化合物和蛋白质。这三大类营养物质的分子都会被降解成脂肪酸、单糖、氨基酸等体积更小更简单的分子结构，让小肠壁进行吸收，再进入血液，通过血液循环流入全身肌肉、需要能量的其他身体组织，或是需要修复的身体组织。我们还需要消耗和吸收身体无法合成的各种维生素及微量元素，像维生素 B_{12}（肉类和鱼肉中含量丰富）。

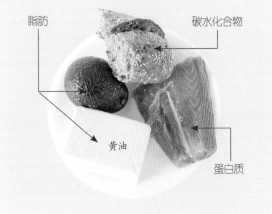

脂肪

碳水化合物

黄油

蛋白质

细看绒毛结构

这些手指形状的突起到底在小肠里扮演着怎样的角色?

微绒毛
迷你版的绒毛，绒毛组织上的每个上皮细胞都有微绒毛。

绒毛
绒毛是布满黏膜上的手指形状的结构。它们与环状襞大大增加了肠道的表面积。

上皮（上皮细胞）
黏膜层上的每一个上皮细胞上都会伸出微绒毛。

黏膜
覆盖小肠内壁，黏膜上是绒毛组织。

乳糜管
乳糜管是一种淋巴管，吸收不能直接进入血液的营养物质。

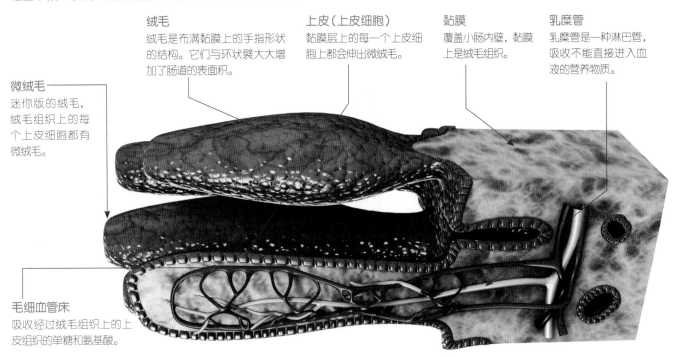

毛细血管床
吸收经过绒毛组织上的上皮组织的单糖和氨基酸。

肋 骨架

肋骨可不仅仅是内脏器官的盔甲，像我们这里所说的，肋骨还是我们的躯干呢……

肋骨架——也叫胸廓或胸篮——很容易就被人简单地理解为保护着你的肺、心脏和其他主要内脏器官的骨架。虽然这也的确是它的主要功能之一，但肋骨其实还有更多其他功用。作为人体骨骼的一部分，它起着重要的支撑作用，简单地说，要是没了它，你根本都没办法呼吸。

这就意味着，肋骨架必须有灵活性。它的锥形结构不是一个死板的骨骼系统——而是骨头与软骨的结合体。肋骨架由24根肋骨组成，左右对称地相关节于处于脊椎中间部位的12节胸椎椎骨。

肋骨的软骨部分在前面与3块长且平的骨板，即胸骨相关联。

或者应该说，大部分与胸骨相关联。第1到第7对肋骨，叫"真肋"，因为它们直接与胸骨相关联。第8到第10对肋骨并不与胸骨直接相关联，而是通过其他软骨组织与上一肋骨相关联，因此被称为"假肋"。最后两对——"浮肋"——不与胸骨相关联。

肋骨骨折是很常见的，而且很痛，其中最容易骨折的是中间的肋骨。肋骨骨折可是很危险的，因为尖锐的骨折口有可能会刺穿心或肺。

还有一种状况叫连枷胸，即肋骨架发生多处骨折现象，甚至有骨块与肋骨架分离。这可是会致命的。但若真发生肋骨骨折，除了乖乖地别动、静养，等着肋骨恢复，也别无他法。

胸腔里有什么

一眼看过去可能看不出来，但肋骨架原来是由超过20块骨头组成的呢……

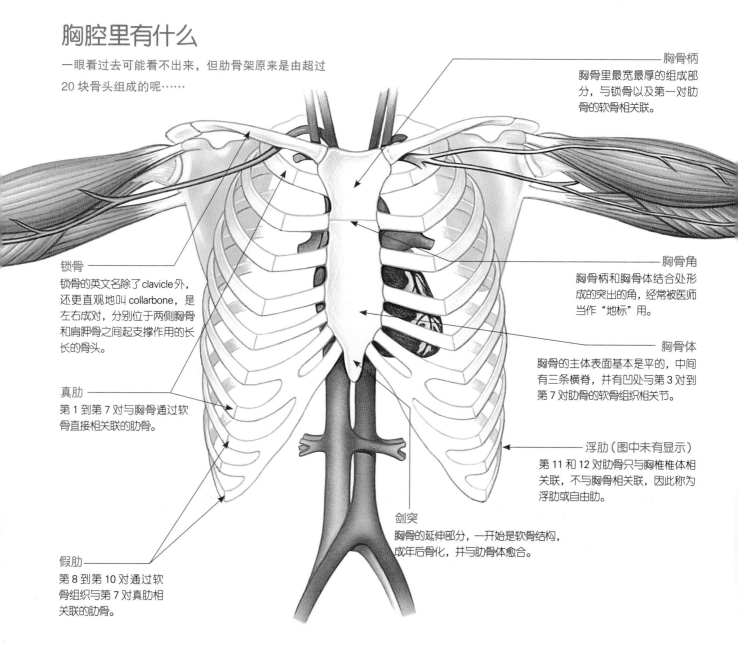

胸骨柄
胸骨里最宽最厚的组成部分，与锁骨以及第一对肋骨的软骨相关联。

锁骨
锁骨的英文名除了clavicle外，还更直观地叫collarbone，是左右成对，分别位于两侧胸骨和肩胛骨之间起支撑作用的长长的骨头。

真肋
第1到第7对与胸骨通过软骨直接相关联的肋骨。

假肋
第8到第10对通过软骨组织与第7对真肋相关联的肋骨。

胸骨角
胸骨柄和胸骨体结合处形成的突出的角，经常被医师当作"地标"用。

胸骨体
胸骨的主体表面基本是平的，中间有三条横脊，并有凹处与第3对到第7对肋骨的软骨组织相关节。

浮肋（图中未有显示）
第11和12对肋骨只与胸椎椎体相关联，不与胸骨相关联，因此称为浮肋或自由肋。

剑突
胸骨的延伸部分，一开始是软骨结构，成年后骨化，并与肋骨体愈合。

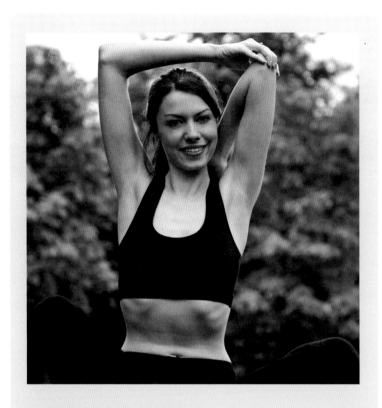

打嗝是怎么回事?

打嗝——又叫呃逆，或者同步膈颤振（Synchronous Diaphragmatic Flutter，SDF），是一种横膈膜无法控制的痉挛现象，原因有数种。导致短时间打嗝的原因包括进食过急、体温突然改变或受到惊吓。

但有研究人员认为，早产儿——打嗝现象比足月的婴儿更常见——打嗝是因为他们的肺发育不良。这有可能是进化不完全导致的，因为人类打嗝的方式与两栖动物通过把水和空气吞进去利用鳃呼吸的方式相似。

其他动物的肋骨架

大部分脊椎动物（例如，有骨干的动物）都有某种形式的肋骨架——但是，肋骨架的形状却会因物种不同而大相径庭。比方说，猫和狗有13对肋骨，比人类的12对肋骨要多一对。有袋动物肋骨的数量比人类少，甚至有的肋骨非常小，顶多只能说是脊椎椎体两旁的小骨突。其他脊椎动物，差异就更大了。鸟的肋骨通过钩子似的钩突相互交叠，这种结构让肋骨架的强度得到强化。蛙没有任何肋骨，龟的8对肋骨则与龟壳愈合成一体。而蛇的肋骨架则可以由数百对肋骨组成，蛇有多长，肋骨架就有多长。尽管形状各不相同，但大部分动物的肋骨架基本功用是相同的：支撑并保护身体。

吸气，呼气……

有意识地吸一口气，然后想象，身体需要10个肌群协作才能让你吸得了这口气。让肋骨架活动的肌肉，叫肋间肌。它们位于肋骨与肋骨之间，与每根肋骨相连。吸气时，肋间外肌提升肋骨和胸骨，让肺部扩张，同时横膈膜下降变平。呼气时，肋间内肌把肋骨放下，迫使肺压缩，释放出空气（这过程还得另外7块肌肉参与）。若你慢慢呼出空气，那就属于被动呼气，肋骨不需要进行太大幅度的移动。

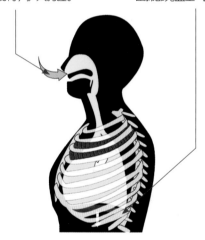

吸气
吸气时肋间肌收缩，提升肋骨，扩大胸腔。

收缩
横膈膜收缩下沉，让肺部充盈空气。

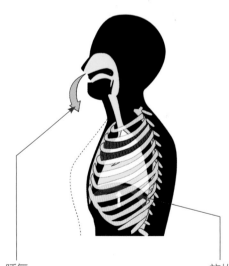

呼气
在我们呼气时肋间肌放松，肋骨下沉，胸腔收小。

放松
横膈膜放松，往上提升，把空气从肺部逼出。

胰腺的作用原理

看看消化系统里的这个
多用途工作器如何帮助
降解食物和控制血糖浓度

　　胰腺是消化系统里的重要器官。它位于腹腔，在胃与大肠后面，与脾相邻。人类的胰腺分头、颈、体、尾四个部分。它与小肠的第一部分（即十二指肠）通过胰管相连，还通过密集的血管网络与血流有着密切关系。说到胰腺的功能，最好是通过它当中所含的两种细胞去进行了解：

　　胰的内分泌腺由一团团胰岛细胞组成，胰腺里总共约 100 万个胰岛细胞，负责分泌激素。当中包括分泌胰高血糖素的 A 细胞（alpha 细胞）和分泌胰岛素的 B 细胞（beta 细胞）。这两种激素对血糖浓度的作用完全相反：胰高血糖素升高血糖，胰岛素降低血糖。

　　这里的细胞全与毛细血管接触，因此细胞分泌出来的激素能直接进入血液。胰岛素的分泌受到负反馈环的控制，血糖浓度高会导致胰岛素分泌，通过持续分泌胰岛素帮助降低血糖浓度后，胰岛素的分泌便会受到抑制。这两种细胞的紊乱（导致激素水平改变）可以带来不少严重的后果，其中就包括糖尿病。胰岛细胞还负责分泌其他激素，像生长抑素，在众多功能中包括主管营养吸收。

　　至于胰腺外分泌腺，则负责分泌消化酶。一团一团的细胞叫腺泡，会进入中央胰管，经此进入十二指肠——小肠的一部分——与食糜相接触，促进消化。其他由外分泌腺分泌的酶还包括蛋白酶（分解蛋白质）、脂肪酶（降解脂肪），以及淀粉酶（分解糖和淀粉）。这些酶的分泌由胃和十二指肠在受到食物刺激后分泌的多种激素控制。

胰腺解剖结构

它或许不是体积最大的内脏器官，但胰腺绝对是吸收养分让我们保持活力的主导器官。

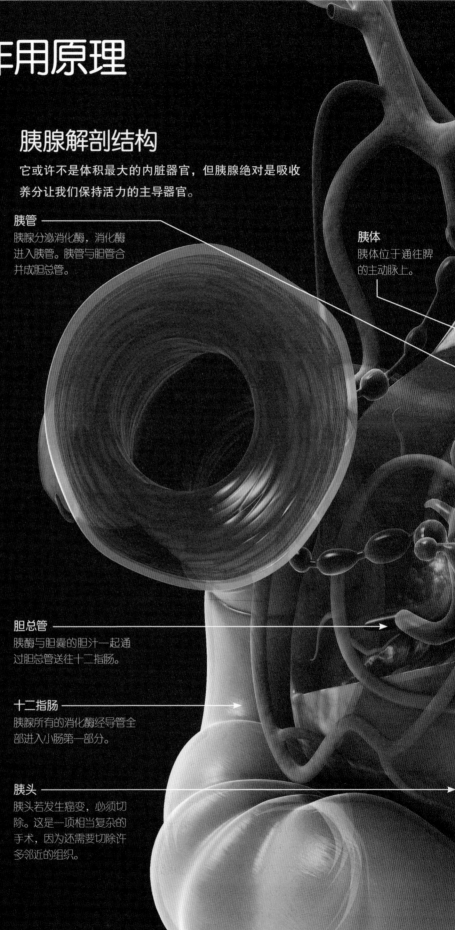

胰管
胰腺分泌消化酶，消化酶进入胰管。胰管与胆管合并成胆总管。

胰体
胰体位于通往脾的主动脉上。

胆总管
胰酶与胆囊的胆汁一起通过胆总管送往十二指肠。

十二指肠
胰腺所有的消化酶经导管全部进入小肠第一部分。

胰头
胰头若发生癌变，必须切除。这是一项相当复杂的手术，因为还需要切除许多邻近的组织。

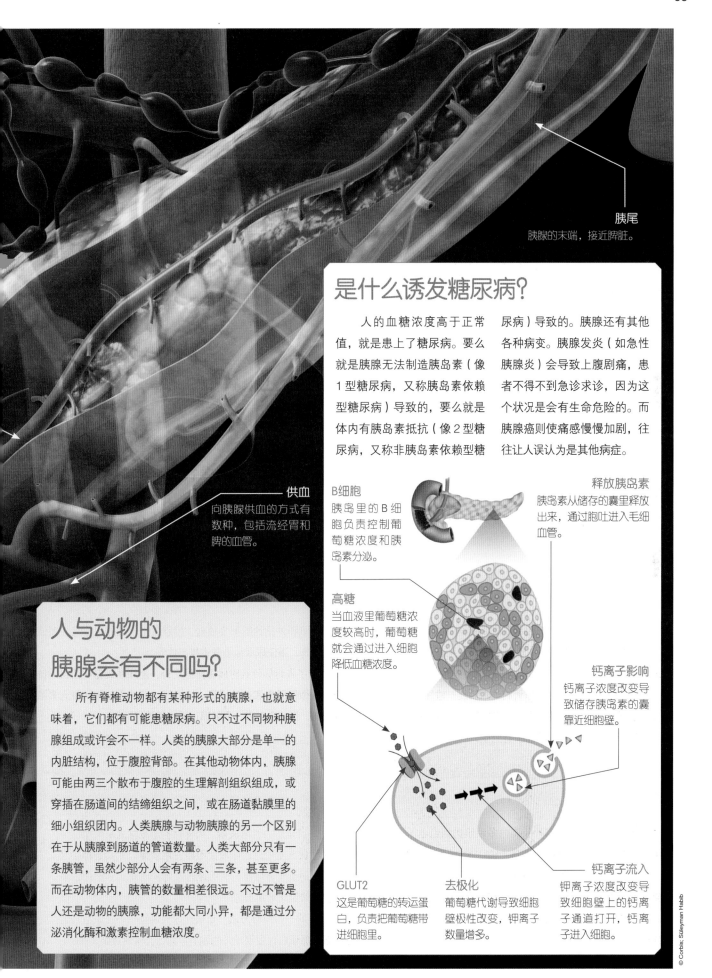

胰尾
胰腺的末端，接近脾脏。

供血
向胰腺供血的方式有数种，包括流经胃和脾的血管。

是什么诱发糖尿病？

人的血糖浓度高于正常值，就是患上了糖尿病。要么就是胰腺无法制造胰岛素（像1型糖尿病，又称胰岛素依赖型糖尿病）导致的，要么就是体内有胰岛素抵抗（像2型糖尿病，又称非胰岛素依赖型糖尿病）导致的。胰腺还有其他各种病变。胰腺发炎（如急性胰腺炎）会导致上腹剧痛，患者不得不到急诊求诊，因为这个状况是会有生命危险的。而胰腺癌则使痛感慢慢加剧，往往让人误认为是其他病症。

B细胞
胰岛里的B细胞负责控制葡萄糖浓度和胰岛素分泌。

释放胰岛素
胰岛素从储存的囊里释放出来，通过胞吐进入毛细血管。

高糖
当血液里葡萄糖浓度较高时，葡萄糖就会通过进入细胞降低血糖浓度。

钙离子影响
钙离子浓度改变导致储存胰岛素的囊靠近细胞壁。

GLUT2
这是葡萄糖的转运蛋白，负责把葡萄糖带进细胞里。

去极化
葡萄糖代谢导致细胞壁极性改变，钾离子数量增多。

钙离子流入
钾离子浓度改变导致细胞壁上的钙离子通道打开，钙离子进入细胞。

人与动物的胰腺会有不同吗？

所有脊椎动物都有某种形式的胰腺，也就意味着，它们都有可能患糖尿病。只不过不同物种胰腺组成或许会不一样。人类的胰腺大部分是单一的内脏结构，位于腹腔背部。在其他动物体内，胰腺可能由两三个散布于腹腔的生理解剖组织组成，或穿插在肠道间的结缔组织之间，或在肠道黏膜里的细小组织团内。人类胰腺与动物胰腺的另一个区别在于从胰腺到肠道的管道数量。人类大部分只有一条胰管，虽然少部分人会有两条、三条，甚至更多。而在动物体内，胰管的数量相差很远。不过不管是人还是动物的胰腺，功能都大同小异，都是通过分泌消化酶和激素控制血糖浓度。

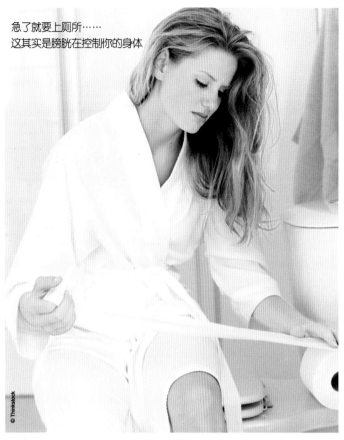

急了就要上厕所……
这其实是膀胱在控制你的身体

© Thinkstock

完整泌尿系统

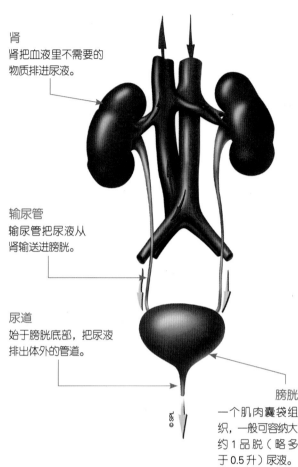

肾
肾把血液里不需要的
物质排进尿液。

输尿管
输尿管把尿液从
肾输送进膀胱。

尿道
始于膀胱底部，把尿液
排出体外的管道。

© SPL

膀胱
一个肌肉囊袋组
织，一般可容纳大
约1品脱（略多
于0.5升）尿液。

膀胱的作用原理

作为泌尿系统的关键组成部分，在清除身体废物的工作中膀胱是非常关键的

膀胱是泌尿系统重要组成器官之一，肾产生的尿液被排泄出体外之前就在膀胱里储存着。

尿液是肾把血液里的毒素和不需要的物质过滤后产生的废物。人体的肾每天过滤多达 150 升血液，但只有 2 升废物通过输尿管输送到膀胱。

尿液顺着输尿管经过输尿管阀进入膀胱。输尿管阀位于输尿管和膀胱之间，防止液体回流。膀胱壁受到逼尿肌控制，尿液进入膀胱时逼尿肌放松，让膀胱充盈。一旦膀胱充满，或将近充满，膀胱上的神经就会与大脑进行沟通，产生排泄的冲动。要是不及时上厕所，你就会感觉"膀胱要爆了"。在准备排尿时，内括约肌和外括约肌都会放松，膀胱壁上的逼尿肌收缩使膀胱内压升高，逼使尿液顺着尿道排出体外。

除了告诉你什么时候去排尿之外，泌尿系统其实还帮助维持体内微量元素和盐的平衡。比方说，若体内盐和微量元素浓度过高，你就会口渴，需要通过喝水来恢复平衡。

关于尿失禁

膀胱的正常运作需要膀胱内多块肌肉组织全部正常运作。其中一块肌肉的不正常运作，往往就会导致尿失禁。

最常见的尿失禁叫急迫性尿失禁。这种状况发生时人会突然产生排尿冲动，并无法控制地排尿。这通常是由于逼尿肌不自主痉挛造成的，可能是神经系统问题或炎症的结果。

另一种是压力性尿失禁，因外括约肌或盆底肌肉损伤导致。这种状况发生时，尿液会不自主地渗漏，尤其是骨盆底部受压的时候（像咳嗽、大笑或打喷嚏的时候）。这种尿失禁现象最常见于老年人。

现代的一种补救方法，是植入尿失禁垫——在尿道周围注射以胶原蛋白为主要成分的尿失禁垫，为尿道提供支持。

膀胱解剖结构

膀胱是如何担当肾与排泄的中间人的

充盈的膀胱

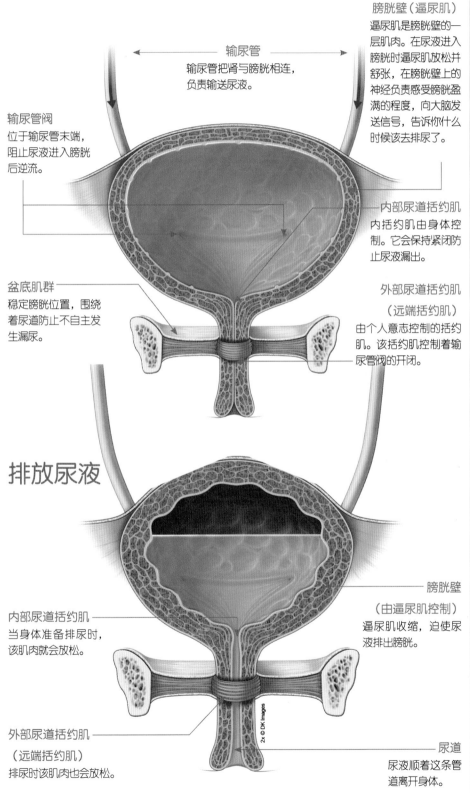

输尿管
输尿管把肾与膀胱相连，负责输送尿液。

输尿管阀
位于输尿管末端，阻止尿液进入膀胱后逆流。

盆底肌群
稳定膀胱位置，围绕着尿道防止不自主发生漏尿。

膀胱壁（逼尿肌）
逼尿肌是膀胱壁的一层肌肉。在尿液进入膀胱时逼尿肌放松并舒张，在膀胱壁上的神经负责感受膀胱盈满的程度，向大脑发送信号，告诉你什么时候该去排尿了。

内部尿道括约肌
内括约肌由身体控制。它会保持紧闭防止尿液漏出。

外部尿道括约肌（远端括约肌）
由个人意志控制的括约肌。该括约肌控制着输尿管阀的开闭。

排放尿液

内部尿道括约肌
当身体准备排尿时，该肌肉就会放松。

外部尿道括约肌（远端括约肌）
排尿时该肌肉也会放松。

膀胱壁（由逼尿肌控制）
逼尿肌收缩，迫使尿液排出膀胱。

尿道
尿液顺着这条管道离开身体。

2x © DK Images

---

① 本页右侧"尿的成分"显示与第 51 页有所区别，原因是本页所示成分为尿液静置后溶于水的各部分物质。

尿液有什么组成成分?

人类膀胱大概能装 350 ~ 500 毫升的尿，男性膀胱内容量比女性的稍大。尿的组成成分有尿素，这是蛋白质分解后产生的废物。肾会把尿素过滤，与多余的水分一起输送到膀胱排出体外。肾处理后产生的其他废物要么就是由身体制造的，要么就是吃进去的，会以同样的方式排出体外。

一般来讲，尿液 95% 的组成成分是水，剩下的 5% 包括可溶性物质和悬浮固体物质，还有尿素、氯化物、钠离子和钾离子。①

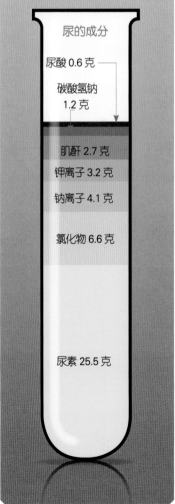

尿的成分

尿酸 0.6 克

碳酸氢钠 1.2 克

肌酐 2.7 克

钾离子 3.2 克

钠离子 4.1 克

氯化物 6.6 克

尿素 25.5 克

泌尿系统 是如何工作的

身体每天都制造大量废物释放到血液里——那我们又是如何把废物排出体外的呢?

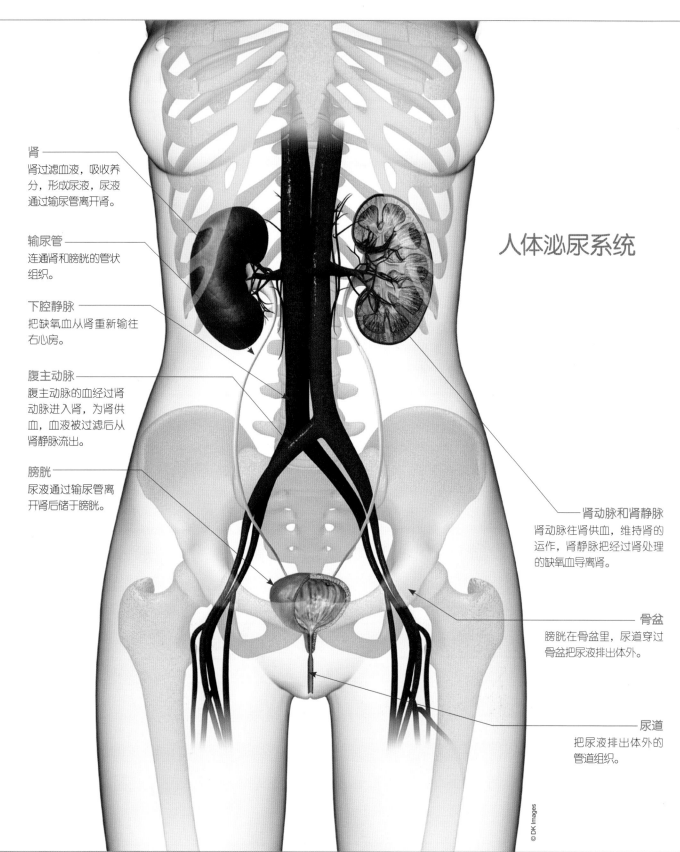

人体泌尿系统

肾
肾过滤血液,吸收养分,形成尿液,尿液通过输尿管离开肾。

输尿管
连通肾和膀胱的管状组织。

下腔静脉
把缺氧血从肾重新输往右心房。

腹主动脉
腹主动脉的血经过肾动脉进入肾,为肾供血,血液被过滤后从肾静脉流出。

膀胱
尿液通过输尿管离开肾后储于膀胱。

肾动脉和肾静脉
肾动脉往肾供血,维持肾的运作,肾静脉把经过肾处理的缺氧血导离肾。

骨盆
膀胱在骨盆里,尿道穿过骨盆把尿液排出体外。

尿道
把尿液排出体外的管道组织。

人体泌尿系统的主要功能是排出身体代谢后产生并留在血液里的副产品。这个过程需要数个不同组织结构协力完成。简单地说，泌尿系统的组成包括两个肾、两条输尿管、膀胱、两块括约肌（一内一外）和尿道，同时还需要小肠、肺和皮肤参与把废物排泄到体外。

腹主动脉对泌尿系统来说是非常重要的动脉，因为它向肾供血，保证肾动脉和肾静脉血流不断。血液经过肾滤出废物，如氨基酸代谢产生的尿素。通过与身体其他部位的沟通，如下丘脑，肾还控制着身体的水平衡、钠离子和钾离子等电解质平衡、血压稳定、血液酸碱度等，还通过制造和分泌叫促红细胞

生成素的激素参与制造血红细胞。因此，泌尿系统对身体能否处于最佳状态是绝对重要的。

血液经过肾的过滤后，废物顺着输尿管进入膀胱。膀胱壁扩张收容尿液，直到身体通过尿道把尿液排出。内、外括约肌控制着尿液的排出。

平均来讲，人一天能产生 2.5 ～ 3 升尿液，当然，数据还会因为一些外部因素受到影响，例如当天喝了多少水。

"平均来讲，人一天能产生2.5～3升尿液"

为什么会渴？

维持体内微量元素和盐的平衡，水是非常重要的。一旦浓度失调，身体自然会告诉我们多喝水，重新调节浓度平衡，好让身体继续有效运作。

这种渴望水的感觉，也就是口渴，可以是由于身体盐分浓度过高产生的，也可以是由于身体水分过少让身体无法处于最佳状态导致的。避免脱水是非常重要的，因为长期处于脱水状态，会导致肾衰竭等各种问题。

肾如何工作？

肾每天需要过滤 150 ～ 180 升血液，但通过输尿管送往膀胱排出体外的尿液只有 2.5 ～ 3 升，也就是说，肾把大部分废物从血液里过滤掉之后，又把大部分血液重新输往心脏复氧，再全身循环。

肾通过小小的过滤单位——肾元——进行血液过滤。每个肾大概有 100 万个肾元，每个肾元由一团毛细血管球和一条肾小管组成。毛细血管球把血液中的健康细胞和蛋白质筛选出来进行循环利用，废物则进入肾小管。这些废物主要成分是尿素，与水混合在一起就形成了尿液，顺着肾小管汇入输尿管通往膀胱。

排泄前人体是如何储存废物的？

尿液通过输尿管阀，从输尿管进入膀胱，在膀胱里储存。膀胱壁在尿液进入时放松，让膀胱得以扩张。当膀胱盈满，膀胱的神经便与大脑沟通，让人感觉到尿意。然后内、外括约肌就会放松，让尿液顺着尿道流出。

膀胱充盈

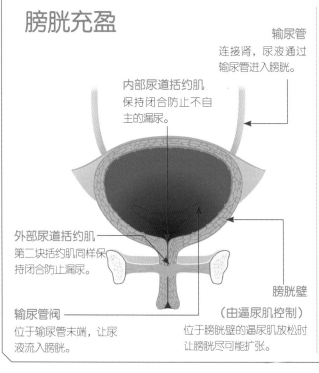

输尿管
连接肾，尿液通过输尿管进入膀胱。

内部尿道括约肌
保持闭合防止不自主的漏尿。

外部尿道括约肌
第二块括约肌同样保持闭合防止漏尿。

输尿管阀
位于输尿管末端，让尿液流入膀胱。

膀胱壁
（由逼尿肌控制）
位于膀胱壁的逼尿肌放松时让膀胱尽可能扩张。

清空膀胱

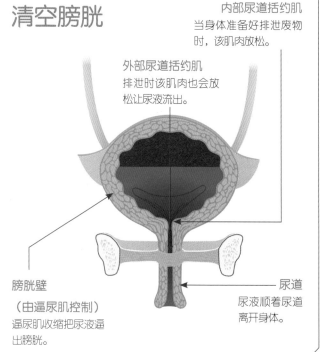

内部尿道括约肌
当身体准备好排泄废物时，该肌肉放松。

外部尿道括约肌
排泄时该肌肉也会放松让尿液流出。

膀胱壁
（由逼尿肌控制）
逼尿肌收缩把尿液逼出膀胱。

尿道
尿液顺着尿道离开身体。

胃 的解剖结构

看看这个神奇的消化器官是如何舒张、研磨、储存用以分解食物的腐蚀性酸，
居然还能让自己完好无损的

　　胃最主要的角色就是一个食物袋，对吃进肚子的一大顿食物进行一次性消化，再慢慢将食糜往小肠里送。胃里面有各种酸、蛋白质消化酶，通过各种研磨运动把食物研磨成小块，处理成易于消化的液态，为肠道吸收做好准备工作。

　　在休息状态时，胃会收缩，内壁会折叠，形成独特的胃脊，又称胃皱褶。一旦我们进食，胃就开始扩张，胃皱褶开始摊平，整个胃开始膨胀，外部肌肉放松。胃能装得下足足1升食物且无任何不适感。

　　胃的扩张激活扩张感受器，诱发神经信号，增加胃酸分泌，产生强力的肌肉收缩把食物搅拌研磨。胃酸将食物中的蛋白质进行拆解，让胃蛋白酶进行蛋白质分解。这个分解蛋白质的过程刺激胃内分泌细胞（又称G细胞）制造胃泌素，胃泌素又进一步刺激分泌更多胃酸。

　　胃把食糜送往小肠，必须通过幽门括约肌。液态能轻易流过括约肌，但固态的只有直径小于2毫米的才能通过，任何体积比这大的，都会被"回流"到胃室，继续接受研磨和被酶分解。让吃进肚子的一半东西进入小肠，大概需要2小时，胃消化一顿饭需要四五个小时。

显微镜下的胃壁

胃可不只是一个储存袋那么简单。让我们看看
它复杂的微解剖结构……

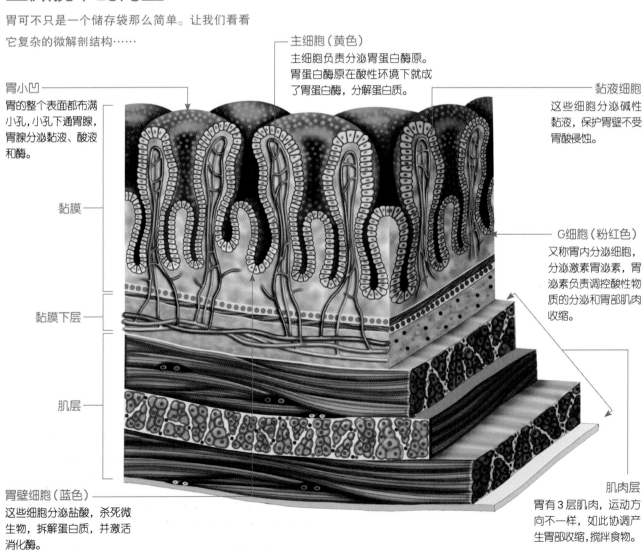

主细胞（黄色）
主细胞负责分泌胃蛋白酶原。胃蛋白酶原在酸性环境下就成了胃蛋白酶，分解蛋白质。

胃小凹
胃的整个表面都布满小孔，小孔下通胃腺，胃腺分泌黏液、酸液和酶。

黏液细胞
这些细胞分泌碱性黏液，保护胃壁不受胃酸侵蚀。

黏膜

黏膜下层

肌层

G细胞（粉红色）
又称胃内分泌细胞，分泌激素胃泌素，胃泌素负责调控酸性物质的分泌和胃部肌肉收缩。

胃壁细胞（蓝色）
这些细胞分泌盐酸，杀死微生物，拆解蛋白质，并激活消化酶。

肌肉层
胃有3层肌肉，运动方向不一样，如此协调产生胃部收缩，搅拌食物。

胃解剖结构

它是消化系统的重要器官，有几个不同的功能区，下面为你一一图解

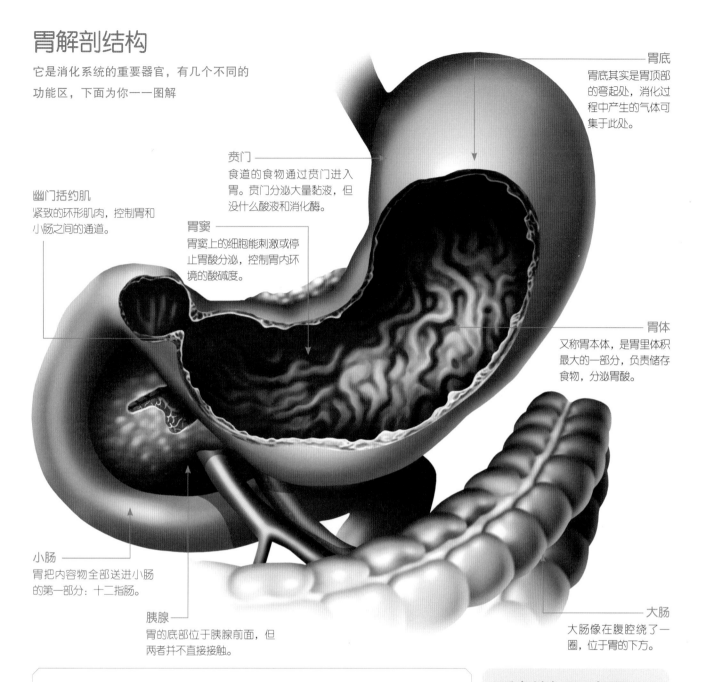

贲门
食道的食物通过贲门进入胃。贲门分泌大量黏液，但没什么酸液和消化酶。

胃底
胃底其实是胃顶部的弯起处，消化过程中产生的气体可集于此处。

幽门括约肌
紧致的环形肌肉，控制胃和小肠之间的通道。

胃窦
胃窦上的细胞能刺激或停止胃酸分泌，控制胃内环境的酸碱度。

胃体
又称胃本体，是胃里体积最大的一部分，负责储存食物，分泌胃酸。

小肠
胃把内容物全部送进小肠的第一部分：十二指肠。

胰腺
胃的底部位于胰腺前面，但两者并不直接接触。

大肠
大肠像在腹腔绕了一圈，位于胃的下方。

为什么胃不会把自己也分解掉？

胃里充满了腐蚀性酸和各种可以把蛋白质分解掉的酶——如果胃没有任何保护层，没多久就要被腐蚀了。为了防止这一后果，胃壁上的细胞分泌糖浓度高的黏液，形成一层滑滑的凝胶状保护屏障。黏液成分有碳酸氢钠，是碱性物质，中和胃壁的酸碱度，防止胃壁被腐蚀。另外，消化蛋白质的胃蛋白酶是由酶原（酶的未激活状态）——胃蛋白酶原产生的，这种酶原只有在与酸性物质接触时才会被激活，和分泌出它们的胃黏膜主细胞保持着一段安全的距离。

胃酸由胃壁细胞分泌，酸碱值在1.5～3.5。

反射性呕吐是怎么回事？

呕吐是胃里面的东西逆流上到食道，最后从嘴里吐出。反射性呕吐分为三个阶段。首先，深呼吸，声门闭合，肺部压出空气的出口被关上，此时横膈膜收缩，降低胸腔内压，打开食道。与此同时，腹壁收缩，压迫胃部。胃部内外压强同时改变，致使胃的内容物往上逆流。

手

我们都觉得手是理所当然的存在，但其实手是相当复杂的结构，
在人类进化过程中起着重要作用

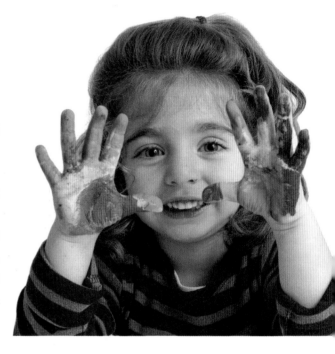

人的双手是人体重要结构，让人可以掌控周围环境，从身处环境中搜集大量数据。手是人前肢的终端部位，由抓握位、对生拇指、手腕和手掌组成。虽然不少动物都有类似的结构，但只有灵长类和为数不多的脊椎动物因为有对生拇指和跟人类手部结构相似的额外指关节，而可以称得上有"手"。有了这额外的指关节，人类渐渐发展出执行精细动作的技巧，使用前肢就更得心应手了，能抓能握还能写。

一般来说，人手由5根手指、手掌和手腕构成，有27块骨头，另外还有肌腱、肌肉和神经。每根手指端都有大量神经末梢，因此手是人类用以收集环境信息的重要部位，使用的是人类"五感"之一：触感。手的肌肉通过肌腱相连，可以进行屈、伸、指，以及拇指转动的动作。然而，正因为手是人类使用频繁的部位，它们也会经常受伤，到急诊室求诊的病例中有1/10就是与手有关的；而且人还在子宫中的时候，手就可能出现数种严重的病变，像多指症，即指关节比正常人要多，不过这个症状基本不影响手的功能。

手的骨骼结构

手有27块骨头，分成三大类：腕骨、掌骨和指骨。指骨继续细分为近节指骨、中节指骨和远节指骨。手腕上有8块骨头，统称腕骨。位于手中间的掌骨在手的27块骨头里占了5块，拇指有2节指骨，其他4根手指各有3节。内附肌和肌腱控制指关节和手的运动，并且一直往上延伸，与手臂的外附肌相连，屈曲指关节。

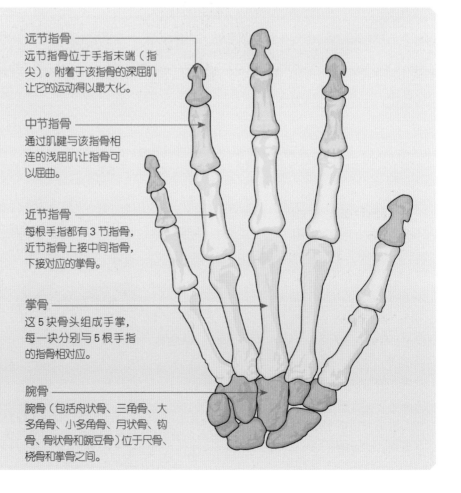

远节指骨
远节指骨位于手指末端（指尖）。附着于该指骨的深屈肌让它的运动得以最大化。

中节指骨
通过肌腱与该指骨相连的浅屈肌让指骨可以屈曲。

近节指骨
每根手指都有3节指骨，近节指骨上接中间指骨，下接对应的掌骨。

掌骨
这5块骨头组成手掌，每一块分别与5根手指的指骨相对应。

腕骨
腕骨（包括舟状骨、三角骨、大多角骨、小多角骨、月状骨、钩骨、骨状骨和豌豆骨）位于尺骨、桡骨和掌骨之间。

肌肉与其他结构

手的关节和骨头的接合与运动不仅是由肌腱控制，还由位于手和腕的两组肌肉控制。这两组肌肉分别是外附肌群和内附肌群。之所以如此命名，是因为外附肌群往上延伸至前臂，而内附肌群则位于手和腕里面。外附肌群由屈肌和伸肌组成，要么就由附着于骨块上的肌腱进行控制（屈肌），要么就由肌腱和内附肌协力进行控制（伸肌）。肌肉收缩带动骨块运动，伸肌与屈肌成对运作，完成每一下骨块伸直或屈曲的动作。内附肌负责帮助外附肌完成动作，以及协助每一骨块的运动，内附肌群包括三个部位的肌肉：大鱼际和小鱼际（分别在拇指和小指下方），侧骨间肌和手蚓状肌。

对生拇指

拇指关节运动灵活度增大是人类进化的关键因素之一。这让人类抓握动作更利索，让人类祖先以及灵长类动物拥有了使用工具的能力。拇指灵活度增大后来还促进了文化发展，比如让人类可以书写。对生拇指与其他四指构成了世界上最灵活的肢体部位——人手。因为拇指可以与其他四指对握，故称"对生"。

左撇子还是右撇子？

最常听到的一个说法是左撇子是你"消失的双胞胎"。意思是，左撇子是双胞胎中的一个，但在胚胎发育时期，双胞胎中的另一个——右撇子，没活下来。但后来科学研究发现，无论左撇子还是右撇子，其实直接由大脑的哪个半球做主导来决定，跟人体其他成对的器官是一样的。

主导手长期伤患的人可以把另一只手也变成主导手，证明了环境对人体的影响及重要性，也证明了人类适应环境的能力有多强。

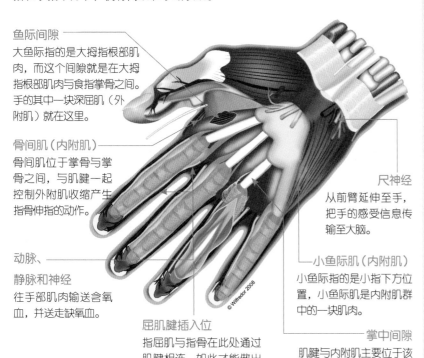

鱼际间隙
大鱼际指的是大拇指根部肌肉，而这个间隙就是在大拇指根部肌肉与食指掌骨之间。手的其中一块深屈肌（外附肌）就在这里。

骨间肌（内附肌）
骨间肌位于掌骨与掌骨之间，与肌腱一起控制外附肌收缩产生指骨伸指的动作。

动脉、静脉和神经
往手部肌肉输送含氧血，并送走缺氧血。

屈肌腱插入位
指屈肌与指骨在此处通过肌腱相连，如此才能做出关节运动。

尺神经
从前臂延伸至手，把手的感受信息传输至大脑。

小鱼际肌（内附肌）
小鱼际指的是小指下方位置，小鱼际肌是内附肌群中的一块肌肉。

掌中间隙
肌腱与内附肌主要位于该间隙里。

前臂肌群

外附肌群因主要位于手的外侧而得名，肌肉主体位于前臂的上下侧。这组肌群可进一步分为两组功能相反的肌群：屈肌与伸肌。屈肌位于前臂的下侧，负责控制每根指骨的屈曲动作，而伸肌则功能相反，负责指骨的反向伸展活动。无论屈肌还是伸肌都包括浅层肌和深层肌，完成动作时调动的是哪块肌肉，取决于你要运动的是哪根指骨。

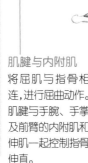

肌腱与内附肌
将屈肌与指骨相连，进行屈曲动作。肌腱与手腕、手掌及前臂的内附肌和伸肌一起控制指骨伸直。

鱼际肌
这组内附肌群负责小拇指屈曲和两侧方向的运动。

浅层屈肌
另一块控制指骨屈曲动作的肌肉是浅层屈肌，附着于中节指骨上。

深层屈肌
指骨屈曲需要由两块外附屈肌共同控制，分别是浅层屈肌和深层屈肌。深层屈肌附着于远节指骨上。

伸肌
位于前臂背面的伸肌负责伸展指骨。分为6部分，与指骨通过复杂的方式相连。

脚

脚的结构相当复杂，而我们每天都在给脚施加巨大压力。
它们是如何处理的？

人的脚和膝盖是下肢运动的重要部位，也是人体最复杂的结构之一。脚由不少于 26 块骨头、20 块肌肉和 33 个关节组成——其中只有 20 个铰接式的——另外还有大量肌腱和韧带。肌腱把肌肉与骨骼相连，产生脚部运动，而韧带则负责固定肌腱的位置，协助脚的上下运动，从而让人行走。韧带、肌肉和骨骼结构形成足弓弧度，有助于分配重量，也可让人在行走和跑步时脚更有效地运动。因为脚的独特结构和重量分配方式，脚才能承受得住每天所经受的压力。

脚的另一个重要功能是帮助人体保持平衡，脚趾是这一功能的关键。脚拇指在这方面尤其重要。在我们失去平衡时，我们会用脚拇指用力抓握地面尝试恢复平衡。

脚还有皮肤、神经和血管，这些组织帮助脚维持形状，向脚输送必要的微量元素、氧和能量，让脚得以随时随地轻松地运动。

脚踝是怎么扭伤的？

脚踝扭伤是最常见的软组织伤患之一。扭伤的严重程度，跟如何造成的扭伤有关。程度不严重的话，一般是韧带过度牵拉或局部撕裂。若程度严重，则会造成韧带完全断裂，甚至造成骨折。

失去平衡或滑倒，脚往内凹，通常会造成脚踝扭伤。这会导致韧带过度牵拉从而受伤。运动损伤里有超过 1/4 的病例就是脚踝扭伤。

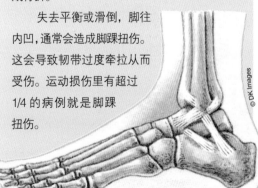

脚解剖结构与各个解剖组织之间的协作

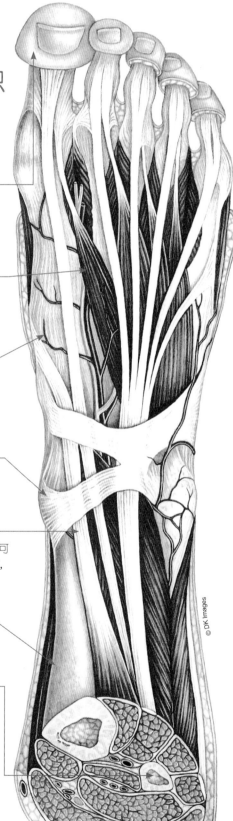

脚趾
脚最末端的结构，通过抓握地面维持平衡。脚趾数量与手指数量一致。

肌群——包括趾短伸肌
脚部肌肉控制脚进行抬起和各种其他必要运动。位于脚背的趾短伸肌控制第二到第四只脚趾趾骨的运动。

血管
向脚输送血液，向脚提供能量和氧，带走缺氧血，让脚部肌肉得以持续运作。

韧带
韧带支撑着肌腱，协助形成足弓弧度，分配重量。

肌腱（趾长伸肌等）
把肌肉与骨骼相连的纤维束。它们可承受巨大压力，与脚的各部位相连，产生运动。

胫骨
小腿上较粗壮的长骨，上接膝盖，下连踝骨。

腓骨
位于胫骨旁侧，同样上接膝盖，下连踝骨。

© DK Images

如何走路？

"步态"就是指我们怎么走路。每个人的步态都不一样，但基本原理是相同的。

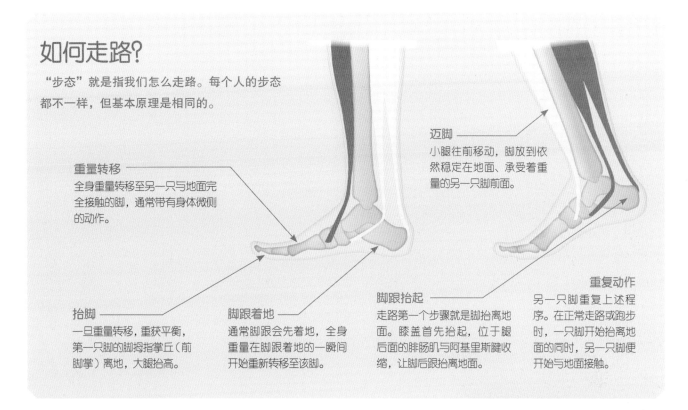

迈脚
小腿往前移动，脚放到依然稳定在地面、承受着重量的另一只脚前面。

重量转移
全身重量转移至另一只与地面完全接触的脚，通常带有身体微侧的动作。

抬脚
一旦重量转移，重获平衡，第一只脚的脚拇指掌丘（前脚掌）离地，大腿抬高。

脚跟着地
通常脚跟会先着地，全身重量在脚跟着地的一瞬间开始重新转移至该脚。

脚跟抬起
走路第一个步骤就是脚抬离地面。膝盖首先抬起，位于腿后面的腓肠肌与阿基里斯腱收缩，让脚后跟抬离地面。

重复动作
另一只脚重复上述程序。在正常走路或跑步时，一只脚开始抬离地面的同时，另一只脚便开始与地面接触。

脚的骨骼结构

远节趾骨
脚最远端的趾骨，也是脚趾最末端的趾骨。

近节趾骨
位于远节趾骨和距骨之间，在脚趾的中间。

距骨
距骨是5根位于跗骨和趾骨之间的长长的骨头，相当于手的掌骨。

楔状骨（3块）
在成长过程中3块楔状骨会愈合，位于距骨和距骨之间。

舟状骨
因状似舟而得名，与3块楔状骨相关节。

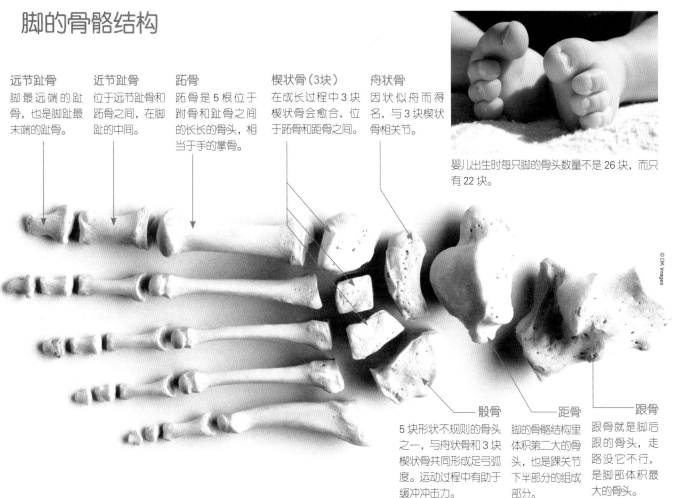

婴儿出生时每只脚的骨头数量不是26块，而只有22块。

骰骨
5块形状不规则的骨头之一，与舟状骨和3块楔状骨共同形成足弓弧度。运动过程中有助于缓冲冲击力。

距骨
脚的骨骼结构里体积第二大的骨头，也是踝关节下半部分的组成部分。

跟骨
跟骨就是脚后跟的骨头，走路没它不行，是脚部体积最大的骨头。

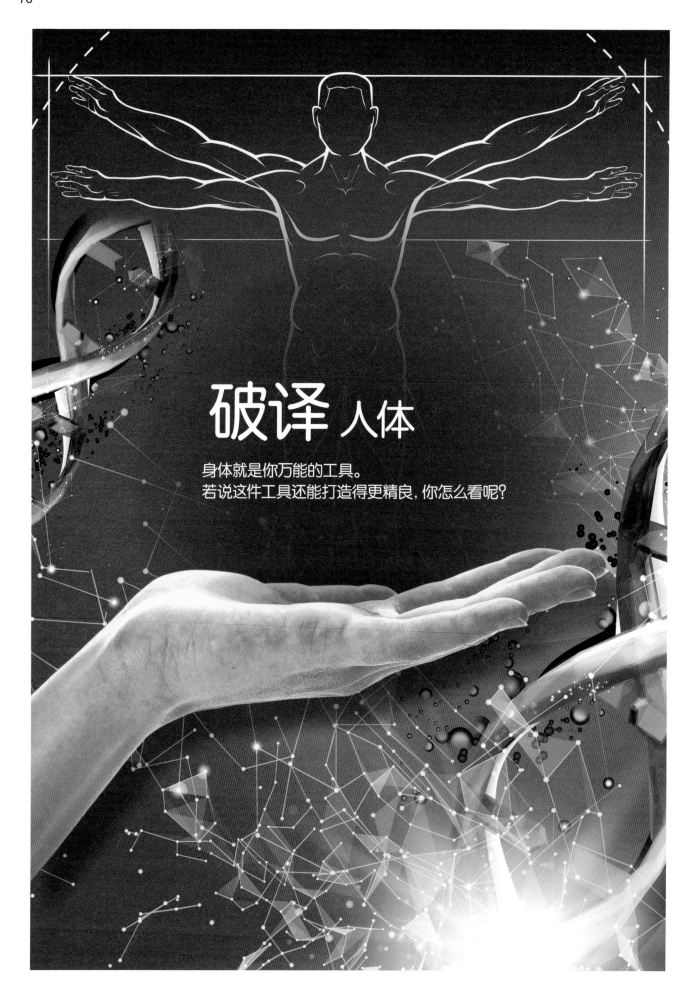

破译 人体

身体就是你万能的工具。
若说这件工具还能打造得更精良，你怎么看呢？

人体受到生理限制：会患病，年纪大了注定会衰老，大自然在百万年的人类进化过程中也限制了我们的五感和能力。但现在这状况可以有所改变了。

生物科技的成本越来越低，效果也越来越显著，电子仪器越来越精密，我们对人体的认识也越来越全面。起搏器可以维持心脏跳动，激素皮下埋植可以控制女性生育，智能眼镜能大大提升人的视力。我们正游走在人类2.0时代的边缘，而一部分无畏的先驱者已经越过这个鸿沟，抵达彼岸的新世界了。

虽然到目前为止大部分生物技术都带有医药性质，但也有人开始对自己健康的身体进行改造，提高和强化人体自然极限。

英国考文垂大学（Coventry University）的控制论教授凯文·沃里克（Kevin Warwick）自称是"世界上第一个半机械人"。1998年，他把一块硅晶片植入手臂，从此开门、开灯、开电脑，根本碰都不用碰它们。2002年他把系统升级，用100多个电极连上正中神经，实现与神经系统对话。

通过升级后的芯片，他可以控制轮椅，控制仿生手臂，他给妻子植入同类型的芯片后，甚至能感受到妻子的脉搏。

沃里克教授植入的芯片是一项生物医学研究项目的成果。但要等到这些植入物打入主流市场，对一些极具进取心的人来说，时间太漫长了。于是，一些科学业余爱好者便开始自己动手。

美国的阿莫尔·格拉夫斯特拉（Amal Graafstra）给自己植入了两个芯片。他在双手分别植入一个射频识别芯片：左手的负责开门、开摩托车，右手的负责储存手机上传的数据。还有的人在指尖植入磁石，用手指感受地球磁场，有的把有图案形状和会发光的硅晶片植入皮肤，纯粹为了好看。与此同时，研究人员已经着手研发下一代高科技装备，一切皆为了把人体功能往更高一个层次推送。

文末还是得提醒一句：请勿在家里模仿。不过了解一下世界的顶尖技术在未来可以如何改造我们的身体，还是挺让人兴奋的。现在就让我们一起来看看这个存在争议的生物黑客的世界吧。

"我们正游走在人类2.0的时代边缘"

植入

专业人士和业余生物黑客都在探索给皮肤植入改造物的各种方式。

电子文身

不是所有植入物都是那么死板的。麻省理工学院的高科技文身不但可以储存信息，还可以改变颜色，甚至控制你的电话。

这款文身由麻省理工学院媒体实验室和微软研究室研发。DuoSkin（意为"双层皮肤"）是对置入衣服、手表和其他可携带设备的微装置的改良。这些文身的材料是金箔，贴上皮肤后便可导电，实现三个主要功能：信息输入、信息输出和通信。

有的电子文身功能类似于按钮或触屏板，有的则可以通过电阻和感温化学物质改变颜色，还有一些有线圈的可实现无线通信。

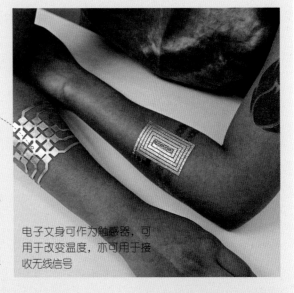

电子文身可作为触感器，可用于改变温度，亦可用于接收无线信号

指磁石

用硅胶把一块小小的钕磁石裹住，植入指腹。它对电线产生的磁场（如转动的电扇或其他机械装备）产生反应，这就让佩戴者拥有了感知空气中肉眼不可见的形状和力量的"第六感"。

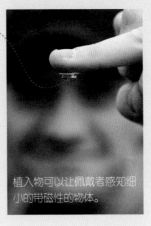

植入物可以让佩戴者感知细小的带磁性的物体。

肌底灯

有些植入皮肤的装置纯粹是为了好看。植入过程需要切开皮肤和缝合，通常由文身师或皮肤穿刺师负责。最新的技术是由匹兹堡的生物黑客创造的。这种肌底灯不适合心脏不好的人——麻醉师是要执照的，所以植入肌底灯时通常不会给你上麻醉药。

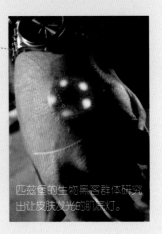

匹兹堡的生物黑客群体研究出让皮肤发光的肌底灯。

骇进大脑

最新技术让我们能破译大脑的想法，还能跟大脑对话

人类大脑是宇宙已知事物中最复杂的结构，但不管怎样，它是通过电流信号来进行沟通的。最新技术就能让我们一窥这些编了码的信息。

现在我们可以通过意念控制义肢。有人在大脑表面植入感知体，有人戴上电极帽检测经过头皮的电流活动。破译这些信号需要接受大量训练，而且破译技术还不完美，但年复一年，破译技术已得到了极大提高。

向大脑发送电流信号，进行反向沟通也已成为可能。视网膜植入物可感知光线，把光线编码成电脉冲发送至视神经，人工耳蜗的原理也一样，接受声音后编码成电脉冲，通过耳蜗神经发送至大脑，而且在头皮上贴上电极，就能从外部对大脑进行调整控制。

经颅直流电刺激是使微弱电流穿透皮肤和头骨抵达底层的脑细胞。虽然技术仍处于发展阶段，但早期实验结果证明，这种方法对改善情绪、增强记忆力和提高各种大脑功能表现有积极效果。这种技术相对简单，已经有公司提供家用套装，让你在家里就可以进行头颅刺激，甚至要自己做出一个来也不难。

不过研究人员也提醒大家，到现在为止他们还不能确定这当中的原理，而乱动自己的大脑，后果可能是很严重的。

"现在我们可以通过意念控制义肢"

给大脑通电

经颅直流电刺激向头颅发送电流
信号提高人体表现能力

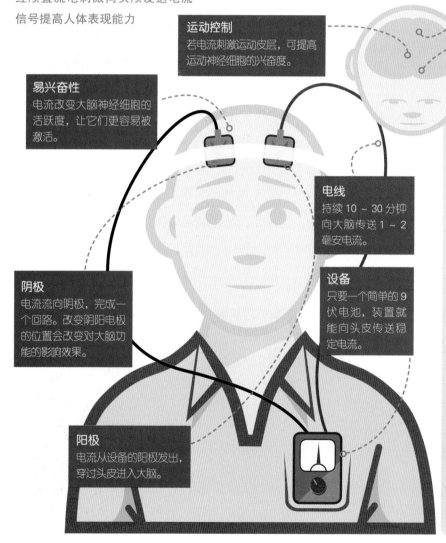

视觉感知
视觉信息在大脑后部接受处理，若把电极贴在这里，可提高我们对周围环境的视觉感知能力。

运动控制
若电流刺激运动皮层，可提高运动神经细胞的兴奋度。

强化记忆
刺激大脑前侧应可改善短期记忆力和提高学习能力。

易兴奋性
电流改变大脑神经细胞的活跃度，让它们更容易被激活。

电线
持续 10 ~ 30 分钟向大脑传送 1 ~ 2 毫安电流。

阴极
电流流向阴极，完成一个回路。改变阴阳电极的位置会改变对大脑功能的影响效果。

设备
只要一个简单的 9 伏电池，装置就能向头皮传送稳定电流。

阳极
电流从设备的阳极发出，穿过头皮进入大脑。

基因编辑

2013 年研究人员在基因编辑上有了重大突破。他们通过新技术对人类基因进行剪除，为量身打造基因和改良基因打开了一扇大门。

研究人员所使用的系统叫 CRISPR，改良于菌类天然携带的系统，由两部分构成：像分子剪刀一样的 Cas9 酶和一个负责把这个剪刀引导到特定 DNA 片段的导向分子。

科学家最近更常使用的方法是挟持这个系统。通过"破坏"剪刀一样的酶，CRISPR 系统不再切断 DNA 链，而成了按照人的意愿控制基因的开关，这样就不再需要改变基因排列顺序。目前这种技术仍处于试验阶段，但在将来，它可以用于修复或改造人类基因。

外骨骼装置与虚拟现实

在 2014 年巴西足球世界杯赛上，杜克大学（Duke University）的米古尔·尼可雷里斯（Miguel Nicolelis）教授和名叫朱利安奴·品托（Juliano Pinto）的 29 岁的年轻人给全世界展现了一项激动人心的新技术。品托胸部以下已经彻底瘫痪，但穿上尼可雷里斯研发出来的通过大脑控制的机械外骨骼装置，戴上用以接收脑电波的帽子，他居然可以站起来，踢出了世界杯官方第一球。

尼可雷里斯下一步研究的方向是重新锻炼大脑调动双腿运动——这一次，他使用的是虚拟现实（VR）的手段。经过几个月让参与试验的患者想象重新行走，有 8 名脊椎受伤的患者确实恢复了部分行动能力和对四肢的感觉。

电极能捕捉神经脉冲，因此瘫痪的患者可以通过大脑活动控制虚拟行为。

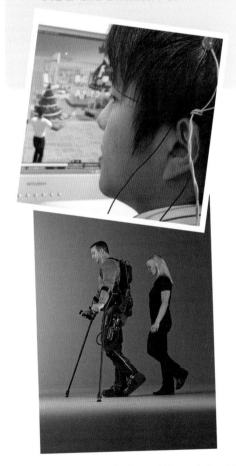

机械外部装置可以把你的神经运动放大，有些型号甚至可以通过意念操作。

社区生物实验室

与伦敦生物实验室的技术主管汤姆·霍德尔（Tom Hodder）对话，了解更多关于公共实验室和生物黑客运动的最新发展状况。

受访者简介：

汤姆·霍德尔（Tom Hodder）专攻药物化学，是在伦敦生物黑客空间（London Biohackspace）研究开源硬件的生物黑客。

问：“伦敦生物黑客空间”到底是什么呢？

T.H.：伦敦生物黑客空间是位于哈克尼路上伦敦黑客空间（London Hackspace）里的一个生物实验室。实验室由会员亲自运营，每人交点月费。他们可以在实验室里做自己的实验，使用实验室的共享设备和资源。概括地说，实验室里进行的是微生物学、分子生物学或合成生物学的实验，会员还会研发和修理生物技术硬件装置。

问：什么人可以参加呢？实验室对所有人开放吗？

T.H.：任何人都可以参加。只要安全使用实验室就行了。每周三傍晚 7 点半我们都会开会，会议是向公众开放的。

问：你觉得生物黑客为什么有那么巨大的前景？

T.H.：总的来说，我认为很多严峻的问题，如食品、人类健康、可持续能源（如生物能）等，都可以通过从分子生物层面上加强大家对问题根源的了解而得到有效缓解。我觉得生物黑客圈子的人倾向于把这些技术和知识通过一个方便的方式进行共享。虽然有相关的科学研究报告，但科研报告晦涩难懂，而商业研究数据一般都不会公开，除非有关方已申请专利。近来，进行这些实验所需的大部分技术支持的成本都在下降，获得的渠道也多了，所以生物黑客就可以做更多有趣的实验。

问：你对生物黑客的未来发展有什么展望？

T.H.：短期来说，我觉得生物黑客群体水平不论是在技术上还是资源上，依然比不上大学和商业研究机构的实验室。但我期待着在未来 5 年里更多生物实验室和生物黑客空间雨后春笋般冒出，而且它们的配置也会有所提高。生物黑客群体会继续肩负以有趣的方式向公众宣传分子生物学和合成生物学广阔前景的重任吧。

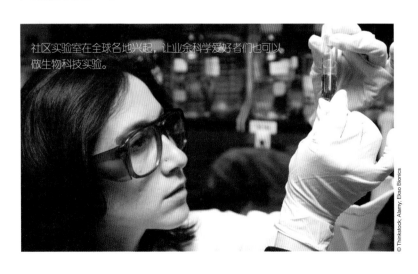

社区实验室在全球各地兴起，让业余科学爱好者们也可以做生物科技实验。

组建 一个未来的你

让你可以改造身体的尖端科技

自我改良是人类天性的一部分，现代科技在这方面给我们带来了前所未有且触手可及的可能性。目前研发的大部分产品都带有医疗性质，包括为截肢者设计的义肢，为瘫痪者做的机械外骨骼装置，用于移植的内脏器官和为失明人士带来光明的光感应器。随着可佩戴技术的发展，以及生物科技业余爱好者和专业人士群体壮大，对健康人体进行改造也就渐渐成了人们的热门话题。

第一批半机械人已经诞生，他们戴上磁感应器，在身体里植入芯片，甚至可以通过神经系统与机器对话。目前大多这类装备仍处于实验阶段，有的甚至未获得任何授权，只是在家里组装的而已。但不管怎么说，这片领域被打开了，展现在眼前的是无限可能。

那么，自我组装自己的未来又是怎样的呢？医疗用的植入物可以实现对身体器官的监控、强化、治疗，甚至替换。我们还能给自己增加更多的感官感觉，或提升现有的能力。说不定到哪天，上网也不需要用手了，只要脑子里念头一动便行。

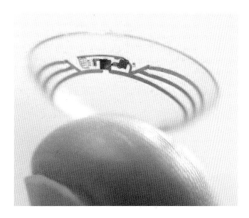

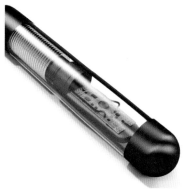

谷歌公司正在研发一款通过分析眼泪成分感应血糖浓度水平的隐形眼镜。

这款射频识别芯片可看到用于通信的铜线圈。

"目前大多
这类装备仍处于实验阶段，
有的甚至……
只是在家里组装的而已"

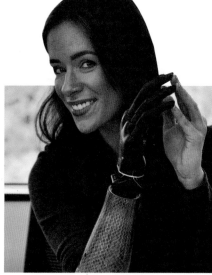

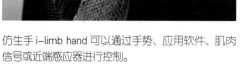

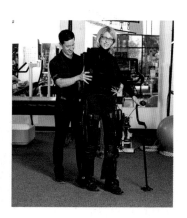

阿格斯公司（Argus）的植入摄像头和向视神经发送信号的机器部件。

仿生手 i-limb hand 可以通过手势、应用软件、肌肉信号或近端感应器进行控制。

下肢机械外骨骼对上半身运动有反应。

量身打造的身体

未来科技给人体改造开创了一个前所未有的机会

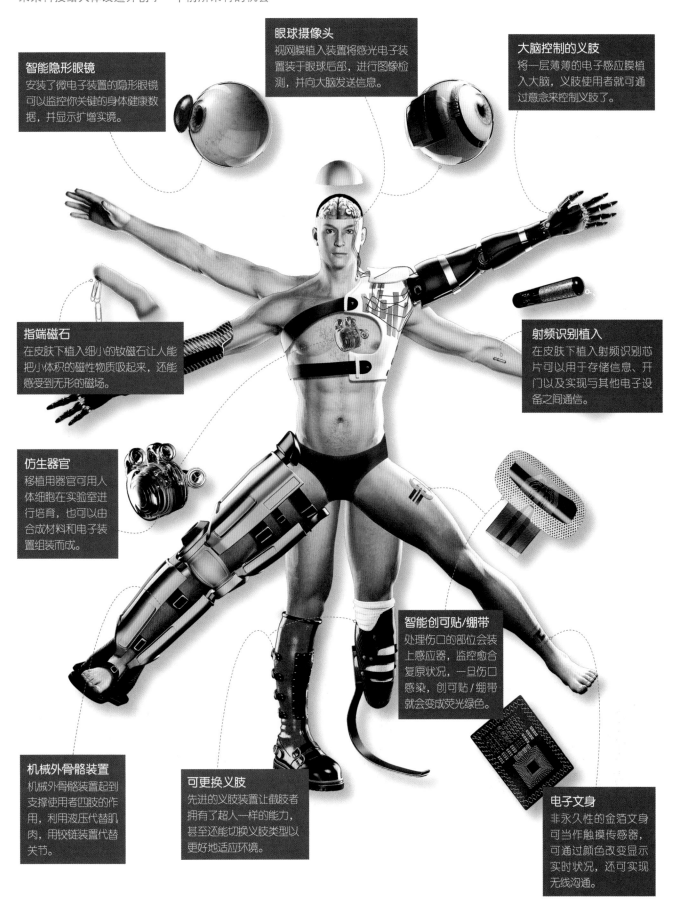

眼球摄像头
视网膜植入装置将感光电子装置装于眼球后部，进行图像检测，并向大脑发送信息。

智能隐形眼镜
安装了微电子装置的隐形眼镜可以监控你关键的身体健康数据，并显示扩增实境。

大脑控制的义肢
将一层薄薄的电子感应膜植入大脑，义肢使用者就可通过意念来控制义肢了。

指端磁石
在皮肤下植入细小的钕磁石让人能把小体积的磁性物质吸起来，还能感受到无形的磁场。

射频识别植入
在皮肤下植入射频识别芯片可以用于存储信息、开门以及实现与其他电子设备之间通信。

仿生器官
移植用器官可用人体细胞在实验室进行培育，也可以由合成材料和电子装置组装而成。

智能创可贴/绷带
处理伤口的部位会装上感应器，监控愈合复原状况，一旦伤口感染，创可贴/绷带就会变成荧光绿色。

机械外骨骼装置
机械外骨骼装置起到支撑使用者四肢的作用，利用液压代替肌肉，用铰链装置代替关节。

可更换义肢
先进的义肢装置让截肢者拥有了超人一样的能力，甚至还能切换义肢类型以更好地适应环境。

电子文身
非永久性的金箔文身可当作触摸传感器，可通过颜色改变显示实时状况，还可实现无线沟通。

第二章

人体
运作

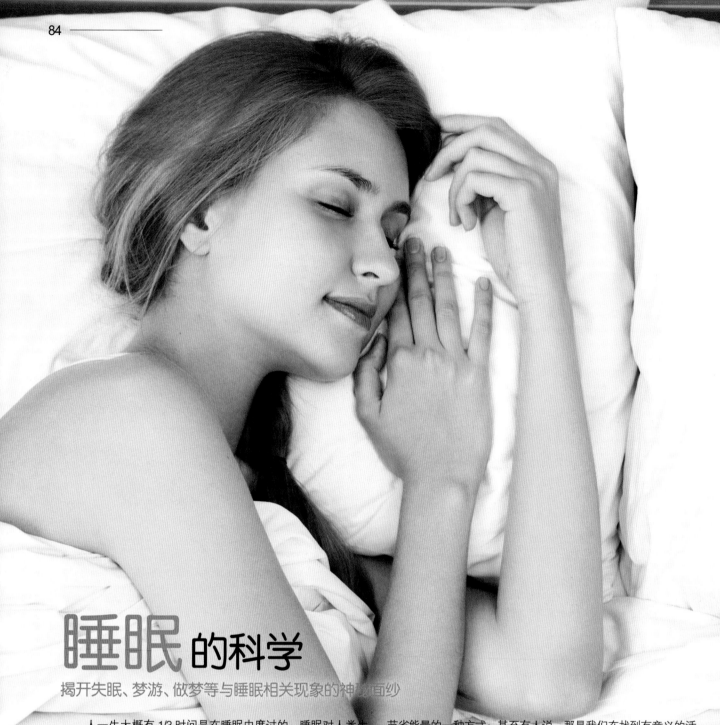

睡眠 的科学

揭开失眠、梦游、做梦等与睡眠相关现象的神秘面纱

人一生大概有 1/3 时间是在睡眠中度过的。睡眠对人类生存来说至关重要，但即使经过这么多年的研究，科学家们还不能完全确定人类为什么需要睡眠。困了累了的时候，想睡觉的欲望排山倒海地涌来，若被剥夺睡眠，人最终还是会不顾一切地昏睡过去，即使是在性命攸关的情况下。

睡眠是哺乳动物、鸟类和爬虫类必不可少的行为习惯，尽管睡眠期间无法吃喝、生育和抚养后代，但在漫漫进化过程中，还是被保存下来了。睡眠的重要性堪比食物，被剥夺睡眠的老鼠也就活个两三周——跟被活活饿死所需的时间相差无几。

关于人为什么需要睡眠，已经有太多的人提出过太多假设。有人说，一天内进行各种活动后人体需要休息；也有人说睡眠是

节省能量的一种方式；甚至有人说，那是我们在找到有意义的活干之前填塞时间用的。千奇百怪，什么都有，但所有假设都能被攻破。即便我们静静地坐着，人体也能自我修复；睡一整晚也只能省 100 卡路里[①]的能量；若睡觉只是为了填塞时间，我们干吗还需要在白天抓紧时间补眠？

睡眠不足带来的一个主要问题，是认知能力下降——睡不够，脑子就不好使，记忆力、学习能力、策划力和逻辑思考都大受影响。睡眠不足还会对我们的情绪和表现能力带来严重影响，短期会变得暴躁易怒，长期会增加心脏病风险，甚至还会导致更多交通意外事故。

睡眠可分为两个主要阶段：非快速眼动睡眠期（NREM）和快速眼动睡眠期（REM）。大部分睡眠时间，75% ~ 80%，

---

① 1 卡路里 ≈ 4.186 焦耳。

关于人类为什么要睡觉的各种理论

理论1: 节能

睡一整晚, 能节省100卡路里的热量, 新陈代谢率降低, 消化系统活跃度降低, 心率和呼吸频率降低, 体温也降低。睡得不省人事是有一定危险性的, 但这节省下来的卡路里只相当于一杯牛奶的热量, 从进化角度来讲, 还真不值。

理论3: 身体恢复

睡眠不足带来的其中一个主要问题就是认知能力下降的同时还伴随情绪低落, 更有大量数据显示睡眠期间大脑会进行修复。但是却没多少数据能显示身体在睡眠期间进行修复能比在休息或放松时更有效率。

理论2: 进化出来的保护机制

早期有人提出这么一个假设, 睡觉是一个填塞时间、对环境适应的保护机制。比方说, 有夜视力的被捕食动物会在大白天睡觉, 好躲过天敌的视线。可这理论解释不了严重睡眠不足的人为什么大白天也能昏睡过去。

理论4: 强化记忆

其中一个最站得住脚的理论是, 睡眠可以帮助强化记忆。大脑在白天承受着大量信息的轰炸, 能记住的只有很少一部分, 因此可以利用睡眠时间整理信息, 选取有意义的进行储存。

属于非快速眼动睡眠, 特点是脑波呈现"睡眠梭状波"和又高又慢的三角波。当脑波呈现这种状态时, 就是我们睡得最沉的时候。

若非快速眼动睡眠时间不足, 形成陈述性记忆的能力会严重受损, 其中就包括组织词语的能力。深度睡眠对于将短期记忆转化成长期记忆来说相当重要。深度睡眠期也是生长激素分泌的高峰期, 对细胞分裂和修复来说至关重要。

至于快速眼动睡眠的具体意义何在, 尚不清楚, 因为缺少快速眼动睡眠受到的影响, 没有缺少非快速眼动睡眠所受影响严重, 即使连续两周缺少快速眼动睡眠, 被测试者也没受到什么健康上的影响。快速眼动睡眠期间, 我们做的梦非常生动清晰。不管是在快速眼动睡眠期, 还是在非快速眼动睡眠期, 我们都会做梦。但有趣的是, 在非快速眼动睡眠期我们所做的梦, 一般都是比较概念性的, 而在快速眼动睡眠期所做的梦, 则更真实、更情绪化。

有科学家认为, 这是因为在快速眼动睡眠期, 大脑有一个相对安全的环境去练习如何处理一些我们在日常生活中未必有机会遇到的情景或者情绪。在快速眼动睡眠期, 身体肌肉处于暂时性瘫痪的状态, 让我们无法对这些情绪采取相应行动。也有科学家认为, 那是大脑消除记忆或处理它所抗拒的一些感受或情绪的方法。但两种说法都各有其缺漏, 真正的答案现在依然无人得知。

我们即将进入睡眠的科学领域, 一起探讨在睡眠时大脑的奥秘。

睡眠周期

整个晚上，每 90 ~ 110 分钟，就会完整经过一次睡眠的五个阶段。

睡眠的五个阶段可以通过脑电波活动进行划分。脑电波的活动可以通过脑电图仪扫描。第一阶段，睡意袭来，意识开始断断续续。然后就会进入轻度睡眠阶段和两个深度睡眠阶段。你的脑部活动开始放缓，呼吸放缓，心率和体温下降，也越来越不那么容易醒过来。最后你的脑部活动又开始活跃起来，脑电图看起来更像清醒时的状态，此时便进入快速眼动睡眠阶段——大部分鲜活梦境发生的时期。五个阶段为一个循环过程，整晚循环数次，而快速眼动睡眠期的时间在每一个循环里都会比上一个循环持续时间更长。

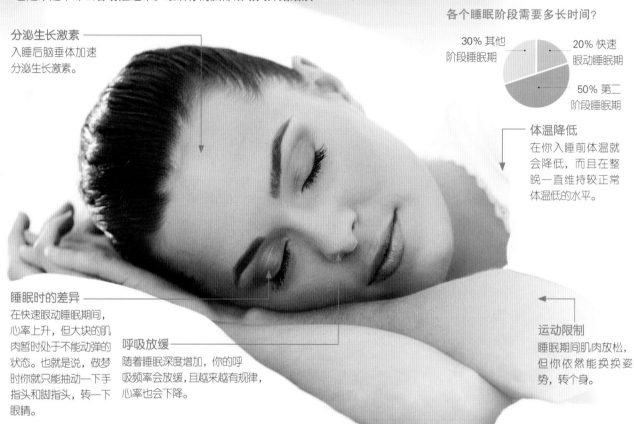

分泌生长激素
入睡后脑垂体加速分泌生长激素。

各个睡眠阶段需要多长时间？

30% 其他阶段睡眠期

20% 快速眼动睡眠期

50% 第二阶段睡眠期

体温降低
在你入睡前体温就会降低，而且在整晚一直维持较正常体温低的水平。

睡眠时的差异
在快速眼动睡眠期间，心率上升，但大块的肌肉暂时处于不能动弹的状态。也就是说，做梦时你就只能抽动一下手指头和脚指头，转一下眼睛。

呼吸放缓
随着睡眠深度增加，你的呼吸频率会放缓，且越来越有规律，心率也会下降。

运动限制
睡眠期间肌肉放松，但你依然能换换姿势，转个身。

大脑活动

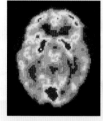

完全清醒
这张扫描图里红色区域显示的是清醒状况下人类大脑的活动区域，而蓝色区域则是不活动的区域。

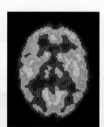

深度睡眠
在非快速眼动睡眠期的尾段，大脑活跃度下降，清冷的蓝色和紫色占据了大片区域。

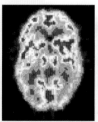

快速眼动睡眠（做梦）
做梦时大脑显示大片活跃区域，与清醒时的红色活跃区域相近。

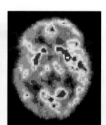

轻度睡眠
在非快速眼动睡眠期的第一阶段，大脑没清醒时那么活跃，但依然保持警惕，容易清醒。

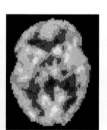

睡眠不足
睡眠不足的大脑状况看上去与非快速眼动睡眠期的大脑状况相似，有大片不活动区域。

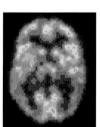

非快速眼动睡眠期
随着非快速眼动睡眠期四个阶段逐步递进，大脑活跃度会逐渐下降。

做梦与深睡

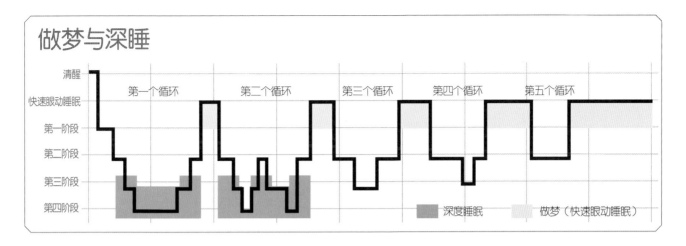

清醒　快速眼动睡眠　第一阶段　第二阶段　第三阶段　第四阶段

第一个循环　第二个循环　第三个循环　第四个循环　第五个循环

深度睡眠　　做梦（快速眼动睡眠）

清理脑袋垃圾

　　大脑是一个对能源渴求度非常高的器官。脑最多就占人体体重 2%，但消耗的能量，竟是人体总耗能的 25%。问题来了，它到底是如何清理自身垃圾的？纽约罗切斯特大学（University of Rochester）的内德加实验室（Nedergaard Lab）的研究人员认为，睡眠时间或许就是大脑清理垃圾的时间。身体其他部位通过淋巴引流系统清除垃圾，但大脑是受高度保护的神圣领域，淋巴管无法上延至大脑。取而代之的，这个神圣的中央神经系统是浸泡在清澈的液体里，这种液体叫脑脊液（简称 CSF），废物就溶解在这液体里被清理掉。他们通过研究发现，白天，脑脊液在大脑外面，但到了晚上睡觉时，脑细胞之间就会打开缝隙，让脑脊液顺着血管经过的地方，把大脑每个角落都冲刷干净，将有毒的分子清理掉。

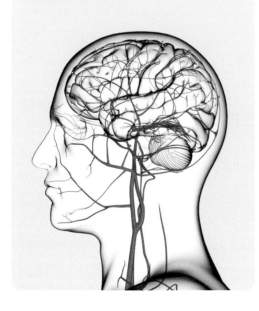

睡眠的
各个阶段

睡眠的状态不是从一而终的，睡眠因脑部活跃度不同而分为五个阶段

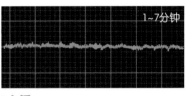

1~7分钟

1.入睡

第一阶段，你会感到睡意渐渐袭来，眼皮开始发沉，开始不受控制地点头。在这个睡意渐浓的阶段，人很容易醒过来，脑部活动依然相对活跃。通过脑电图扫描仪（EEG）显示出来的脑电波图能看出脑部活动开始放缓，皮质波的成像会变得比之前要高要尖。一整晚睡眠过程中，你会反复几次进入这种半清醒半睡眠的昏昏沉沉的阶段。

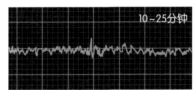

10~25分钟

2.轻度睡眠

经过几分钟后，你的脑部活跃度进一步下降，开始进入轻度睡眠阶段。在 EEG 的监控器上显示出脑电波频率进一步放缓，波频图案看起来变大了，其中还会有短期一两秒的突然活跃期，这种波频叫"睡眠梭状波"。进入第二个睡眠阶段后，你的眼球停止运动，但仍很容易醒过来。

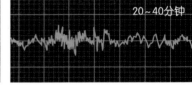

20~40分钟

3.中度睡眠

随着进入睡眠第三阶段，"睡眠梭状波"就会停止，预示着你的大脑进入了中度睡眠阶段。这个阶段就是深度睡眠的前奏了。EEG 上显示的脑部活动波频图出现三角波，较之前两个阶段更平缓，偶尔出现小幅度且快速的波频改变。进入第三个阶段，你就更不容易醒过来了。

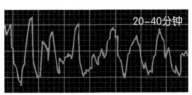

20~40分钟

4.深度睡眠

学术界存在一个争议，就是睡眠的第三和第四阶段是分别为两个阶段，还是一个阶段的两个部分？睡眠的第四阶段是我们睡得最沉的时候，这时候真的很难把你叫醒。EEG 会显示出又高又宽的波频图，叫三角波。这个阶段肌肉放松，呼吸放缓且有规律，会让人打呼噜。

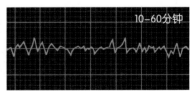

10~60分钟

5.快速眼动睡眠

经过深度睡眠后，你的大脑又重新开始活跃，脑电波看起来就像清醒时一样。梦大部分在这个阶段发生。肌肉会在这时处于暂时瘫痪状态，眼球滚动，因此才被称为"快速眼动睡眠"。每一个完整的睡眠周期大概需要 90 分钟，每晚有 3 ~ 5 个做梦阶段。

睡眠障碍

让人不得好眠的睡眠障碍症超过 100 种

优质睡眠是健康的保障，睡眠质量不佳或时间不足都不利于维持生理和心理健康，会给日常生活带来严重负面影响。

睡眠障碍主要分四种：入睡障碍、保持清醒障碍、维持睡眠规律障碍和反常睡眠行为。难以入睡或难以保持入睡状态被称为失眠，是其中一种最为人熟知的睡眠障碍症，大概 1/3 人口受到过失眠的折磨。而难以保持清醒状态，也就是常说的嗜睡症，则没那么常见。这当中最典型的例子，就是嗜眠发作，患者白天困倦异常，常伴有短时不受控制地睡着。至于造成难以维持睡眠规律的原因，则可以是外部干扰因素导致日常生活节奏被打乱，比如时差和三班倒的工作，也可能是内部因素，即大脑负责调节生理钟的部位出了问题。

反常的睡眠行为包括夜惊、梦游、快速眼动睡眠行为障碍。夜惊和梦游大多发生在儿童身上，一般随着年纪增长症状会消失，但其他反常睡眠行为则会持续至成年期。快速眼动睡眠行为障碍，是丧失了在这个睡眠阶段伴有的肌肉张力暂时性抑制，从而肢体可随着梦境进行相关动作。

对睡眠障碍的治疗针对具体障碍类型而定，有时候只要把卧室环境调整为让人更容易入睡的环境，就能解决问题了。

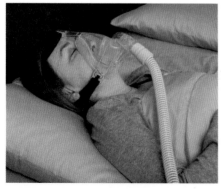

持续正压通气机（CPAP）将空气持续地输入密闭的面罩，防止使用者气道萎陷。

睡眠窒息症

睡眠窒息症是一种危险的睡眠障碍。这是睡觉时气道壁过度松弛，导致呼吸中断持续 10 秒甚至更久的症状，会导致脑部缺氧。这时脑部就会因为缺氧而启动保护反应，打断患者深度睡眠，防止他们受到伤害。这会使患者醒过来，不过在大多数情况下，大脑只是让他们进入另一个睡眠阶段，导致他们休息质量受影响，次日感到疲倦。

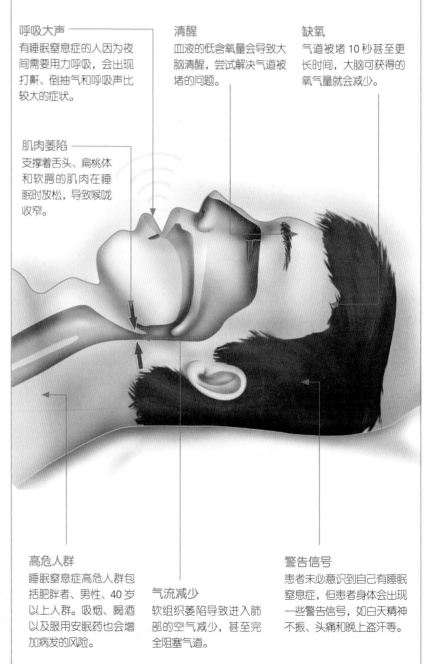

呼吸大声
有睡眠窒息症的人因为夜间需要用力呼吸，会出现打鼾、倒抽气和呼吸声比较大的症状。

肌肉萎陷
支撑着舌头、扁桃体和软腭的肌肉在睡眠时放松，导致喉咙收窄。

清醒
血液的低含氧量会导致大脑清醒，尝试解决气道被堵的问题。

缺氧
气道被堵 10 秒甚至更长时间，大脑可获得的氧气量就会减少。

高危人群
睡眠窒息症高危人群包括肥胖者、男性、40 岁以上人群。吸烟、喝酒以及服用安眠药也会增加病发的风险。

气流减少
软组织萎陷导致进入肺部的空气减少，甚至完全阻塞气道。

警告信号
患者未必意识到自己有睡眠窒息症，但患者身体会出现一些警告信号，如白天精神不振、头痛和晚上盗汗等。

"对睡眠障碍的治疗针对具体障碍类型而定"

嗜眠发作症

　　嗜眠发作症是一种慢性疾病，能让人在白天突然睡着。在美国，每 3 000 人就有 1 人受此症困扰。嗜眠发作症的表现不仅是白天大部分时间觉得疲劳嗜睡，还伴有精神不振和注意力无法集中的症状。患者会不受控制地睡着，每次持续时间只有数秒，有的人甚至可以在这段极短暂的睡眠时间里继续写字、走路，甚至开车。在 70% 的病例中，嗜眠发作症还并发猝倒症，也就是肌肉突然松弛失去控制。嗜眠发作症与负责保持大脑清醒的神经递质下视丘泌素分泌不足有关。

失眠症

　　失眠是指进入睡眠状态困难，或者很难维持睡眠状态。患者会在夜里醒来，或者一大清早就醒，还会感到疲劳和精力枯竭。通常认为压力是导致失眠的一个主要原因，但失眠还会与其他心理问题有关，像抑郁、焦虑和精神病，也可能是身体状况导致的，像肺部疾病、激素失调等。若排除了病理同药物的潜在影响因素，治疗失眠的方法通常与改善睡眠保健学相关，像有规律地睡眠作息，傍晚后禁止咖啡因摄取，让房间在夜里保持黑暗和安静的环境等。

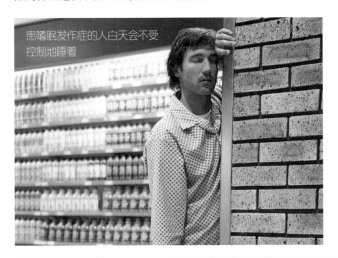

患嗜眠发作症的人白天会不受控制地睡着

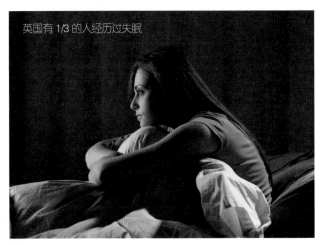

英国有 1/3 的人经历过失眠

梦游

　　有梦游症的人，占总人口 1% ～ 15%，而且更常见于儿童，到 11 岁或者 12 岁症状开始减轻，甚至消失。梦游症发作时，人或许只是从床上坐起来，但也可以进行更复杂的行为，像走路、穿衣、烹饪，甚至驾驶。虽然梦游症发作时人只是在对梦境作出反应，但梦游其实通常发生在非快速眼动睡眠期的深度睡眠阶段，而不是快速眼动睡眠期。

睡眠研究

　　最常用的一种睡眠研究方法是使用多导睡眠监测（PSG），通过一台专用的睡眠监测仪对被监测者进行一整晚的睡眠数据监测。在被监测者下巴、头皮和眼皮上贴上电极，还会在胸口贴上电极片监测心律和呼吸，血压也会整晚受到监测，还会通过套在手指头上的设备监测血液含氧量。多导睡眠监测仪还会记录被监测者多久入睡，之后便会对五个睡眠阶段进行追踪。

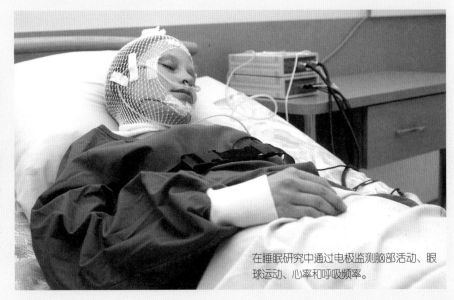

在睡眠研究中通过电极监测脑部活动、眼球运动、心率和呼吸频率。

怎样才能睡个好觉?

了解自己的生物钟是睡个好觉的关键

身体由一个内部生物钟控制着,这个生物钟叫视叉上核,以大约 24 小时为一个工作周期。这个生物钟可算是日出而作。双眼的特殊感受器一接收到蓝光的刺激,便会对生物钟和松果体发出信号,从而抑制睡眠激素——褪黑激素的分泌,告诉你的大脑,是该起床的时候了。

光线可以严重影响睡眠,所以想要睡个好觉,房间一定要尽可能暗。很多电子设备都能产生足以扰乱你生物钟的光线,且晚上使用屏幕背光的显示器也能对你大脑造成干扰,阻碍褪黑激素的产生,延迟入睡。

而到了早上,即使是在周末,也要确保可以感受到日光,可以让你的生物钟及时知道早上到了,这样有助于维持规律的睡眠节奏,也能帮助调整作息规律。

而另一个助你好眠的因素,是让身体在睡觉前逐渐平静下来。像咖啡因和尼古丁等刺激性物质会保持你大脑清醒,以至于让你彻夜难眠。就算是有放松作用的东西,如酒精,也能产生负面影响:尽管酒精能让大脑放松下来,但它同时却干扰了正常的睡眠周期,影响正常的深度睡眠和快速眼动睡眠。

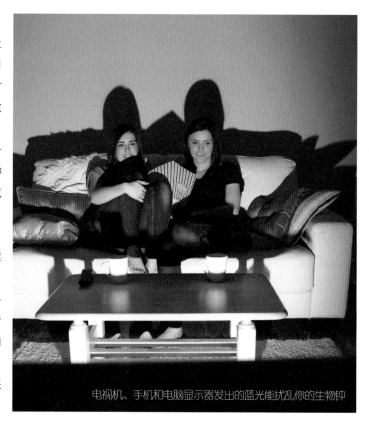

电视机、手机和电脑显示器发出的蓝光能扰乱你的生物钟

睡眠不足的危害

睡眠不足不只是让你感觉疲劳那么简单——还潜藏着一系列你看不见的危险

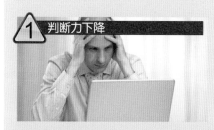

① 判断力下降

睡眠不足影响视觉工作记忆,让人难以区分相关和不相关的刺激,情商下降,行为管理和压力管理受影响。

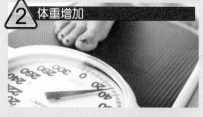

② 体重增加

睡眠不足会影响激素分泌,当中就包括调节胃口的激素。瘦素(告诉你体内储存了多少脂肪的激素)浓度降低,饥饿激素分泌就会增加。

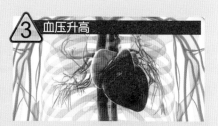

③ 血压升高

睡眠不足会导致血压升高,长此以往还会增加患冠心病和中风的风险。睡眠窒息症患者更是高血压高发人群。

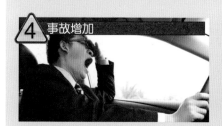

④ 事故增加

美国每年因为疲劳驾驶导致的车祸多达 10 万宗,其中超过 1/3 的肇事司机承认开车途中睡着了。

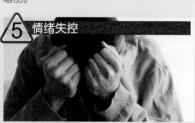

⑤ 情绪失控

心理健康问题与睡眠障碍有密切关系,睡眠不足会对神经递质带来可怕的影响,出现类似于抑郁、焦虑和狂躁的症状。

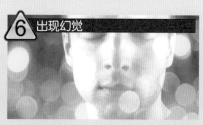

⑥ 出现幻觉

严重的睡眠不足会让人产生幻觉——看到不存在的事物。在少数个案中,甚至会导致短暂性的精神失常或与偏执型精神分裂症相似的症状。

粉碎睡眠的神话

替你粉碎 5 个人人信以为真的关于睡眠的神话

"数绵羊"

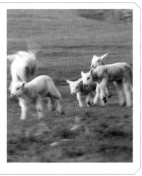

牛津大学的研究人员找来一批失眠症患者，计算他们进入睡眠状态所需要的时间。研究人员让受测试者数绵羊也好，幻想一个放松的意境也好，做什么都行，只要能睡着。结果发现，幻想一个放松意境的，比数绵羊或采取其他方法的人更快进入梦乡，而且平均快 20 分钟哦！

"打完呵欠就能醒了"

一直以来大家都认为，打呵欠是因为累了，要给睡意甚浓的大脑多吸点氧，让它醒醒神。但原来这并不是事实。最新研究显示，我们打呵欠其实是为了让大脑冷静下来，通过深吸一口气给大脑环境降降温，好给它一个温度最适宜的工作环境。

"现在的年轻人真懒"

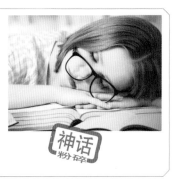

人的睡眠习惯在进入青春期之前开始发生改变，在 10 ~ 25 岁，人每晚需要大概 9 个小时的睡眠时间。青少年也会经历生物钟的改变阶段，叫"睡眠相位延迟"，上床睡觉的时间比之前要晚大概 2 小时，相应地，也会变得爱"睡懒觉"了。

"千万别把梦游者叫醒"

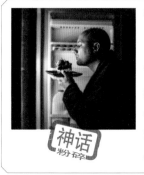

应该不少人都听说过，把一个梦游的人叫醒可是会要了梦游者的命。这话其实没多少依据。把一个梦游中的人叫醒会让他们觉得困惑和迷失，但总比让他们继续梦游要安全。小心翼翼地把他们引导回床上是最安全的做法，但轻轻地摇醒他们，也不会造成什么伤害。

"吃奶酪做噩梦"

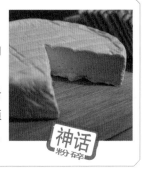

英国奶酪委员会为了破除这个荒谬的说法专门做了项研究，每天让 200 名志愿者吃 20 克奶酪，为期一周，并让他们记录这期间做过的梦。结果居然没有人做噩梦。更有趣的是，在每天吃斯第尔顿奶酪的志愿者中，有 75% 的男性和 85% 的女性说，梦境非常鲜明真实。

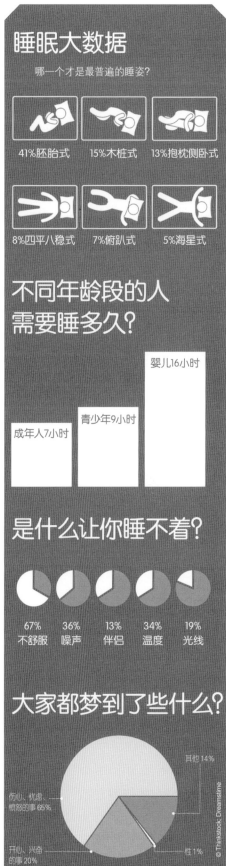

睡眠大数据

哪一个才是最普遍的睡姿？

41% 胚胎式　15% 木桩式　13% 抱枕侧卧式

8% 四平八稳式　7% 俯趴式　5% 海星式

不同年龄段的人需要睡多久？

成年人7小时　青少年9小时　婴儿16小时

是什么让你睡不着？

67% 不舒服　36% 噪声　13% 伴侣　34% 温度　19% 光线

大家都梦到了些什么？

其他 14%

伤心、忧虑、愤怒的事 65%

开心、兴奋的事 20%

性 1%

血脑屏障 是什么?

保证你大脑安全的生物屏障

大脑可说是人体最重要的器官了，而且它还不会受到可怕的化学物质侵蚀或被具有侵略性的细菌和病毒的感染。为了保障神经细胞的安全，大脑建起了一道生物壁垒，叫血脑屏障。

血管是人体里的高速公路，将养分和氧向全身各组织输送，顺便带走废物。可不幸的是，血管同时也会将有害的化学物质和细菌或病毒传遍全身。在身体大部分组织里，化学物质是可以自由穿透血管壁，在细胞之间相互渗透，进入组织的。不幸中的万幸，这种状况不会发生在大脑。

为了防止有害污染物进入大脑，附于血管的细胞通过一种叫"紧密连接"的结构将血管紧密编织到一起。带状结构的组织像网一样连着细胞膜，从而把细胞都网连到一起，形成一个屏障，防止有害物质穿透细胞之间的缝隙进入大脑。

包裹在形成紧密连接的细胞外面的，是一种叫周细胞的细胞，它们拥有像肌肉一样收缩的能力，控制流经血管的血量。而就在周细胞外，是第三种细胞，叫星形胶质细胞，从胞体伸出的分支能分泌胶质维持这道屏障。

有些大分子，如激素，是需要进出大脑的，而血脑屏障也的确有些薄弱的地方，可让激素进出。其中一个比较薄弱的地方叫"最后区"，这里对毒素尤其敏感。这个区域也叫"呕吐中心"，所以，一旦这里被激活，不用我多说你也该知道会有什么后果了吧。

保护大脑

图解保护大脑细胞的保护屏障

血管
血液里含有丰富的养分，但也可能把对大脑造成伤害的有毒物质带进大脑。

大脑
血脑屏障帮助维持保障大脑正常运作的微量元素的微妙平衡。

星形胶质细胞
这些组织结构支撑细胞因其星形而得名，它们会伸出长长的分支分泌化学物质维持屏障结构。

渗透
血脑屏障也不是能阻挡一切物质的。水、脂溶性分子和一些气体还是能穿过屏障的。

载体
在血管表面的一些具有特异性的载体把一些重要的分子，如葡萄糖，带进屏障内。

周细胞
这些细胞可以收缩，帮助调节大脑毛细血管内的血流量。

内皮细胞
内皮细胞形成血管的内壁，包裹成中空管状结构输送往返于大脑的血液。

紧密连接
附着在血管上的这些细胞紧密相associated连，防止分子通过细胞之间的间隙渗透。

穿透屏障

若什么都不能穿透血脑屏障，你的脑细胞撑不了多久就会死亡。其实，水和一些气体是能轻易进出血脑屏障的，而且血脑屏障的构成细胞也能让葡萄糖等重要的分子进出。可溶于脂的分子也能穿透屏障，这就让尼古丁和酒精能轻易进入大脑。但这里就存在一个问题了，大部分药物的分子都过大，或运输进入大脑非常耗能，要是患者出现神经上的问题，像抑郁或痴呆，直接对大脑进行治疗会是一个难题。研究人员正在寻找方法突破屏障，包括直接往浸润大脑的液体（脑脊液）注入治疗物质，通过让血管变得具有可渗性实现对屏障的干扰，甚至设计木马分子让治疗物质穿过屏障。

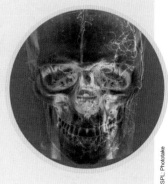

脑垂体 原来长这样

这个激素工厂是干什么的？为什么我们不能没了它？

只有豌豆大小的脑垂体位于大脑底部，靠近下丘脑，看着不起眼，却在人体诸多重要系统上起着重要的作用。

脑垂体又被叫作"指挥腺"，这不仅是因为它能分泌各种激素控制多项身体功能，还能指挥卵巢和睾丸等腺体工作。

脑垂体由三部分组成，分别是前叶、后叶和中叶——而最后的中叶，被认为是大脑前叶的一部分。脑垂体与下丘脑紧密协作，后者负责监测血液中激素的浓度，并在激素浓度过低时刺激脑垂体合成并分泌激素。

前叶负责合成 7 种重要的激素，当中就包括调节生长和生育的激素。

促肾上腺皮质激素（ACTH）刺激肾上腺分泌皮质醇控制新陈代谢，而黄体激素则刺激女性排卵和男性产生睾酮。

至于后叶，虽然本身并不合成激素，但却储存两种激素：通过让肾把更多水分供回血液减少尿液产生的抗利尿激素（ADH），以及刺激子宫在分娩时收缩，还能促进母乳分泌的催产素。

了解巨人症

脑垂体分泌生长激素，在成人体内控制肌肉量和脂肪量，还在免疫系统里担任重要角色。在儿童体内，生长激素在他们成年之前改变身型和增加体重固然相当重要，但有时脑垂体会过度活跃——通常是由良性肿瘤导致——分泌过多生长激素。在这种情况下，人不但身高超过正常人的平均水平，手、脚和脸也会相应地超过正常人的大小。虽然光从大小上来讲这也不是多坏的事，但巨人症通常还会伴有其他健康问题，像骨骼问题、严重的头痛，甚至是一些危及生命的问题，像心脏病。若发现得早，及时通过药物治疗控制生长激素分泌，通过手术摘除肿瘤，便可预防巨人症导致更严重的状况。

解剖脑垂体

这个举足轻重的激素工厂到底藏在大脑的哪里呢？

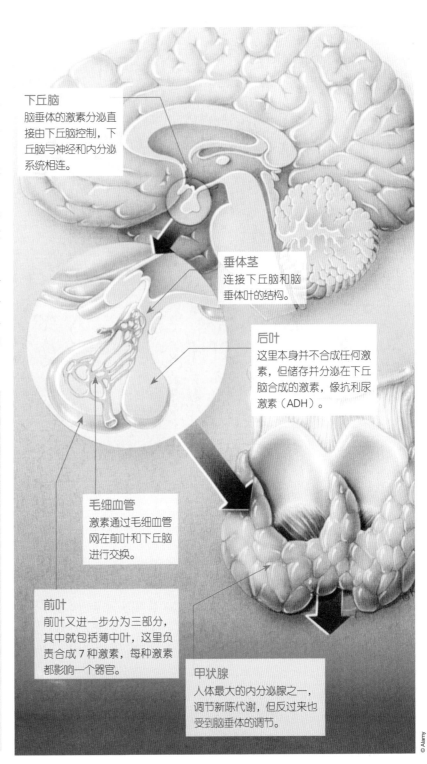

下丘脑
脑垂体的激素分泌直接由下丘脑控制，下丘脑与神经和内分泌系统相连。

垂体茎
连接下丘脑和脑垂体叶的结构。

后叶
这里本身并不合成任何激素，但储存并分泌在下丘脑合成的激素，像抗利尿激素（ADH）。

毛细血管
激素通过毛细血管网在前叶和下丘脑进行交换。

前叶
前叶又进一步分为三部分，其中就包括薄中叶，这里负责合成 7 种激素，每种激素都影响一个器官。

甲状腺
人体最大的内分泌腺之一，调节新陈代谢，但反过来也受到脑垂体的调节。

人体的消化系统

食物如何转化为能量

消化系统是人体内负责处理食物、将食物转化为人体可利用的能量的多个内脏器官的统称。这个复杂的系统从嘴一直延伸至肛门。

组成消化系统的主要器官包括口腔、食道、胃、小肠、大肠和肛门。每个器官都有不同的功能，最大限度地从食物中吸取能量，并安全地将废物排出体外。二级器官，如肝、胰腺、胆囊，在黏膜细胞的帮助下辅助消化过程，黏膜细胞附着在所有中空的器官上，分泌黏液，帮助食物顺畅无阻地经过。肌肉收缩被称为蠕动，在整个消化系统中也起到推送食物的作用。

从食物入口开始，整个消化系统便启动了。咀嚼的动作把食物切割成细块，随着食物被吞咽进入食道，唾液开始将食物中的淀粉分解成单糖。食物经过食道进入胃之后，可以在那里储存长达 4 小时。

胃分泌消化液与食物充分混合，将食物进一步分解为更简单的分子。这些分子随后慢慢进入小肠，由胰腺、肝和小肠腺体分泌出来的消化液和各种消化酶在小肠对食糜进行最后一步的化学分解程序。所有营养成分由肠壁吸收，通过血流输送全身。

通过小肠后，食物里所有的营养成分都被吸收完了，剩下的就只有垃圾，包括纤维和衰老的黏膜细胞，这些垃圾会被送进大肠，直到大肠蠕动排出体外。

"所有营养成分由肠道吸收，通过血流输送到全身"

身体是如何消化食物的

多个不同器官参与消化过程

口腔
食物通过口腔进入身体，也是在这里最先被切割成小块。腺体分泌的唾液开始把食物里的淀粉进行分解。

食道
食道把食物输送入胃。在这一阶段，食物已通过咀嚼被切割成小块，唾液对淀粉进行分解。

胃
食物在此被分解成更细小的分子，然后进入小肠。胃分泌的胃酸和各种消化酶帮助促进食物在胃里的消化过程。

大肠
结肠，又称大肠，经过消化系统产生的食物残渣在通过直肠排出体外之前储存的地方。

小肠
食物分解后的营养成分被小肠壁吸收，进入血液被送往全身。食糜就在这里被肝和胰腺分泌的消化酶进行进一步分解。

直肠
食物残渣（粪便）通过这里离开消化系统。

胃部如何运作?

胃是消化系统里最重要的器官之一

　　胃的功能是在食物进入负责吸收养分的小肠前，把食物分解成简单的分子。胃其实分为四部分，每部分功能都不一样。最上端是贲门，食物经过食道后最先会储存在这里，胃底位于胃本体上方，胃本体就是胃的主要构成部分,食物与胃酸在这里充分混合。最后一部分是胃窦，其组织结构包括幽门括约肌，负责控制每次往小肠排出的食物量。在食道黏膜和食道蠕动作用下，食物自然通过食管括约肌进入胃部，并在那里通过胃部肌肉自然收缩与胃酸和胃液充分混合。

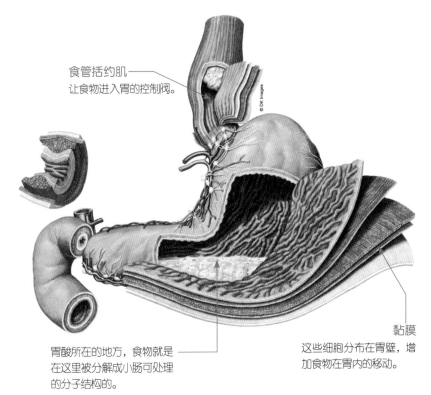

食管括约肌
让食物进入胃的控制阀。

胃酸所在的地方，食物就是在这里被分解成小肠可处理的分子结构的。

黏膜
这些细胞分布在胃壁，增加食物在胃内的移动。

肠道如何运作?

肠是消化系统关键的一部分，与分解食物吸收养分息息相关

　　肠分小肠和大肠。小肠是对食物进行最后的消化步骤、吸收养分后将营养送进血液的地方，而大肠则是食物残渣在通过肛门排泄出体外之前储存的地方。小肠和大肠的结构都可以进一步细分，小肠可细分十二指肠、空肠和回肠，大肠可细分为盲肠、结肠和直肠。除了储存食物残渣外，大肠还会在残渣排出体外之前进一步吸收水分和盐分。肌肉收缩和黏膜组织对肠道能否正常工作起到很大作用。在肠道的下部，还有黏膜的变异组织，叫绒毛组织。

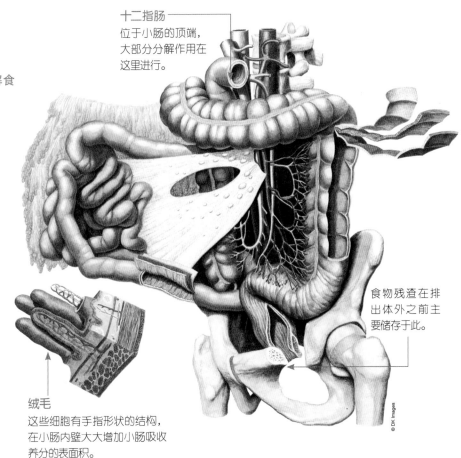

十二指肠
位于小肠的顶端，大部分分解作用在这里进行。

食物残渣在排出体外之前主要储存于此。

绒毛
这些细胞有手指形状的结构，在小肠内壁大大增加小肠吸收养分的表面积。

人体 的呼吸系统

呼吸关系着有机体的生死存亡。呼吸的过程就是把环绕在我们四周的空气里的氧气送进人体组织细胞里，帮助耗能

肺的运作原理

肺是人体主要呼吸器官

咽
咽既属于呼吸系统，也属于消化系统。进食时结缔组织会厌会关闭气管，防止人被呛到。

鼻通道/口腔
空气通过鼻通道和口腔进入身体，氧气才能被传输至身体需要的组织。鼻通道和口腔也是二氧化碳排出的通道。

气管
空气通过鼻通道进入身体后会顺着气管往下传输。

肺泡
肺泡是终末细支气管末端的小囊泡，它们直接与血液进行接触。氧和二氧化碳就是通过肺泡进出血液的。

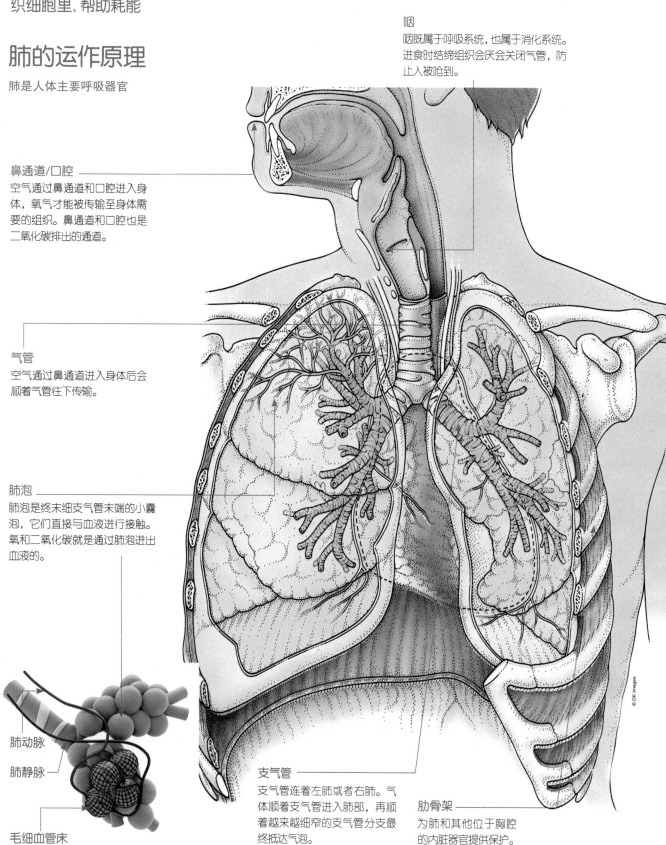

肺动脉

肺静脉

毛细血管床

支气管
支气管连着左肺或者右肺。气体顺着支气管进入肺部，再顺着越来越细的支气管分支最终抵达气泡。

肋骨架
为肺和其他位于胸腔的内脏器官提供保护。

© DK Images

人呼吸系统的主要器官是肺。人有两个肺，左肺分两叶，右肺分三叶。真正进行气体交换的，其实是肺泡，两个肺加起来，有 3 亿~5 亿个肺泡。

呼吸分成 4 个主要阶段：肺通气、肺气体交换、气体在血液中运输和组织中气体交换。在给身体输氧和运走二氧化碳的过程中，4 个阶段每一阶段都至关重要。肺通气和气体运输需要消耗能量，因为促进这些运动发生需要横膈膜和心肌参与，而气体交换则不需要消耗能量。人在休息时，会以每分钟 10~20 下的呼吸把空气吸入肺部，这个动作由横膈膜收缩带动，空气通过嘴或鼻顺序进入咽、喉、气管，然后是两条支气管中的其中一条。黏液和纤毛把气体中的杂质微粒进行过滤，保持肺部清洁。

气体进入肺部，氧会利用肺泡通过扩散作用进入血液，二氧化碳也会通过扩散作用从血液进入肺呼出体外。气体的扩散作用由肺和血液之间的压强差引起。氧气通过扩散作用进入全身组织也是同理。当血液经过肺携氧变成含氧血后，就会被运送至需血量最大的部位。若人在进行运动，呼吸加速，心跳便会随之加快，以确保有足够的氧抵达需氧的身体组织。氧被用于葡萄糖分解，为身体供能。分解过程在细胞的线粒体内进行。二氧化碳是分解过程中产生的废物之一，当二氧化碳在体内积聚，我们就需要把二氧化碳输回肺部呼出体外。

身体还能进行无氧呼吸，但通过无氧呼吸产生的能量较有氧呼吸少很多，二氧化碳是副产物，还会产生乳酸。无氧呼吸后身体需要时间和消耗多余的氧去分解乳酸，这就是所谓的氧债。

我们是怎么呼吸的？

把氧气吸入身体其实是很复杂的过程

呼吸不用动脑子，直接由身体肌肉收缩控制。横膈膜有规律地一张一缩，控制着呼吸。横膈膜收缩时通过制造一个真空环境把空气吸进肺部。肺部吸入气体膨胀，填充扩张了的胸腔，空气通过迷宫一样复杂的支气管入肺，最后抵达细支气管末端的肺泡。吸气时你会看到胸部因为肺的扩张而升起。每个肺泡都被无数血管包覆着，氧和二氧化碳就是在这时进行肺与血液之间的交换。血液里的二氧化碳进入肺泡，与被吸入体内但未被人体使用的气体一起在横膈膜扩张作用下排出体外。肺随着呼气作用恢复到原来体积大小。

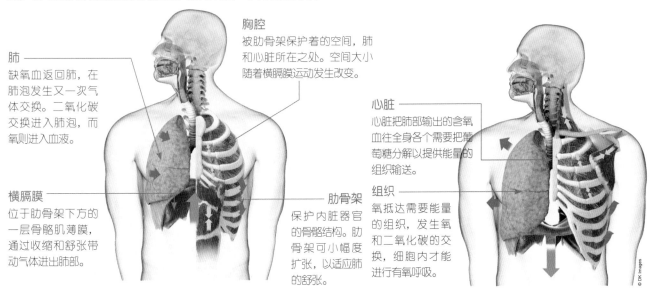

胸腔
被肋骨架保护着的空间，肺和心脏所在之处。空间大小随着横膈膜运动发生改变。

肺
缺氧血返回肺，在肺泡发生又一次气体交换。二氧化碳交换进入肺泡，而氧则进入血液。

横膈膜
位于肋骨架下方的一层骨骼肌薄膜，通过收缩和舒张带动气体进出肺部。

肋骨架
保护内脏器官的骨骼结构。肋骨架可小幅度扩张，以适应肺的舒张。

心脏
心脏把肺部输出的含氧血往全身各个需要把葡萄糖分解以提供能量的组织输送。

组织
氧抵达需要能量的组织，发生氧和二氧化碳的交换，细胞内才能进行有氧呼吸。

© DK Images

为什么我们需要氧气？

体内释放能量需要氧，所以有氧气我们才能活着

虽然通过无氧呼吸也能短时间地为我们的身体供能，但这个方法不但效率不高，还会产生氧债，在身体进行过量运动或是停止用力之后，氧债可是要还的。氧气供给只要停止数分钟，人就会死亡。氧会被输送到需要分解葡萄糖的细胞里，葡萄糖分解后才能给身体组织供能。葡萄糖分解的化学公式如下：

$$C_6H_{12}O_6+6O_2=6CO_2+6H_2O+ 能量$$

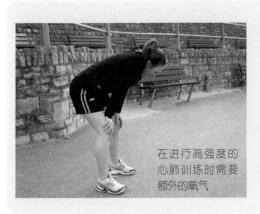

在进行高强度的心肺训练时需要额外的氧气

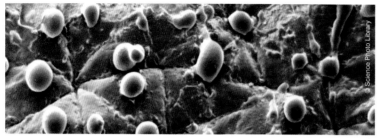

通过电子显微镜拍到的人体皮肤表面通过毛孔分泌的汗珠

为什么我们会 出汗?

就像医生说的, 汗腺分泌……

汗是通过细小的汗腺分泌的, 是身体机制在降低体内温度时使用的主要手段。人体有两种汗腺, 分别是外泌汗腺和顶泌汗腺。前者调节身体温度, 是排出汗液的主要渠道, 而后者与身体脱水没太大关系, 更多的是与情绪压力有关。

外泌汗腺由交感神经系统控制, 当体内温度升高时, 便会在皮肤表面排出以盐和水分为主要成分的液体。排出的液体储存有多余的热量, 通过蒸发将热量传递到空气中。

外泌汗腺和顶泌汗腺都只存在于哺乳动物身上, 一旦全身大部分汗腺被激活, 就相当于主要的体温调节器。某些哺乳类动物, 像猫、狗和羊, 只有在固定地方——爪子和唇——才有外泌汗腺, 所以它们要张开嘴喘气才能调节体温。

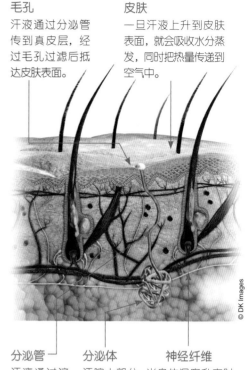

毛孔
汗液通过分泌管传到真皮层, 经过毛孔过滤后抵达皮肤表面。

皮肤
一旦汗液上升到皮肤表面, 就会吸收水分蒸发, 同时把热量传递到空气中。

分泌管
汗液通过这条管道抵达真皮层。

分泌体
汗腺大部分分泌细胞都在这里。

神经纤维
当身体温度升高时, 神经纤维向腺体传递信息, 开始制造汗液。

关于脱水

喝水不够会带来什么后果?

光是呼吸、流汗和排尿, 每人平均每天就消耗了 10 杯水。水分在人体总体重中所占比例可高达 75%, 以致一不小心身体就会脱水。水分在体内发挥作用, 维持身体系统正常运作, 也参与各种功能的运作。

总的来说, 当身体补充的水分低于流失的水分时, 就会出现脱水现象; 体内盐分和糖分的浓度、微量元素的平衡也会跟着失调; 酶活性降低, 毒素更容易积聚, 甚至呼吸也因为肺部得更费力地工作而变得困难。

婴儿和老年人是最容易出现脱水症状导致身体机能出问题的, 因为这两类人群的身体复原力相对较弱。一般建议每天要喝 8 杯水或 2 升水。但最近的研究却发现, 很难说得清人一天到底需要喝多少水。

水太多?

喝水也要讲究完美平衡的量。喝太多会导致水中毒, 带来的伤害绝对不亚于喝太少带来的伤害。若人身体里摄入过多水分, 像电解质和钠等营养物质就会被过度稀释, 身体就会出状况: 细胞开始膨胀, 甚至会被撑爆, 若不及时进行静脉注射补充电解质, 可是会致命的。

脱水的危害

脱水程度对身体带来的危害。

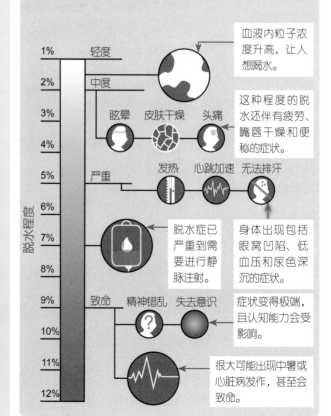

脱水程度

1% 轻度
2% 中度
3% 眩晕 皮肤干燥 头痛
4%
5% 严重 发热 心跳加速 无法排汗
6%
7%
8%
9% 致命 精神错乱 失去意识
10%
11%
12%

血液内粒子浓度升高, 让人想喝水。

这种程度的脱水还伴有疲劳、嘴唇干燥和便秘的症状。

脱水症已严重到需要进行静脉注射。

身体出现包括眼窝凹陷、低血压和尿色深沉的症状。

症状变得极端, 且认知能力会受影响。

很大可能出现中暑或心脏病发作, 甚至会致命。

为什么皮肤 会留疤?

形成疤痕的蛋白质和构成普通皮肤的蛋白质是一样的, 但为什么它们看起来有那么大区别?

疤痕是皮肤伤口愈合自然过程的一部分。我们身体上总有那么些疤痕存在。但为什么疤痕看起来和正常皮肤那么不一样呢?原因就在于它们的蛋白质组成。

正常皮肤的蛋白质结构是网篮状编织形的,而疤痕的蛋白质则是单一方向排列的。这种排列结构上的不同,就导致了疤痕与正常健康皮肤外观上的不一样。疤痕比正常皮肤更平滑,因为上面没有汗腺和毛孔,但也因此常常会痒。另外,疤痕也分好几种。最常见的是平疤——一开始颜色较深,也会突起,但随着时间过去,疤痕成熟,颜色就会淡去,皮肤表面恢复平滑。肥大性疤痕的典型特征是颜色较红且会隆起,通常真皮层受损就会形成肥大性疤痕,还可能长时间都伴有痒和痛的感觉。

至于疤痕疙瘩,则相对于其他种类的疤痕来说是最极端的类型。跟大部分其他疤痕不一样,由于疤痕组织过度增生,疤痕疙瘩的范围会超出受伤皮肤的范围。疤痕疙瘩不但较周围正常皮肤要高,而且硬度较高,皮肤表面光滑,没有毛发。为什么会形成疤痕疙瘩,到现在还没能弄明白,不过肤色深的人较肤色浅的人出现疤痕疙瘩的概率更高。

因为青春痘和水痘而留下的疤痕一般是凹陷性疤痕,而且身体多处都会有,毕竟会长青春痘和水痘的地方比较多。至于疤痕挛缩,通常都是烧伤后皮肤收缩和紧绷所致。疤痕的严重性取决于它们处在身体哪个部位。比如说,若关节上留了个疤痕,可能会导致运动幅度受限。

凝血
血液里的几种蛋白质可以帮助血液凝固,从而帮助结痂,防止伤口感染。

上皮细胞
上皮细胞快速分裂,覆盖在伤口上新形成的肉芽组织。

新形成的疤痕
一旦新形成的上皮组织增厚,伤口附近皮肤收缩,就会在皮肤表面留下疤痕。

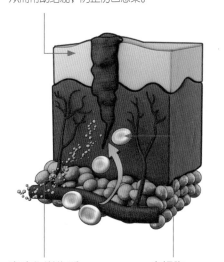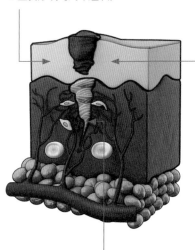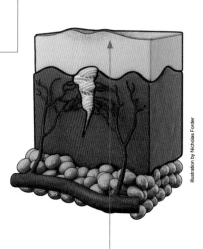

Illustration by Nicholas Forder

炎症化学物质
身体意识到伤口存在,白细胞就会分泌炎症化学物质保护伤口。

白细胞
为了防止伤口感染,白细胞会渗到伤口周围,进入伤口发挥作用。

肉芽组织
新长出的肉芽组织取代凝血,帮助恢复受伤部位的血液供应。

疤痕组织
一旦完全形成,这块组织就叫疤痕组织。因为修复过程中制造过多胶原蛋白,导致疤痕组织缺乏弹性,可以引起痛感或导致功能性障碍。

疤痕能治吗?

你无法阻止疤痕形成,但却有各种治疗方法可以帮助减轻疤痕症状。硅胶凝胶或硅胶片已被证实能有效减少疤痕组织形成,常被用于治疗烧伤的皮肤。这些产品必须在疤痕成熟过程中持续使用才能让治疗效果最大化。皮质类固醇注射可以用于减轻各种疤痕附近的炎症(肿胀)反应,并让皮肤变得平滑。治疗疤痕相对比较冒险的手段,就是外科手术了。可以通过手术改变疤痕形状,但若手术失败,也会让疤痕恶化。

还有几个步骤可以帮助预防伤口愈合后留下难看的疤痕。首先,把伤口上的脏物和死皮组织清理干净,就提高了形成平整疤痕的可能性。另外还要注意千万别去抓或者揭伤疤,因为这样会放慢疤痕形成的速度,导致疤痕外观更明显。

免疫系统 运作原理

你的身体在跟一支黏糊糊的大军进行持久战

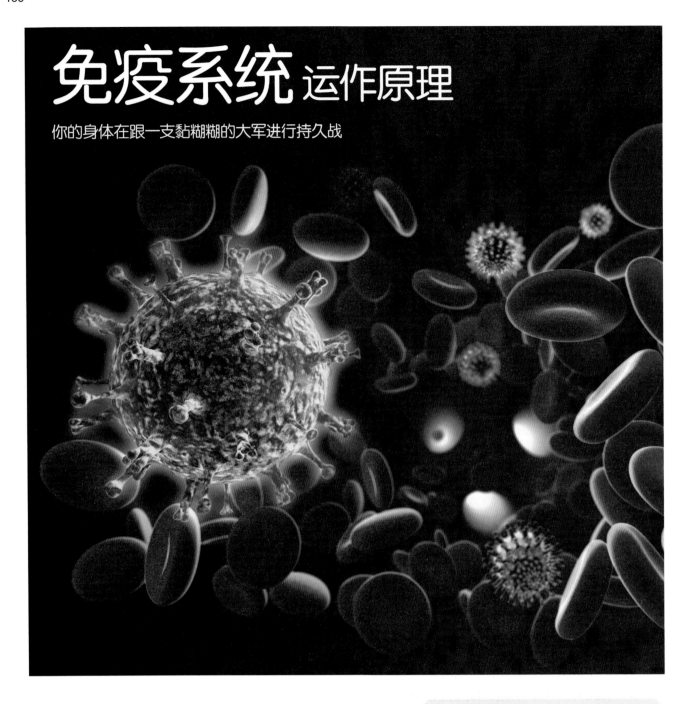

　　真没骗你：就算你就这么坐着看电视，也会有数以亿计的侵略者在对组成"你"的数以亿计的细胞不遗余力地发起全方位进攻。这些入侵者统称病原体，包括细菌（有生命的、需要进食还可以分裂的单细胞生物）、原生生物（较大的单细胞有机生命体）、病毒（霸占了宿主细胞并在里面自我复制的基因信息包）和菌类（一种植物生命体）。

　　细菌和病毒是目前为止最凶险的攻击者。危险的细菌在人体内释放有毒物质带来疾病，像大肠杆菌、炭疽菌和鼠疫。而细胞受到病毒伤害，会导致麻疹、流感、普通感冒，以及其他各种各样的疾病。

　　我们所处环境的一切都在与这些微小的入侵者密谋，包括你自己。光是胃里的细菌数量就比你全身细胞都要多，比例在 10:1 左右。不过你体内微小的士兵们通常都能击退病原体大军，它们有坚实的屏障、攻击力强悍的军队和优秀的情报组织，统称为免疫系统。

生理防线

　　俗话说，"篱笆筑得牢，邻居处得好"，人体解剖结构完美地体现了这句话的精髓。你的皮肤由紧密排列的细胞组成，表面有一层抗菌油层，在它们的防御下，病原体都没法碰触你的身体。身体的各处对外开放的通道也一样守卫森严。你吸进鼻腔的病原体首先要面对着呼吸道内满布黏液的黏膜，这层膜就是捕获病菌用的。吃进肚子的病原体最后会被泡在胃酸里。泪液能将眼里的病原体冲走，里面还有专门对付细菌的酶呢。

适应性免疫系统

为健康而战，白细胞镇守最前线……

　　若病原体够顽强，够狡猾，或数量够多，就能突破非特异性防御系统进入体内。这时就轮到了不起的适应性免疫系统来收拾它们了。在适应性免疫系统里最主要的抵抗军是叫淋巴细胞的白细胞。跟同为白细胞中一种的巨噬细胞不一样，每种淋巴细胞只针对一种特别的病原体。淋巴细胞分两种类型：B细胞和T细胞。

　　当巨噬细胞通过白细胞介素这种化学信息传递入侵病原体的信息后，淋巴细胞便加入抵抗行动。在吞食一个病原体后，巨噬细胞就会呈递相应病原体抗原的信息——辨识相应病原体的分子结构。有了这种分子结构信息，免疫系统会让相应的B细胞和T细胞组装上阵识别并抗击病原体。一旦淋巴细胞识别了病原体，形成抗体，就开始集结大军，大规模清理入侵者。

　　B细胞会产生抗体并游走于全身，抗体要么用于解除病原体武装，要么黏附在病原体上为其他白细胞做识别标记。当T细胞发现目标后，就会将目标锁定，释放有毒化学物质歼灭目标。T细胞特别擅长歼灭被危险病毒感染了的体细胞。

　　整个抵抗过程需要数天甚至更长时间。而白细胞与病原体在体内激烈交战的期间，会让你很难受。所幸的是，免疫系统知道怎么吸取教训。在你身体生成新的B细胞和T细胞抗击病原体时，也会生成记忆细胞——B细胞和T细胞的复制体，就算在病原体被全军击溃后依然留存在体内，下次同样的病原体出现，记忆细胞就能更快地做出反应，集结反攻，在发生任何感染之前便将入侵者全数清除。换句话说，你的免疫系统已经得到升级了。

　　疫苗在你体内释放数量足够刺激你产生记忆细胞，又不至于让你生病的病原体，其实就是这个原理。

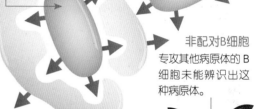

细菌抗原
这些独特的分子结构让你的免疫系统得以在身体细胞当中辨识出细菌。

巨噬细胞
这一类白细胞吞食并消化遇到的病原体。

细菌
所有进入你体内的细菌的表面都带有独特的可作为标识的抗原。

被吞食的细菌
在最初的炎症反应过程中，巨噬细胞吞食细菌。

非配对B细胞
专攻其他病原体的B细胞未能辨识出这种病原体。

呈递细菌抗原
吞食细菌后，巨噬细胞就会将细菌独特的抗原组织信息向B细胞"呈递"出去。

配对B细胞
特定的B细胞辨识出抗原，帮助消灭病原体，接受巨噬细胞的信息呈递。

记忆细胞
配对的B细胞还会复制产生记忆细胞，一旦同类型细胞再次入侵，便可更快速地进行分化增殖。

非特异性防御系统

　　你的生理防线再坚不可摧，病原体还是会不时侵入你的身体。人体马上发起反攻，即非特异性防御，之所以被这么命名，是因为这种防御系统没有针对某种特定的病原体。

　　举个例子，身体出现伤口，细菌通过伤口大规模涌入，人体细胞便释放出叫炎症介质的化学物质，激活主要的非特异性防御反应——炎症。细菌通过伤口进入人体后的数分钟内，血管扩张，让血液和其他体液涌向伤口附近组织。

　　往发炎部位涌过去的体液带有各种类型的白细胞，它们是入侵者的消灭部队。体型最大最坚实的叫巨噬细胞，是专门吞食外来入侵者的白细胞。巨噬细胞一旦发现病原体的化学信息，便能紧紧抓住病原体不放，直接把它吞食，用各种化学酶将病原体分解成可消化的结构，并把不可消化的残余吐出来。一个巨噬细胞在它自身的消化性化学物质从内到外将自己分解之前，能吃掉大约100个细菌。

B细胞如何发动攻击

B细胞锁定并摧毁特定的细菌和入侵者

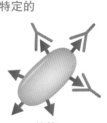

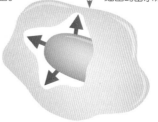

吞噬细胞
吞噬细胞也是白细胞的一种，它们辨识抗体标识，吞食并消化细菌。

抗体
浆细胞释放出抗体，抗体依附在病原体的抗原上。抗体同时还可作为细菌的击杀标识。

浆细胞
配对的B细胞通过自身复制，分化增殖出大量浆细胞，抗击体内同类型的细菌。

淋巴系统

淋巴系统是由多个内脏器官和血管组成的网络。所谓淋巴，是体液的一种，淋巴液从血液进入身体组织，然后又重新回流到血液中。淋巴系统在人的免疫系统中也起着重要作用。淋巴过滤病原体，淋巴系统为淋巴细胞提供了一个抗击疾病的本垒。

左锁骨下静脉
淋巴回流血液入口处的两大静脉之一。

右淋巴管
把淋巴管引向右锁骨下静脉的通道。

右锁骨下静脉
另一条锁骨下静脉，往左与左锁骨下静脉汇聚。

脾
产生白细胞的器官。白细胞负责攻击血液里的病原体。

淋巴管
淋巴在毛细血管里汇聚进入更大的血管。淋巴通过淋巴管回流至血液需要骨骼肌制造压力。

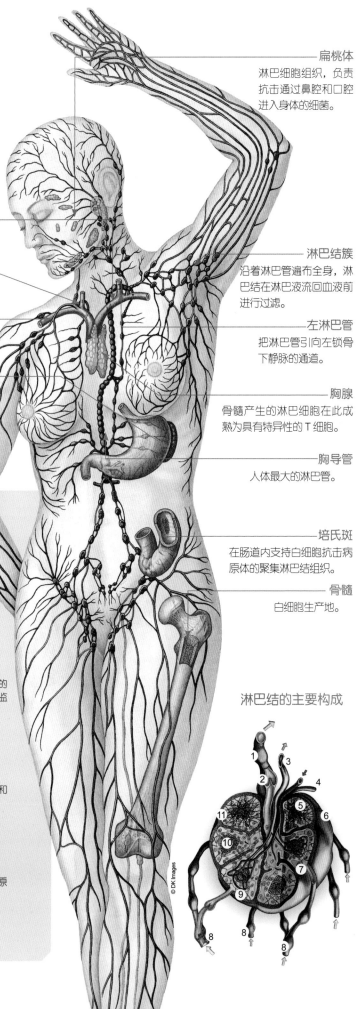

扁桃体
淋巴细胞组织，负责抗击通过鼻腔和口腔进入身体的细菌。

淋巴结簇
沿着淋巴管遍布全身，淋巴结在淋巴液流回血液前进行过滤。

左淋巴管
把淋巴管引向左锁骨下静脉的通道。

胸腺
骨髓产生的淋巴细胞在此成熟为具有特异性的 T 细胞。

胸导管
人体最大的淋巴管。

培氏斑
在肠道内支持白细胞抗击病原体的聚集淋巴结组织。

骨髓
白细胞生产地。

© DK Images

淋巴结

淋巴结清理淋巴管里的病原体

人体免疫系统靠这些 0.4 ~ 1 英寸[①]大的结团组织抗击各种病原体。当淋巴液在淋巴结里呈网状交织的纤维里通过时，白细胞会消灭它们发现的病原体，从而实现对淋巴液进行清理。

1.**输出淋巴管**
将经过淋巴结过滤后的淋巴液输出的管道。

2.**瓣膜**
防止淋巴液回流至淋巴结的结构。

3.**静脉**
血液离开淋巴结的通道。

4.**动脉**
给淋巴结供血。

5.**网状纤维**
把淋巴结分成独立的细胞。

6.**外套膜**
包覆在淋巴结外面的具有保护性和防御性的纤维膜。

7.**淋巴窦**
淋巴结内放缓淋巴液流动速度的通道，让巨噬细胞有机会吞食监测到的病原体。

8.**输入淋巴管**
往淋巴结输入淋巴液的管道。

9.**淋巴细胞**
抗击病原体的 T 细胞、B 细胞和自然杀伤细胞。

10.**生发中心**
淋巴细胞在此分化增殖和成熟。

11.**巨噬细胞**
吞食和破坏任何被监测到的病原体的体积较大的白细胞。

① 1 英寸 =2.54 厘米。

淋巴结的主要构成

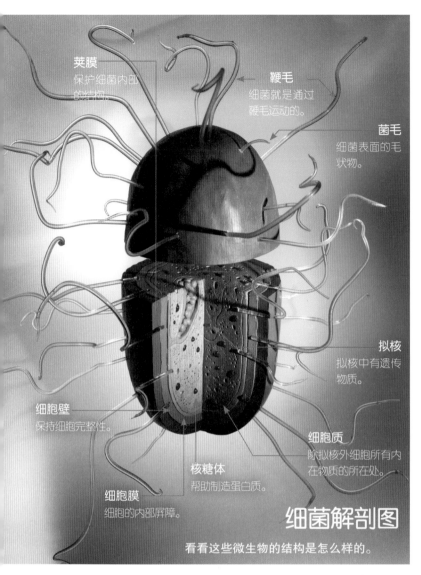

莢膜
保护细菌内部
的结构。

鞭毛
细菌就是通过
鞭毛运动的。

菌毛
细菌表面的毛
状物。

拟核
拟核中有遗传
物质。

细胞壁
保持细胞完整性。

细胞质
除拟核外细胞所有内
在物质的所在处。

核糖体
帮助制造蛋白质。

细胞膜
细胞的内部屏障。

细菌解剖图
看看这些微生物的结构是怎么样的。

知己还得知彼：细菌

细菌是已知的地球上体积最小、数量最庞大的生命体。此时此刻就有数以亿计这种单细胞生物在你身上粘着爬着，甚至要进入你体内。而且你总体重里大概有 4 磅的重量，是它们的重量。左图便是细菌的解剖图……

免疫系统紊乱
到底是谁来监管我们的健康看门人？

免疫系统是非常厉害的防御组合，因此，一旦系统出现故障，带来的伤害绝不亚于生病给你带来的伤害。

过敏症状就是免疫系统过热导致的。对于一些相对良性的刺激体，如花粉，免疫系统会过度启动防御机制驱逐病原体。而在极端的情况下，过敏可导致过敏性休克，血压骤然降低，有时甚至会出现呼吸困难和意识丧失的症状。在自身免疫系统紊乱的情况下，如类风湿关节炎，就是免疫系统未能辨识出自身的体细胞，而对自身细胞发起攻击。

什么是HIV……
以及它是如何影响人体免疫系统的？

人类免疫缺陷病毒（HIV）是一种逆转录酶病毒（携带核糖核酸，又称 RNA），通过体液游走于全身。跟其他致命的病毒一样，HIV 也会入侵健康细胞，并在里面快速增殖。特别是 HIV 会感染细胞表面带有 CD_4 分子的细胞，这一类细胞当中就包括辅助抗击感染的 T 细胞。HIV 破坏宿主细胞，然后病毒的复制体继续感染其他细胞。因为病毒会破坏辅助抗击感染的 T 细胞，因此会造成免疫系统逐步衰弱。一旦人体失去一定量的 T 细胞，身体便容易受到各种病毒的感染，这种情况就叫作免疫缺陷综合征，即艾滋病（AIDS）。

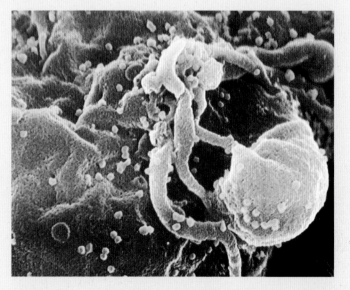

电子显微镜下 HIV-1 在实验室培养的淋巴细胞上萌芽（绿色）。图片通过增加颜色对主要结构进行强调和区分。细胞表面的大量圆形突起就是病毒粒子聚集和萌芽的地方。

细胞 周期

了解人体其中一个极其重要的生理过程

细胞持续不断地分裂和生长是地球生命体得以延续的原因。缺少了这个生理过程地球上将不可能有有机生命体繁衍和发展。细胞周期主要包括三个阶段：分裂间期、有丝分裂和胞质分裂。

在分裂间期，细胞膨胀，合成分裂所需的蛋白质和复制细胞器，为细胞分裂做准备。染色体在此时进行复制，细胞内 DNA 数量增倍，保障细胞顺利进入下一个阶段。

在有丝分裂阶段，细胞核膜分解，露出染色体，染色体被纺锤丝往细胞两端拉。新的核膜会在细胞两端的染色体外形成。到了胞质分裂阶段，细胞质一分为二，形成两个各自拥有细胞核和细胞质的"子"细胞。

细胞周期由一种叫 CDK 的酶进行调节。这种酶就像细胞分裂不同阶段的检查站，发送信号后下一阶段才能开始。

原核细胞（没有细胞核的细胞）的细胞周期跟真核细胞有点不同。细菌和其他原核细胞通过二分裂的方式进行分裂，在细胞体积变成原来两倍之前，遗传物质已经复制完成，然后细胞一分为二。减数分裂又是另一种细胞分裂方式，主要体现在有性生殖上，与有丝分裂中无性繁殖的原理刚好相反。

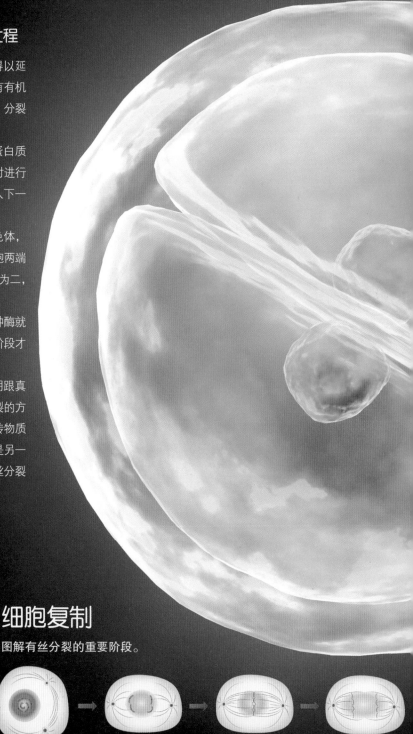

癌与细胞周期

若细胞周期出错，便可能导致恶性肿瘤的出现。这全取决于细胞周期里蛋白质的水平。若脱氧核糖核酸（DNA）受损，p53 蛋白质就会暂停细胞分裂，让 p53 有时间对受损的 DNA 进行修复后再继续细胞分裂。若修复失败，p53 便启动细胞凋亡程序。在少数情况下，这个过程失败，基因出错的细胞快速增殖形成肿瘤。化疗和放射性治疗能杀死这些变异的细胞。p53 蛋白质突变是导致癌症的最常见变因。极端情况是出现李法美尼综合征（Li Fraumeni），那是遗传性的 p53 蛋白质缺陷导致发病的概率极高的各种肿瘤和癌症。

细胞复制

图解有丝分裂的重要阶段。

前期
染色体集缩，缩短变粗。染色体进行复制，形成姊妹染色体。

前中期
核膜分解，纺锤丝从细胞两端伸出，分别与位于细胞中间的染色单体相连。

中期
到此阶段，所有纺锤丝都与染色体相依附，染色体排列在细胞中部的赤道板上。

后期
纺锤丝将姊妹染色体往细胞两端牵拉，染色体分别移动到细胞对立的两端，或称"两极"。

细胞分裂周期的每一个阶段对生命都具有重要意义

保罗·纳斯（Paul Nurse），诺贝尔生理学或医学奖得主，弗朗西斯·克里克研究所（Francis Crick Institute）董事，谈细胞周期。

Q: 什么是细胞周期？

P.N.：细胞是地球上所有生命体的基本单位，它的其中一个属性，就是增殖。细胞周期是指从一个细胞一分为二形成两个子细胞的各种过程。

Q: 什么是有丝分裂？

P.N.：有丝分裂指的是细胞周期接近尾声时细胞内的状况。已经完成复制的染色体在细胞一分为二之前被分别牵拉到细胞对立的两极。

Q: 那细胞周期的其他阶段又如何呢？

P.N.：细胞周期的另一个主要阶段，在有丝分裂之前。在这个阶段里，编织成 DNA 的染色体进行自我复制。这个阶段叫 S 期，又叫 DNA 合成期（分裂间期的一部分）。染色体在 S 期进行复制，在有丝分裂时进行分离。

Q: 有丝分裂和减数分裂有什么区别？两者都会出现细胞分裂吗？

P.N.：有丝分裂通常被理解为整个有丝分裂的细胞周期，最终的结果是细胞增殖。而减数分裂则有两个 M 期，也就是两个分裂期，导致 DNA 和染色体的数量减半。细胞为二倍体的动植物在生殖过程中，通过减数分裂形成单倍体后配子再结合成为双倍体。

Q: 真核细胞和原核细胞都如此吗？

P.N.：只有真核细胞如此。原核细胞也有细胞周期，但没有有丝分裂。原核细胞的分裂过程只是简单地进行 DNA 复制，复制后细胞经过一个没那么明显的分裂过程一分为二。

Q: 为什么你会选择酵母来做实验？

P.N.：酵母细胞是结构非常简单的真核细胞，但增殖的方式跟复杂得多的人体细胞非常相似。相比人体细胞有 25 000 个基因，酵母只有 5 000 个基因。这让细胞分裂变得简单多了，研究起来非常方便。酵母细胞在遗传学和基因组学上都有出色的表现，可以通过它来研究像细胞周期那样复杂的过程。

Q: 为什么皮肤细胞的分裂那么快，而神经细胞的分裂又那么慢呢？

P.N.：不同类型的细胞更新速度也是不一样的，有的神经细胞甚至不会分裂。这也是神经系统受损后很难去重新激活的原因之一。而身体因为需要处理伤口，皮肤细胞的分裂也就快很多了。

Q: 什么是组织培养？为什么组织培养那么重要？

P.N.：其实就是在实验室培养动植物细胞的方法。它们在合适的环境下进行分裂，那样你就能不受动植物其他复杂因素的干扰，单独研究细胞周期了。

Q: 动物和植物的细胞周期有什么区别？

P.N.：从根本上讲没太大区别。动植物细胞的周期都要经过相同的阶段，只不过具体细节会因物种不同而有差异。

Q: 什么是蛋白质水解？为什么这对细胞周期来说如此重要？

P.N.：这是分解蛋白质的一个生化机制。有机体的监管系统会取走相应的蛋白质进行各种生物过程，如细胞分裂。在细胞周期的最后，再次发生蛋白质水解，破坏多余的蛋白质，准备进行下一个周期。

Q: 你发现了CDK（周期蛋白依赖性激酶），它们对细胞周期起什么作用？

P.N.：CDK 是一种酶，是细胞周期的主要调节物质。发现这种酶少不了我的研究小组的努力。CDK 让细胞进入 S 期和有丝分裂，并在其过程中起到控制作用。

Q: 如何通过细胞周期理解癌症的可能治愈方案？

P.N.：要理解癌症的发展原理，你首先得了解细胞周期的运作。粗暴地阻断小周期，既是个问题，也是个治疗方案，因为为我们身体里还有其他各种细胞需要分裂。

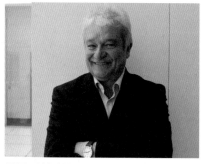

保罗·纳斯曾任英国癌病研究组织主管及英国皇家学会主席

末期

两组染色体在细胞两端各自成为染色质，纺锤丝消失，新的核膜形成，包裹染色质。

胞质分裂

细胞质分裂，形成两个甚至多个子细胞。有丝分裂完成，细胞的一个周期结束。

人类怀孕

9个月的变化和成长

　　孕期是女性生命中独特的阶段，能给女性带来生理和心理上的变化。一旦受孕，女性的雌性激素和孕酮激素的平衡都会发生复杂的变化，导致经期暂停，让子宫的环境变得更加适合胎儿成长。这时子宫内膜不再剥落，相反，会增厚，让胎儿得以在里面成长。

　　一开始胎儿只是还没针头大的一些胚胎细胞。到第四周，胚胎会在充满液体的羊膜囊里形成脑、脊髓和心脏。羊膜囊里的液体能给胚胎提供保护作用，到了第八周，里面的新生命可见人体形态，进入胎儿期。

　　怀孕会给母体增加不少负担。孕妇会感到恶心、疲倦、下腰痛、烧心、胃口增加、肌肉痉挛，以及出现妊娠纹。血糖浓度、心率和呼吸也会因应胎儿成长需要而提高。

　　临近分娩，子宫会收缩，即出现宫缩现象，子宫颈会开始软化、变薄。同时胎儿的肺也会有表面活性剂。这种物质能使肺软化，让婴儿在呼吸第一口空气的时候膨胀。到最后，胎儿会发送出化学信号引起子宫运动，进入分娩阶段。

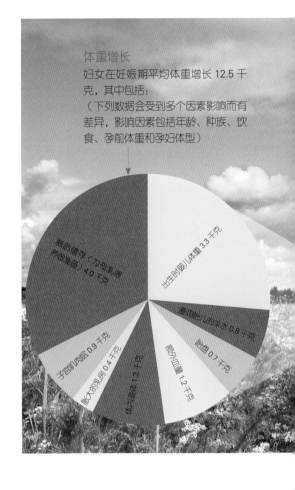

体重增长
妇女在妊娠期平均体重增长 12.5 千克，其中包括：
（下列数据会受到多个因素影响而有差异，影响因素包括年龄、种族、饮食、孕前体重和孕妇体型）

出生时婴儿体重 3.3 千克
羊膜腔内的羊水 0.8 千克
胎盘 0.7 千克
额外血量 1.2 千克
体内液体 1.2 千克
胀大的乳房 0.4 千克
子宫肌肉增厚 0.9 千克
脂肪储存（为母乳喂养做准备）4.0 千克

"一开始胎儿只是还没针头大的一些胚胎细胞"

妊娠期第一阶段（0~12周）	妊娠期第二阶段（13~27周）

　　从对上一次月经周期结束后开始计算，包括排卵和受精的时间。从胚胎发育成胎儿需要大概 9 周的时间。在这期间，孕妇会因为激素水平改变而感到身体不适和情绪波动。

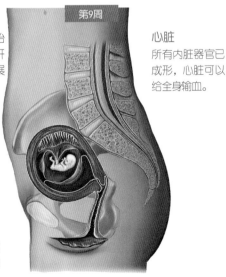

第9周

头
脸部看起来开始像人类，大脑开始进入快速发展的阶段。

心脏
所有内脏器官已成形，心脏可以给全身输血。

运动
胎儿会在子宫内运动，促进肌肉发展。

重量10克　　体长5.5厘米

　　胎儿快速成长，器官成熟。到第 20 周可感受到胎动。到第 24 周胎儿会吮吸拇指和打嗝，在医疗的支持下可独立于母体生存。

毛发与牙齿
在第 16 周，胎儿全身会长出一层细细的绒毛（胎毛）。到第 20 周，腭骨上会开始形成牙齿，开始长头发。

第16周

运动
到第 16 周可以进行眼部运动，整个胎儿也会频繁运动。

声音和光线
胎儿会对光线有反应，也能听到声音，如母亲的声音。

胎脂
到第 20 周胎儿皮肤上会覆盖一层白色蜡状物，保护胎儿不受羊水浸润。

出汗
孕妇血液循环加快，导致出汗增多。

体重
第 16 周：140 克
第 20 周：340 克

体长
第 16 周：18 厘米
第 20 周：25 厘米

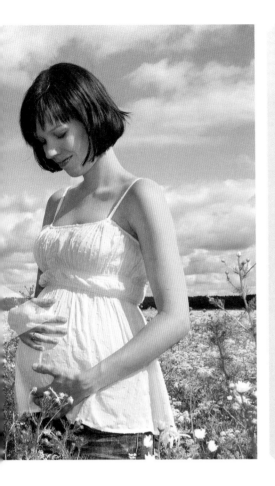

胎盘

胎盘是母体和胎儿之间的重要物质交换器官。成熟后直径为 22 厘米，呈盘状椭圆形，中间厚度为 2.5 厘米。脐带有三条缠绕着的血管，从中心延伸至胎盘边缘。绒毛结构像树根一样，穿过胎盘，分成 15 ~ 20 个胎盘小叶，连接胎盘母体面。

胎盘的五大主要功能是气体交换、营养传输、废物排泄、抵御细菌和激素分泌。

脐带胶质
脐带血管被凝胶状的物质包裹着，外面还有一层厚实又有弹性的外膜。

胎盘
与母体子宫内面紧紧相连。

胎盘母体面
从母体吸收血液后输送到胎盘胎面。

胎盘胎儿面
从脐带延伸出来的血管穿过胎盘。胎盘胎儿面覆盖着薄薄的羊膜。

脐带
由三条血管组成。其中两条负责把胎儿的二氧化碳和排泄物输出到母体，另一条则负责从母体供应氧气和养分。

© Science Photo Library

妊娠期第三阶段（28 ~ 40周）

呼吸不顺
胎儿到 24 周时体积会增加，压迫肋骨架，造成孕妇有不适感。

运动
到第 28 周，因为子宫内部空间变小，胎儿感到不舒适时会扭动。

快要足月了。这时胎儿能认出声音，还能对声音和光线的改变做出反应。皮下脂肪开始增加。而肺部则是最晚才成熟的器官。

"脐带有三条缠绕着的血管，从中心延伸至胎盘边缘"

手
到第 24 周，胎儿可用手摸脐带。

胎位
到第 28 周，子宫的位置会上升到肚脐和胸骨之间。

头
到第 28 周的时候，胎儿头部可以运动，眼睛可睁开看东西。

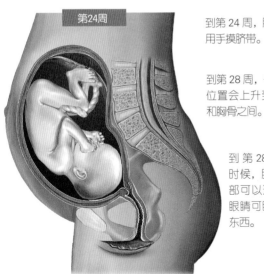

第24周

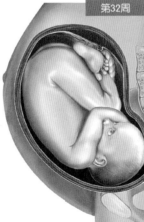

第32周

压力增加
胎儿对横膈膜和其他内脏器官的挤压导致孕妇食欲不振，还会有烧心的感觉。

胎位
在分娩前胎儿头部向下。

睡眠规律
胎儿的睡眠为 20 分钟一个循环。

体重
1 500 克

体重
第 24 周：650 克
第 28 周：1 250 克

体长
第 24 周：34 厘米
第 28 周：38 厘米

体长
41 厘米

胚胎 发展过程

一个受精卵是如何发展成一个胚胎，最终发育成一个人的？

受孕后，一个合子细胞（受精卵细胞）会分裂成两个，两个分裂成四个，四个分裂成八个，以此类推。受精卵在输卵管中的移动速度很慢，但期间不会停止成长。在通过输卵管前往子宫的过程里，一个合子细胞会分裂成一丛由 32 个细胞组成的细胞团，也叫桑葚胚期。若早期胚胎在此之前分裂成两个细胞团，就可能发展成双胞胎了。在桑葚胚的每一个细胞都有可能发展成胚胎的一部分。

当桑葚胚到达子宫腔，桑葚胚细胞丛中间形成空洞，细胞分泌黏液，液体填充空洞。此时发展成为囊胚，即胚胎发展到有两种类型细胞的阶段。外层细胞会发展成数种结构，其中就包括给胎儿提供营养的胎盘；内层细胞则会发展成胎儿。囊胚陷入子宫壁内吸收营养，这过程叫着床。囊胚通常形成于成功受精的第五天。

从第五周起就进入了胚胎阶段。此时一直到第八周，胚胎发展迅速，主要器官和身体系统开始出现。也是在这段时间出现第一个骨骼细胞。到第八周末尾，胚胎已经成为一个胎儿，看起来也更像一个小人了。

什么是羊水？

羊水是子宫里的羊膜囊包裹着的一袋液体，未出生的婴儿在里面成长发育。羊膜囊里面的液体是没有颜色的——主要成分是水——帮助缓冲对胎儿的震荡，也让胎儿在里面呼吸和吞咽。羊水还能保护胎儿或子宫不发生感染。羊水在胎儿内脏器官，如肺和肾，形成和发育过程中也起着重要作用，同时还能保持恒温。在受孕头几天内羊膜囊就开始形成，出现羊水。

受精与试管婴儿

自然受精通过性交完成。由卵巢排出的卵细胞，即卵子，与精子在母体其中一条输卵管内相遇，合而为一，完成受精。一个受精卵，又称为一个合子细胞，沿着输卵管抵达子宫，在子宫着床。试管婴儿则是利用生育技术协助，在实验室将精子的核与卵细胞相结合。将由此而得的胚胎人工输入输卵管，此后发展过程与自然受精发展而成的胚胎发展无异。

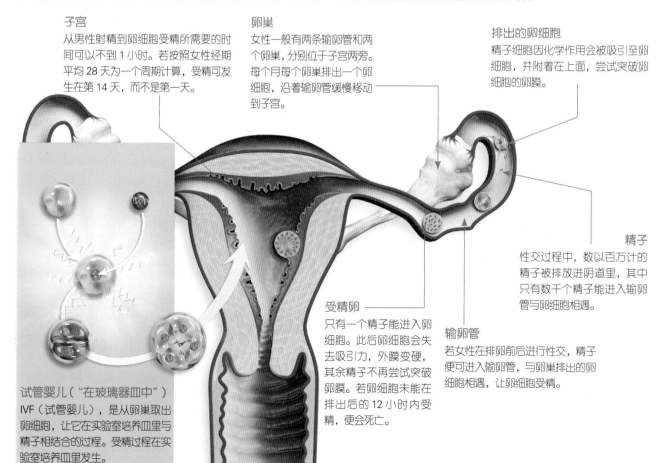

子宫
从男性射精到卵细胞受精所需要的时间可以不到 1 小时。若按照女性经期平均 28 天为一个周期计算，受精可发生在第 14 天，而不是第一天。

卵巢
女性一般有两条输卵管和两个卵巢，分别位于子宫两旁。每个月每个卵巢排出一个卵细胞，沿着输卵管缓慢移动到子宫。

排出的卵细胞
精子细胞因化学作用会被吸引至卵细胞，并附着在上面，尝试突破卵细胞的卵膜。

精子
性交过程中，数以百万计的精子被排放进阴道里，其中只有数千个精子能进入输卵管与卵细胞相遇。

试管婴儿（"在玻璃器皿中"）
IVF（试管婴儿），是从卵巢取出卵细胞，让它在实验室培养皿里与精子相结合的过程。受精过程在实验室培养皿里发生。

受精卵
只有一个精子能进入卵细胞。此后卵细胞会失去吸引力，外膜变硬，其余精子不再尝试突破卵膜。若卵细胞未能在排出后的 12 小时内受精，便会死亡。

输卵管
若女性在排卵前后进行性交，精子便可进入输卵管，与卵巢排出的卵细胞相遇，让卵细胞受精。

胚胎的历程

受孕的头 8 周是腹中小人变化极大的时间段

第6周
42 组织块沿着胚胎后端形成，并发育成脊椎、肋骨，躯干的肌肉也开始形成。现在胚胎的长度为 7～8 厘米。胚胎心脏已有有规律的跳动，胃开始发育。耳朵、鼻子、手指和脚趾在这周开始出现。

第7周
胚胎的一层膜片形成上下眼睑，不过还会黏着数天。在这个阶段，肢体肌肉开始形成。胸腔与腹腔被一条肌肉带分离，这条肌肉带之后会发展成横膈膜。

第8周
在第 4 周到第 8 周大脑发展非常迅速，到第 8 周，大脑跟身体其他部位比起来已经大得不成比例了。性腺在这周开始发展成卵巢或睾丸。手肘、手指、膝盖和脚趾已经清晰可辨。肺也在胸腔内发展。到第 8 周末，胚胎发展成为胎儿。

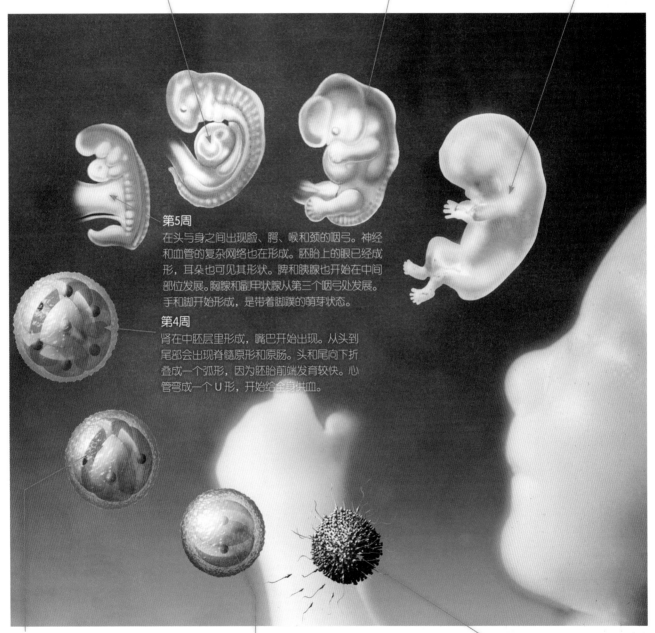

第5周
在头与身之间出现脸、腭、喉和颈的咽弓。神经和血管的复杂网络也在形成。胚胎上的眼已经成形，耳朵也可见其形状。脾和胰腺也开始在中间部位发展。胸腺和副甲状腺从第三个咽弓处发展。手和脚开始形成，是带着脚蹼的萌芽状态。

第4周
肾在中胚层里形成，嘴巴开始出现。从头到尾部会出现脊髓原形和原肠。头和尾向下折叠成一个弧形，因为胚胎前端发育较快。心管弯成一个 U 形，开始给全身供血。

第3周
在第 3 周初期，会在胚胎尾侧出现一条槽状结构，这就是原条。从原条会生出一层新的细胞组织——中胚层。脊髓、肾和其他主要组织都会在中胚层形成。外胚层组织的细胞会生出神经褶和神经板，这些都是神经系统的第一阶段发展。神经沟会继续形成脊柱。

第2周
胚胎的内层细胞分为两层：外胚层和内胚层。人体组织和器官都会在这两个胚层上形成。羊膜囊也在这周开始形成，会为胚胎提供一个保护性的囊体。至此，胚胎已完全在子宫着床，是一个圆盘形的细胞团，直径约有 0.2 毫米。

第1周
受孕第 1 周，受精卵，即囊胚，会顺着输卵管到达子宫。几天时间，囊胚会分成两部分：外层细胞会形成胎盘，内层细胞则形成胚胎。一切顺利的话，胚胎便会在子宫黏膜里着床。

是什么导致的高原反应？

看看高原反应能给人体带来什么影响

探险家们在攀爬海拔很高的地方之前，都会花数月时间进行训练。但不管你身体素质如何，高原反应还是会给人体带来一定影响。

海拔高度在 1 524 ~ 3 505 米，就算是"高原"了。在这种海拔高度，大部分旅行者都开始感受到高原反应的影响，因为人体需要重新适应这种高度的大气环境。

最常见的症状是喘不过气来，这是由于气压低造成的。在这种海拔高度，空气分子分散，人可以吸进的氧气就变少了。此时身体出现代偿、心率加快，身体制造更多血红细胞，更容易给身体输氧。

高海拔地区湿度低能导致皮肤和肺部的水分加快蒸发速度，容易出现脱水症状。身体会尝试在肾里储存更多的水和钠离子而导致脸和下肢浮肿。

失眠也是高原反应的常见症状。而且随着海拔高度增加，高原反应程度会加剧，出现情绪改变、头痛、眩晕、恶心和失去胃口等症状。

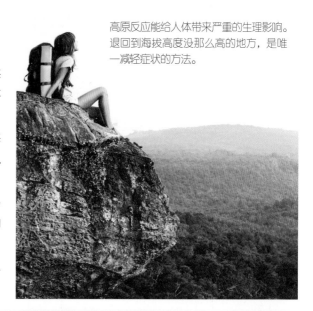

高原反应能给人体带来严重的生理影响。退回到海拔高度没那么高的地方，是唯一减轻症状的方法。

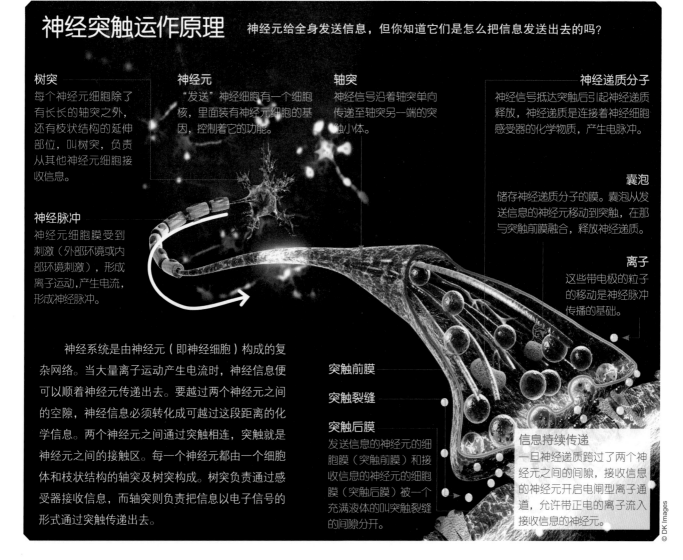

神经突触运作原理

神经元给全身发送信息，但你知道它们是怎么把信息发送出去的吗？

树突
每个神经元细胞除了有长长的轴突之外，还有枝状结构的延伸部位，叫树突，负责从其他神经元细胞接收信息。

神经元
"发送"神经细胞有一个细胞核，里面装有神经元细胞的基因，控制着它的功能。

轴突
神经信号沿着轴突单向传递至轴突另一端的突触小体。

神经递质分子
神经信号抵达突触后引起神经递质释放，神经递质是连接着神经细胞感受器的化学物质，产生电脉冲。

囊泡
储存神经递质分子的膜。囊泡从发送信息的神经元移动到突触，在那与突触前膜融合，释放神经递质。

神经脉冲
神经元细胞膜受到刺激（外部环境或内部环境刺激），形成离子运动，产生电流，形成神经脉冲。

离子
这些带电极的粒子的移动是神经脉冲传播的基础。

神经系统是由神经元（即神经细胞）构成的复杂网络。当大量离子运动产生电流时，神经信息便可以顺着神经元传递出去。要越过两个神经元之间的空隙，神经信息必须转化成可越过这段距离的化学信息。两个神经元之间通过突触相连，突触就是神经元之间的接触区。每一个神经元都由一个细胞体和枝状结构的轴突及树突构成。树突负责通过感受器接收信息，而轴突则负责把信息以电子信号的形式通过突触传递出去。

突触前膜

突触裂缝

突触后膜
发送信息的神经元的细胞膜（突触前膜）和接收信息的神经元的细胞膜（突触后膜）被一个充满液体的叫突触裂缝的间隙分开。

信息持续传递
一旦神经递质跨过了两个神经元之间的间隙，接收信息的神经元开启电闸型离子通道，允许带正电的离子流入接收信息的神经元。

饥饿 生物学

抓块零食，然后一起看看饿得咕噜叫的肚子到底是怎么一回事

这感觉真熟悉：早上过了大半，胃开始咕噜叫了，早餐早就成了过去的记忆，但距离午饭还有一段时间。你饿了——叫生长激素促释放肽的激素引起了饥饿感。一旦上一次吃进肚子的食物都消化掉，能量也消耗光，血糖浓度和胰岛素浓度都会下降，由此引起胃部分泌促生长激素释放肽，信息传递到大脑，让大脑知道该补充能源了。于是大脑指挥释放一种激素，叫神经肽 Y，正是这种激素激发你的食欲。

一旦你听话地吃一顿好的，胃便马上开始消化工作。胃神经感受到胃因为食物填充而扩张，就会让大脑知道你饱了。此时消化系统分泌的另外三种激素——胆囊收缩素（CCK）、胰高血糖素样肽 -1（GLP-1）和多肽 YY（PYY）会给大脑传达信息。其中 CCK 负责通过放缓胃向小肠输送食物的速度，达到帮助消化的目的，CCK 还会刺激分泌更多帮助降解食物的物质。GLP-1 告诉胰腺分泌更多胰岛素，降低食欲。而小肠则会在你进食后向血液分泌 PYY，PYY 继而向大脑报告说你吃饱了。

等到吃进肚子的食物又消化完，血糖和胰岛素浓度再次下降，促生长激素释放肽再一次增加，又一个饥饿的循环开始。

饥饿激素

不管你只是有点儿馋，还是饿瘪了，这全由你消化系统里的激素说了算

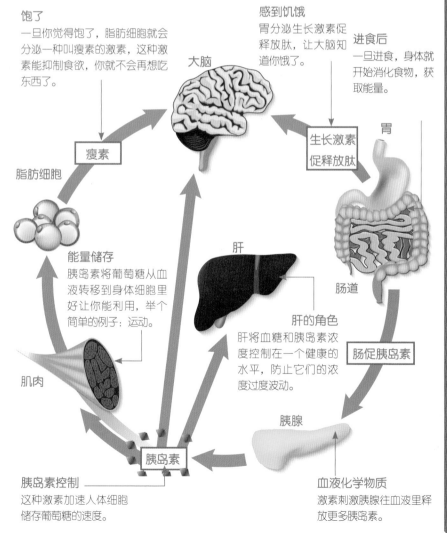

饱了
一旦你觉得饱了，脂肪细胞就会分泌一种叫瘦素的激素，这种激素能抑制食欲，你就不会再想吃东西了。

瘦素

脂肪细胞

能量储存
胰岛素将葡萄糖从血液转移到身体细胞里好让你能利用，举个简单的例子：运动。

肌肉

胰岛素控制
这种激素加速人体细胞储存葡萄糖的速度。

胰岛素

感到饥饿
胃分泌生长激素促释放肽，让大脑知道你饿了。

进食后
一旦进食，身体就开始消化食物，获取能量。

大脑

生长激素促释放肽

胃

肠道

肝

肝的角色
肝将血糖和胰岛素浓度控制在一个健康的水平，防止它们的浓度过度波动。

肠促胰岛素

胰腺

血液化学物质
激素刺激胰腺往血液里释放更多胰岛素。

当大脑成了话事人……

身体告诉我们饿了的时候，其实是一种先天的反应——人体系统里的激素让我们知道该吃东西了。但当大脑也过来掺和，事情就没那么简单了。

举个例子，培根三明治和牛角甜甜圈其实都没多少营养，你所以想吃它们，不是因为"需要"，而是因为"想要"。这是因为你第一次吃到牛角甜甜圈时，点心里的脂肪和糖分释放出与大脑感受器相关的类鸦片化学物质，中脑边缘中心（负责处理快感的区域）就会被激活。

这样会引起大脑分泌多巴胺，一种让我们感到快乐的激素。这种激素跟我们恋爱时大脑分泌的激素同为一物！你的大脑记住了这种反应，于是鼓励你继续吃牛角甜甜圈，再次体会那种快感。

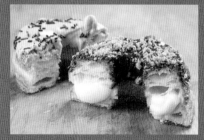

大脑里的奖赏回路燃起你对甜点的欲望！

什么是唾液？

这种有泡泡的液体对
维持人体健康的重要作用

人每天居然能分泌2升唾液。唾液的组成成分里99.5%是水，那它是如何在口腔肩负多种重要功能的呢？答案就在那剩下的0.5%里面。那0.5%的组成成分，是酶、蛋白质、微量元素和细菌。正是这0.5%帮助消化食物和维护口腔卫生。

食物一进入口腔，唾液里的酶就开始分解食物，同时还会分泌润滑液，让最干涩的东西也能轻松滑进喉咙。唾液对维护口腔健康同样重要，不仅没有烂牙要归功于它，唾液还控制口腔里的细菌水平，减少口腔感染的可能性。没有唾液，唇和舌的运动也不可能那么顺畅，在极端的例子里，甚至会让人说不出话来。

通过先进的科学技术和研究，能了解人的唾液透露出的很多个人信息。最新研究显示，通过唾液检测就能知道被测者有没有患心脏病的风险。这是因为唾液里含有C-反应蛋白（CRP）。而血液中CRP浓度过高，就是患心脏病的信号了。验唾液没验血那么让人难受，还能让医生对病人心脏健康水平估算个大概。更厉害的是，唾液里有你完整的基因信息。就算只有一点，甚至还不到半滴眼泪的分量，就能提供有用的DNA样本，如果冷冻保存起来，即使多次拿出来解冻也不会对你的DNA样本造成破坏。

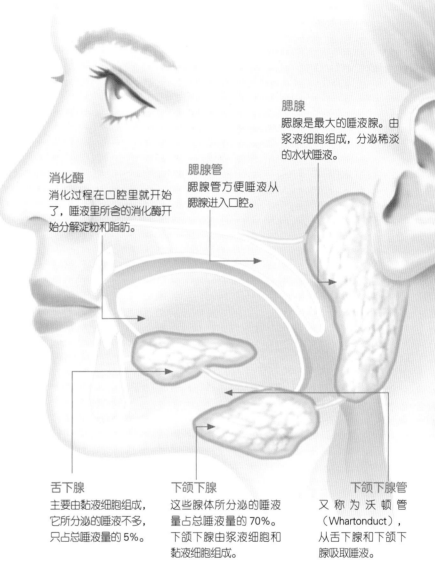

腮腺
腮腺是最大的唾液腺。由浆液细胞组成，分泌稀淡的水状唾液。

消化酶
消化过程在口腔里就开始了，唾液里所含的消化酶开始分解淀粉和脂肪。

腮腺管
腮腺管方便唾液从腮腺进入口腔。

舌下腺
主要由黏液细胞组成，它所分泌的唾液不多，只占总唾液量的5%。

下颌下腺
这些腺体所分泌的唾液量占总唾液量的70%。下颌下腺由浆液细胞和黏液细胞组成。

下颌下腺管
又称为沃顿管（Wharton duct），从舌下腺和下颌下腺吸取唾液。

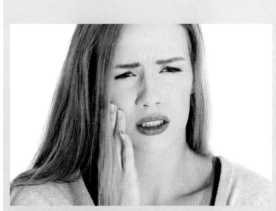

唾液有多种功能，还能帮助伤口愈合。

唾液能加速伤口愈合吗？

很多动物本能就会舔舐伤口，原来人类这么做也是有用的。有研究发现，人类唾液里含有一种叫组氨素的蛋白质，能加速伤口愈合。科学家从志愿者脸颊内部取出上皮细胞样本进行实验，通过在细胞上制造伤口观察愈合过程。他们将有伤口的上皮细胞分别放进两个培养皿里，一个利用唾液进行治疗，另一个就这么放着。科学家们惊讶地发现，经过16个小时，用唾液进行治疗的上皮细胞伤口几乎完全愈合，而未加治疗的细胞伤口依然存在。这证明了唾液至少能帮助口腔伤口愈合。人们一直猜想但未加证实的一个疑团，在这个实验里终于得到证实了。

你的感觉 是如何发生的

我们的心情和情绪真的就只是大脑里的化学反应导致的结果吗?

信息通过化学信使在神经细胞之间一个接一个地传递开去,这些化学信使叫神经递质。每一种神经递质因分泌量的改变会带来不同的效果,而且不同的组合方式又会让人产生不同的情绪。

乙酰胆碱会让接触它的神经细胞兴奋,产生更多电流活动。人的清醒状态、注意力集中、学习能力和记忆能力都与乙酰胆碱有关,因阿兹海默症导致痴呆的患者的大脑里,乙酰胆碱浓度远低于正常水平。

多巴胺也是一种会让神经细胞兴奋的化学物质。它在控制动作和姿势上起重要作用,多巴胺分泌不足,会导致肌肉硬化,即帕金森症。多巴胺同样效力于大脑的奖赏回路,是其中一种让我们感到快乐的化学物质,若有对什么上瘾的行为,一般与它脱不了干系。

去甲肾上腺素结构与肾上腺素相似,参与"战斗或逃跑"的反应。在大脑里,去甲肾上腺素让我们保持警惕和精神集中。与之相反的,伽马氨基酸(GABA)则会抑制与之相接触的神经细胞的活跃性,被认为与抑制恐惧感和紧张有关。

血清素,又被叫作"开心激素",负责传递与体温、睡眠、心情和痛感相关的信号。患有抑郁症的人血清素水平都低于正常值,但用抗抑郁药物刺激血清素分泌未必能有效调整抑郁的状态。

大脑里还有很多各种各样的神经递质,其他化学物质,如激素,也同样能影响神经细胞的行为。这些神经递质和化学物质共同作用,对人的情绪起到很大的影响作用。

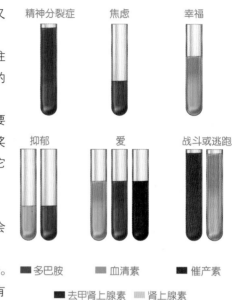

■ 多巴胺　■ 血清素　■ 催产素
■ 去甲肾上腺素　■ 肾上腺素

不同的精神状态与神经递质的
不同浓度水平有关

突触

神经递质在神经细胞之间传递信息的过程

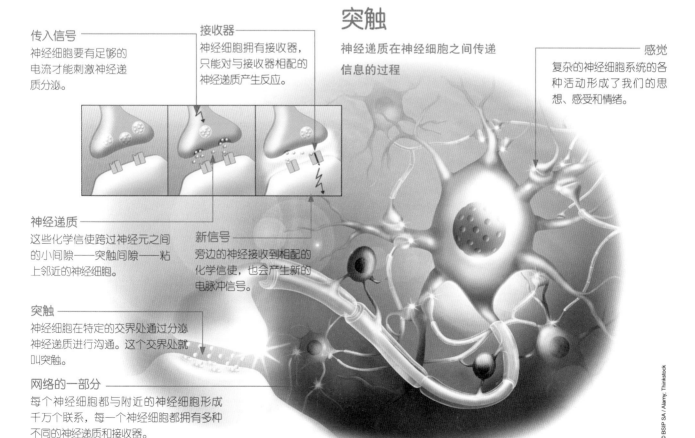

传入信号
神经细胞要有足够的电流才能刺激神经递质分泌。

接收器
神经细胞拥有接收器,只能对与接收器相配的神经递质产生反应。

感觉
复杂的神经细胞系统的各种活动形成了我们的思想、感受和情绪。

神经递质
这些化学信使跨过神经元之间的小间隙——突触间隙——粘上邻近的神经细胞。

新信号
旁边的神经接收到相配的化学信使,也会产生新的电脉冲信号。

突触
神经细胞在特定的交界处通过分泌神经递质进行沟通。这个交界处就叫突触。

网络的一部分
每个神经细胞都与附近的神经细胞形成千万个联系,每一个神经细胞都拥有多种不同的神经递质和接收器。

白细胞的工作原理

白细胞是人体对抗感染和入侵病原体的主要防线。它们是如何保护我们的身体的?

　　白血球,即白细胞,是人体抵抗疾病的主要防线。当身体受到病原体的入侵时,白细胞会通过多种方式对病原体发起攻击。有的产生抗体,有的将病原体包围并最终将病原体吞噬。

　　总的来说,人体有五种类型的白细胞,每一种都有其独特的方式抵抗威胁。这五种类型又可分为两组:颗粒白细胞和无颗粒白细胞。其区别就在于细胞质中是否含有微小囊性颗粒。这些

颗粒是帮助分解病原体的消化酶。嗜中性白细胞、嗜酸性白细胞和嗜碱性白细胞都是颗粒白细胞,细胞质里的酶还给了它们无颗粒白细胞所没有的颜色。

　　嗜中性白细胞是最普遍的白细胞,在健康人体内占了白细胞总数的55% ~ 70%,剩下的比例就由其他四类白细胞(嗜酸性白细胞、嗜碱性白细胞、单核细胞和淋巴细胞)组成。嗜中性

白细胞的种类

不同种类的白细胞在人体里职责也各不相同,相辅相成地构成了人体的防御机制

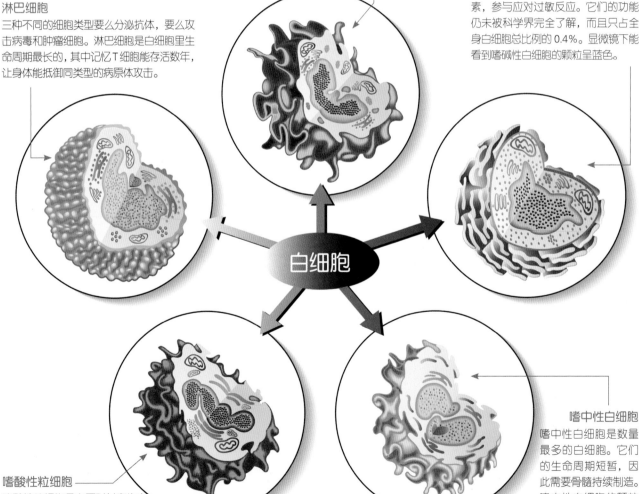

单核细胞
通过向身体呈递病原体,让身体产生抗体,达到防止再次感染的目的。单核细胞会从血液进入身体组织,变成巨噬细胞,能进行吞噬作用。

淋巴细胞
三种不同的细胞类型要么分泌抗体,要么攻击病毒和肿瘤细胞。淋巴细胞是白细胞里生命周期最长的,其中记忆T细胞能存活数年,让身体能抵御同类型的病原体攻击。

嗜碱性白细胞
嗜碱性白细胞往血液里分泌组胺和肝素,参与应对过敏反应。它们的功能仍未被科学界完全了解,而且只占全身白细胞总比例的0.4%。显微镜下能看到嗜碱性白细胞的颗粒呈蓝色。

嗜酸性粒细胞
嗜酸性粒细胞是主要对付寄生虫感染的白细胞。它们同样能对过敏做出反应。嗜酸性粒细胞在人体白细胞的总数里所占比例很少——只有大约2.3%。

嗜中性白细胞
嗜中性白细胞是数量最多的白细胞。它们的生命周期短暂,因此需要骨髓持续制造。嗜中性白细胞的颗粒呈粉红色,且细胞核为多形细胞核,因此很容易与其他白细胞加以区分。

白细胞是对感染的主要反应者，在病原体被发现后马上响应肥大细胞的召唤，主动前往感染区域，通过吞噬作用将突破身体防线的细菌消灭掉。

淋巴细胞——白细胞的第二大群体——有三种防御性细胞：B细胞、T细胞和自然杀伤细胞。B细胞释放抗体并激活T细胞，T细胞按照B细胞释放出的抗体对病毒和肿瘤等发起攻击，而调节性T细胞就会在攻击后确保免疫系统恢复正常。与此同时，自然杀伤细胞因为不受主要组织相容性复合体（MHC）的限制，亦会攻击受病毒感染的细胞和肿瘤细胞，助T细胞一臂之力。

其余的白细胞分泌组胺等化学物质，不但能防止身体日后感染，还能杀灭其他疾病的诱因，如寄生虫。

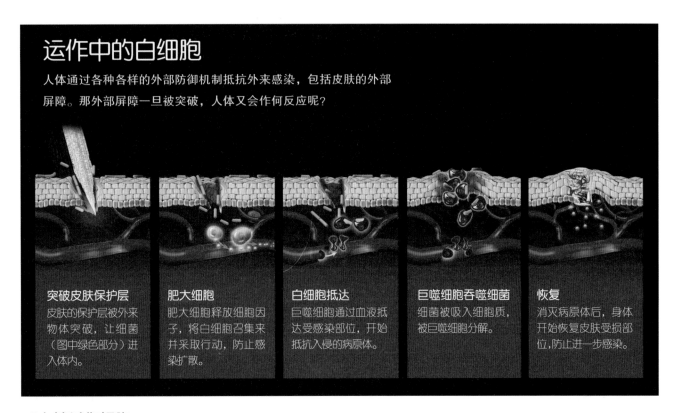

运作中的白细胞

人体通过各种各样的外部防御机制抵抗外来感染，包括皮肤的外部屏障。那外部屏障一旦被突破，人体又会作何反应呢？

突破皮肤保护层
皮肤的保护层被外来物体突破，让细菌（图中绿色部分）进入体内。

肥大细胞
肥大细胞释放细胞因子，将白细胞召集来并采取行动，防止感染扩散。

白细胞抵达
巨噬细胞通过血液抵达受感染部位，开始抵抗入侵的病原体。

巨噬细胞吞噬细菌
细菌被吸入细胞质，被巨噬细胞分解。

恢复
消灭病原体后，身体开始恢复皮肤受损部位，防止进一步感染。

"自然杀伤细胞……
亦会攻击受病毒感染的细胞和肿瘤细胞，助T细胞一臂之力"

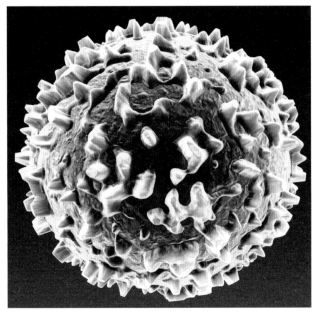

显微镜下的嗜中性白细胞——数量最多的白细胞

出错的免疫系统

若免疫系统不能正常运作，人就会生病。但免疫系统还有可能出现另一个问题：若免疫系统过度活跃，白细胞就会开始攻击自身的体细胞，错把它们当作病原体。自身免疫性疾病还真不少，例如克罗恩病（Crohns disease）、牛皮癣、狼疮和某些关节炎，另外还有很多其根源怀疑与自身免疫相关的疾病。

一般我们会利用免疫抑制剂进行治疗，其原理就是抑制免疫系统，阻止白细胞对自体细胞的攻击。然而，这种治疗手法有其明显弊端。当接受治疗者暴露在其他病原体面前时，他们的身体将无法启动正常的白细胞抵抗反应，往往对低风险的感染也无能为力，若遇到危险的病原体，很可能造成致命的后果。

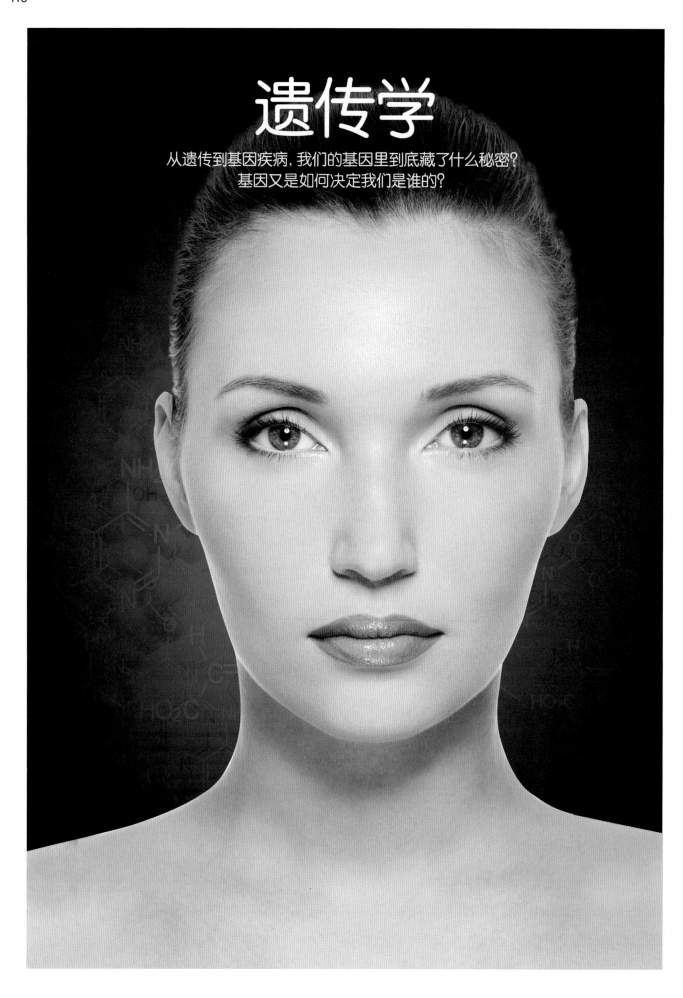

遗传学

从遗传到基因疾病，我们的基因里到底藏了什么秘密？
基因又是如何决定我们是谁的？

基因决定了我们是谁。它们是遗传的基本单位，每一个基因都内含如何合成蛋白质的指令信息。人类大约有 20 500 个基因，每个基因长度各不相同，有的只有数百对碱基对，有的则超过 200 万个碱基对。基因影响着我们生理方方面面的表现，决定了我们的外貌外形，决定了我们细胞内的生物化学反应，甚至不少人认为，还决定了我们的性格。

人的基因都是一对"复制本"，一个来自父亲，一个来自母亲。每个基因都在染色体上有固定位置，每个位置上有一对甚至多对等位基因——所谓等位基因，就是相同的密码，但排列顺序略有差别。这些等位基因对同一个性状起决定作用，但就是这当中的细微差别，导致我们每个人的独特性。

人体中的每一个细胞（血红细胞除外）都有一个细胞核，里面有我们的基因信息：脱氧核糖核酸（DNA）。DNA 是由四个字母组成的密码，每个字母代表一种核碱基：腺嘌呤（A）、鸟嘌呤（G）、胞嘧啶（C）和胸腺嘧啶（T）。分子生物学家法兰西斯·克里克（Francis Crick）曾经说过："DNA 制造 RNA，RNA 合成蛋白质，蛋白质构成了我们。"我们成千上万的基因储存在 23 对染色体上，染色体又在细胞核里。当细胞需要某一特定基因时，它会以核糖核酸（RNA）的形式对基因信息进行临时复制。这个复制本包含了合成蛋白质——人体组件——所需的一切信息。

我们的遗传密码是如何储存的？

基因信息在脱氧核糖核酸（DNA）内编排，只需要 4 种核碱基：A、C、G 和 T

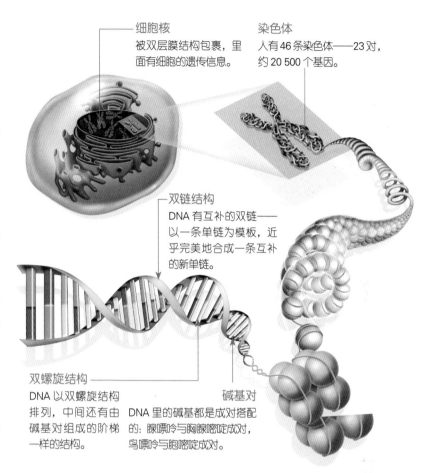

细胞核
被双层膜结构包裹，里面有细胞的遗传信息。

染色体
人有46条染色体——23对，约 20 500 个基因。

双链结构
DNA 有互补的双链——以一条单链为模板，近乎完美地合成一条互补的新单链。

双螺旋结构
DNA 以双螺旋结构排列，中间还有由碱基对组成的阶梯一样的结构。

碱基对
DNA 里的碱基都是成对搭配的：腺嘌呤与胸腺嘧啶成对，鸟嘌呤与胞嘧啶成对。

DNA的化学结构

我们把脱氧核糖核酸放到显微镜下细看

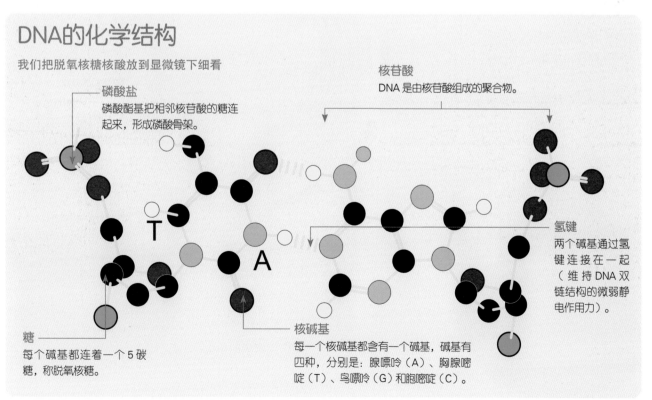

磷酸盐
磷酸酯基把相邻核苷酸的糖连起来，形成磷酸骨架。

核苷酸
DNA 是由核苷酸组成的聚合物。

氢键
两个碱基通过氢键连接在一起（维持 DNA 双链结构的微弱静电作用力）。

糖
每个碱基都连着一个 5 碳糖，称脱氧核糖。

核碱基
每一个核碱基都含有一个碱基，碱基有四种，分别是：腺嘌呤（A）、胸腺嘧啶（T）、鸟嘌呤（G）和胞嘧啶（C）。

人类基因组计划（Human Genome Project）旨在绘制人类基因组图谱。这个图谱就是产生人类的蓝图。利用隐藏在遗传密码里的信息，科学家已经找出了导致多种疾病的基因。通过在人群中收集和对比基因异同，研究人员已经发现了与超过1 800种疾病相关的基因，当中包括乳腺癌和阿兹海默症等。对如心脏病等复杂疾病造成影响的基因，目前科学界还没能完全了解，但有基因可以进行研究，使找出相关病变的影响基因变得容易多了。

有趣的是，人类基因组计划发现人的基因比我们一开始预计的要少，而且只有2%的基因是负责蛋白质合成的。其他DNA都统称为"非编码DNA"，负责其他功能。基因里有非编码的DNA片段，叫内含子，基因之间还有基因间区。对于这种排列的功能，有人假设是为了保护重要的遗传信息不发生突变。

其他的非编码DNA则充当开关的角色，在适当的时机让基因表现出来。

基因突变是生物多样性的原因。大部分基因突变发生在DNA被复制、细胞准备分裂的时候。负责复制DNA的分子机制容易出错，也经常出错，导致DNA序列的改变。有时候这种出错就是简单地把两个核碱基对换了（例如把A换成了G），但也有可能出大错，造成核碱基的丢失或增加。细胞本身有修复机制纠正这些错误，甚至会直接把排列顺序出了大错的细胞消灭，但依然会有漏网之鱼。

人的一生里，细胞复制过程中会出现很多突变。这些突变很多都是无害的，要么出现在非编码的DNA片段里，要么就改变基因，不过蛋白质一般不受影响。然而，也有些突变是致病的。

人类基因组计划

人类基因组计划始于1990年，结束于2003年，旨在绘制人类完整的基因组图谱。研究人员将33亿个碱基对排列分成片段，每段15万个碱基对，并理清每个的排序。然后把这些信息整合，发现所有人类基因，并找出它们在染色体上相应的位置和排列顺序。基因图（右图）展示了人类染色体与动物染色体的区别。通过颜色表达的热点图显示出在进化过程中被保留下来的遗传信息（色块越零碎，遗传密码差距越大）。

绘制人类基因图谱

人类的基因构成和其他动物有什么不同？

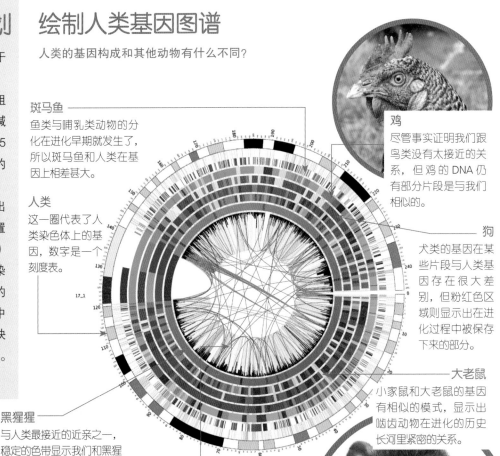

斑马鱼
鱼类与哺乳类动物的分化在进化早期就发生了，所以斑马鱼和人类在基因上相差甚大。

人类
这一圈代表了人类染色体上的基因，数字是一个刻度表。

黑猩猩
与人类最接近的近亲之一，稳定的色带显示我们和黑猩猩的基因非常相似（相似度约98%）。

小家鼠
人与鼠的基因相似度没有与黑猩猩的高（相似度90%），但也够相似的了，所以它们成了人类疾病研究的出色模特。

鸡
尽管事实证明我们跟鸟类没有太接近的关系，但鸡的DNA仍有部分片段是与我们相似的。

狗
犬类的基因在某些片段与人类基因存在很大差别，但粉红色区域则显示出在进化过程中被保存下来的部分。

大老鼠
小家鼠和大老鼠的基因有相似的模式，显示出啮齿动物在进化的历史长河里紧密的关系。

若精子和卵细胞内基因发生突变，就有可能遗传给下一代。不过也不是所有突变都是坏事。这种 DNA 序列上的随意改变，正是支持达尔文生物进化论的生物基础。这在动物身上不难观察到。以桦尺蠖为例。工业革命以前，桦尺蠖有白色的双翼，给它们提供保护色，躲在浅色的树木和地衣上。一小部分桦尺蠖基因发生突变，长出黑色的双翼，让它们很容易成为捕猎者的目标。可是当工厂取代原来的树林，浅色的桦尺蠖在颜色变深的环境中无法藏身，反而黑色的桦尺蠖群体开始壮大。它们活的时间比浅色桦尺蠖要长，成功地把突变的基因遗传给下一代，改变了桦尺蠖的基因库。

像桦尺蠖那样因为基因突变而在环境中获得生存优势的例子不胜枚举，但遗传疾病又如何呢？说起来吓一跳，遗传疾病也可以为人类带来生存优势。像在非裔地区常见的遗传疾病镰状细胞性贫血，就是一个很好的例子。

因为一个核苷酸突变，导致携氧的血红蛋白畸形，不能形成正常的血红蛋白的形状，而是折成镰刀状，因此不能正常通过毛细血管，经过时会造成组织伤害，甚至被损坏。然而，这种基因突变却在基因里被保留了下来，因为它能有效防止人体感染疟疾。疟原虫在生命周期里有一段时间是寄生在血红细胞里的，镰状血红细胞破裂，便防止了疟原虫繁殖。拥有一个镰状细胞基因和一个健康血红蛋白基因的人镰状细胞性贫血症状会较轻，但也同样对疟疾有抵抗力，并能将抵抗力遗传给下一代。

"工业革命以前，桦尺蠖有着白色的双翼"

通过遗传学让罪犯认罪

鉴证科学家可以通过 DNA 片段找出犯罪分子。人的基因组只有 0.1% 是有个人独特性的，因此，鉴证科学家不用将全部基因进行排序，他们只需要找出人与人之间不同的那 13 个 DNA 片段，绘出 "DNA 指纹" 就行了。在这些片段里，会有 2 ~ 13 个核苷酸不断重复的序列，每个人重复的次数不一样。细小的 DNA 片段——被称为 DNA 探针——被用于确认这些重复的序列，而聚合酶链反应技术（PCR）则可确定重复的长度。两个人 13 个 DNA 片段都完全一致的可能性是十亿分之一，甚至更低。因此，如果找到与这 13 个 DNA 片段吻合的那个人，就基本上可以确信，找到了与罪案相关的人了。

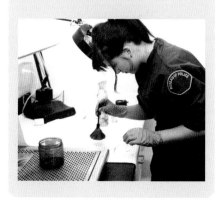

为什么我们长得与父母那么像？

我们遗传了父母的某一特征——比方说，"你长了跟你爸爸一样的眼睛"——其实是一个普遍存在的错误观点。其实遗传比这话说的要复杂得多——数个基因共同协调才有表面看起来的那个特征，就算是瞳色，也不仅仅是由 "蓝色" "棕色" 或 "绿色" 的基因所决定的。父母的基因合起来才形成了我们的外貌特点。不过，也有单个基因就能表现出一种性状的例子。这被称为 "孟德尔定律"，是生物学家格里哥·孟德尔在 19 世纪种植豌豆研究遗传学的时候发现的。

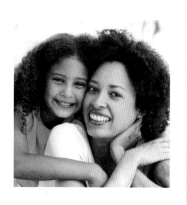

孟德尔定律的其中一个例子是由隐性基因决定的白化病——因为制造黑色素的蛋白质缺陷，导致皮肤、头发和瞳孔缺少色素。

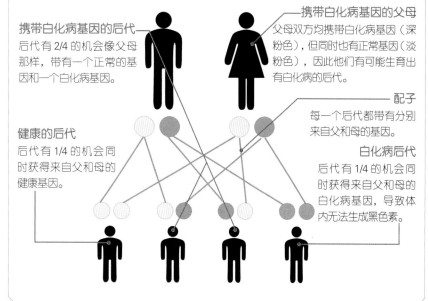

携带白化病基因的后代
后代有 2/4 的机会像父母那样，带有一个正常的基因和一个白化病基因。

携带白化病基因的父母
父母双方均携带白化病基因（深粉色），但同时也有正常基因（淡粉色），因此他们有可能生育出有白化病的后代。

健康的后代
后代有 1/4 的机会同时获得来自父和母的健康基因。

配子
每一个后代都带有分别来自父和母的基因。

白化病后代
后代有 1/4 的机会同时获得来自父和母的白化病基因，导致体内无法生成黑色素。

遗传学是非常复杂同时也是发展相当迅速的领域，科学家们无时无刻不在发现更多关于 DNA 功能的新信息。现在已知环境影响能对 DNA 略加修饰，限制基因表现的性状，改变蛋白质的表达模式。这叫表观遗传学，尽管 DNA 的排序并未在实质上被改变，但性状表现却发生了变化。表观遗传可以从一个细胞遗传给分裂出来的细胞，是又一个让遗传信息得以代代相传的遗传机制。

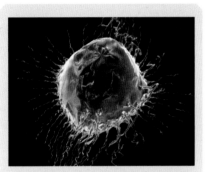

当基因出错……

癌症不只是一两个基因突变导致的那么简单——得经过一系列的出错，才能最终形成肿瘤。细胞本身就带有致癌基因和肿瘤抑制因子，后者在正常情况下会告诉细胞什么该分裂，什么不该分裂。但若这些基因出了错，细胞就无法关闭它的分裂程序，只会无限地进行自我复制。每一次一个细胞进行分裂，DNA 复制的时候都有可能出错，渐渐地，细胞在复制过程中出的错越来越多，堆积起来形成变异，就发展成恶性肿瘤，即癌症了。

环境影响能对DNA略加修饰

修复出错的基因

看看移植的细胞是如何在人体里修复受损基因的

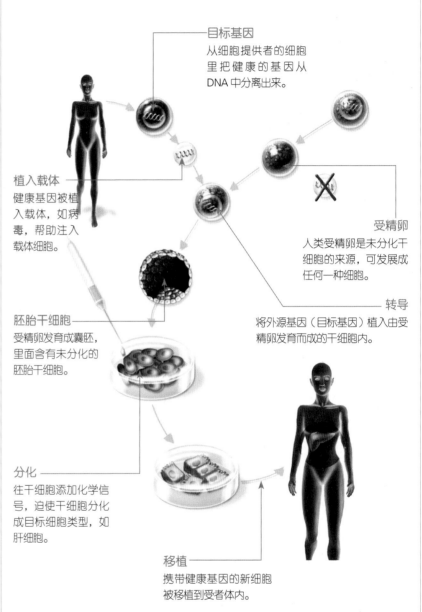

目标基因
从细胞提供者的细胞里把健康的基因从 DNA 中分离出来。

植入载体
健康基因被植入载体，如病毒，帮助注入载体细胞。

受精卵
人类受精是未分化干细胞的来源，可发展成任何一种细胞。

转导
将外源基因（目标基因）植入由受精卵发育而成的干细胞内。

胚胎干细胞
受精卵发育成囊胚，里面含有未分化的胚胎干细胞。

分化
往干细胞添加化学信号，迫使干细胞分化成目标细胞类型，如肝细胞。

移植
携带健康基因的新细胞被移植到受者体内。

肿瘤发展过程

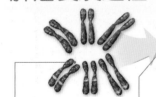

致癌基因
控制细胞分裂行为的基因发生突变可导致癌症。

诱变剂
环境因素或诱变剂——如辐射和化学物质——可导致 DNA 受损，引发关键基因的突变。

局部性
癌症一般由一两个或少量的变异细胞开始发展，在局部组织不受控制地分裂所导致。

侵袭
随着肿瘤体积变大，肿瘤细胞便开始侵袭附近的组织。

转移
进一步突变让肿瘤细胞突破局部组织，进入血液，从而游走于全身。

什么是焦虑?

大脑如何启动"战斗或逃跑"应激反应?

很多人都受到焦虑症的困扰,严重的情况下,焦虑症患者会变得足不出户,也无法正常工作。在美国,18 岁以上人群中有超过 4 000 万人患有不同程度的焦虑症;而在英国,每 20 人里就有 1 人患有焦虑症。有研究人员认为,现代科技导致让人焦虑的环境增多:各种信息、邮件、社交媒体和最新消息让人长期保持高度警惕状态。

焦虑反应其实是一个有其存在价值的人体自然反应。从生物学角度上讲,焦虑反应能让人进入高度戒备状态,警惕潜在威胁。换句话说,那是一个天然的恐慌启动按钮。

一旦进入焦虑状态,"战斗或逃跑"应激反应便会启动,体内分泌大量肾上腺素、去甲肾上腺素和皮质醇,提高你反应和行动的速度。为了准备好随时应对潜在危险,心率加快,往肌肉输送更多血液,肺部过度通气导致呼吸急速,都是在为人体做好生理上的准备。

与此同时,大脑也开始停止思考各种愉悦的事情,确保集中所有注意力辨识潜在危险。在极端的状况下,身体甚至会通过一切可能的方式清空消化道进行应激,确保不在消化上浪费任何一丝精力。

大脑是如何反应的

没有任何威胁的情况也会激起人体对危险的原始反应。

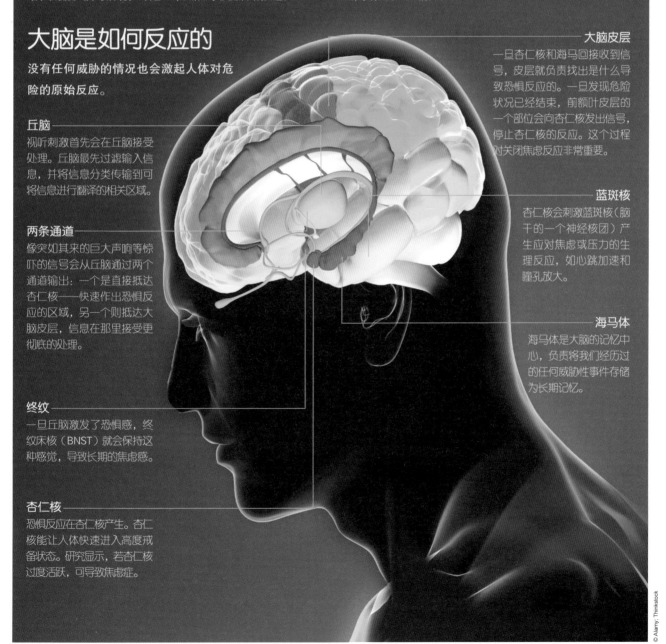

丘脑
视听刺激首先会在丘脑接受处理。丘脑最先过滤输入信息,并将信息分类传输到可将信息进行翻译的相关区域。

两条通道
像突如其来的巨大声响等惊吓的信号会从丘脑通过两个通道输出:一个是直接抵达杏仁核——快速作出恐惧反应的区域,另一个则抵达大脑皮层,信息在那里接受更彻底的处理。

终纹
一旦丘脑激发了恐惧感,终纹床核(BNST)就会保持这种感觉,导致长期的焦虑感。

杏仁核
恐惧反应在杏仁核产生。杏仁核能让人快速进入高度戒备状态。研究显示,若杏仁核过度活跃,可导致焦虑症。

大脑皮层
一旦杏仁核和海马回接收到信号,皮层就负责找出是什么导致恐惧反应的。一旦发现危险状况已经结束,前额叶皮层的一个部位会向杏仁核发出信号,停止杏仁核的反应。这个过程对关闭焦虑反应非常重要。

蓝斑核
杏仁核会刺激蓝斑核(脑干的一个神经核团)产生应对焦虑或压力的生理反应,如心跳加速和瞳孔放大。

海马体
海马体是大脑的记忆中心,负责将我们经历过的任何威胁性事件存储为长期记忆。

人体的循环系统

全身管道系统里的动脉和静脉负责把血液运往全身。一起来看看循环过程里的小细节……

人体血管要在不同压强环境下输送不同流量的血液，所以血管的大小和形状也各种各样，从粗大且有弹性的主动脉，到非常细小、只有一层细胞厚度的毛细血管都有。

血液是终极多功能处理者。它能给全身各组织输送活动需要消耗的氧、供能所需的营养，还能帮你处理废物，甚至帮你热身或降温。血液当中还含有重要的凝血物质，在伤口出血的时候帮助止血。不过血液就只有两种类型：一种是身体供能所需的含氧丰富的含氧血，色泽鲜红。另一种是血液被利用后氧气耗尽的缺氧血，这一类型的血会被回收进行循环利用，色泽暗沉（不是我们通常所想的蓝色）。

血液通过血管传输，血管也分两类：动脉和静脉。血液从心脏通过动脉输出，此时血压高，因此需要强壮富于弹性的血管壁。静脉将血液回输心脏，承受的血压较低，血管壁也相对较薄。毛细血管连接动脉和静脉，像连上高速公路的双行车道。

因为承受的血压不一样，动脉和静脉血管的构造有所区别，但二者合力把血液输往目标组织。不过万事总有出错的时候，导致身体出状况：止回阀丧失功用导致的静脉曲张；深静脉血栓导致的深静脉系统堵塞；动脉堵塞引发心脏病；还有因为动脉管壁薄弱而导致的可致命的动脉瘤。

大部分淀粉样蛋白由影响淋巴结节并让结节变大的非细胞粉红色小球组成，而这张图里显示的是淀粉样蛋白沉积在血管壁。

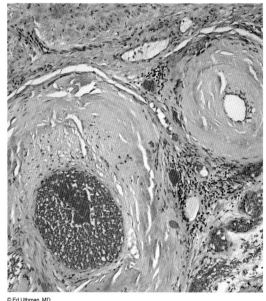

© Ed Uthman, MD

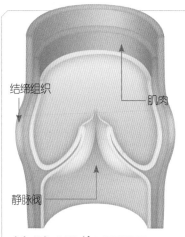

结缔组织　肌肉　静脉伐

静脉运作原理

静脉输送低压血。静脉里有多个单向阀，防止在每一下心跳之间血压降低时出现血液回流。血液通过静脉阀流往心脏，不能逆向运输。但时间久了，静脉阀可能会失去功用，尤其是腿部的静脉阀。这时静脉膨胀扭曲，形成静脉曲张。

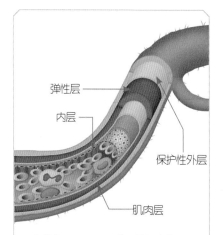

弹性层　内层　保护性外层　肌肉层

动脉——高压管!

动脉必须承受心脏射出血液时的高压，还要将含氧血一天24小时不间断地往全身输送。动脉血管壁有富有弹性的肌肉组织，让动脉血管可以因应心肌运动造成的压强大幅度变动进行扩张和收缩。因为血压高，动脉里就没必要像低压强的静脉血管那样加个止回流的阀了。

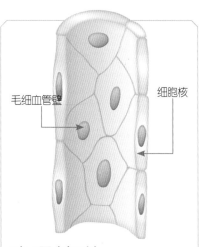

毛细血管壁　细胞核

连通管道

毛细血管是接连管道较小的动脉和静脉的微细血管。它们的血管壁只有一层细胞的厚度，是与周围组织进行物质交换的完美场所。毛细血管里的血红细胞会进行水、氧、二氧化碳、营养物质、废物，甚至热量的交换和传递。不过也因为毛细血管直径只有一个细胞大小，血红细胞得乖乖列队前进。

心脏的左右游戏

人类心脏是个双泵装置，也就是说，心脏两边，各有一个循环系统。心脏左边的结构负责把富含氧和养分的血液输向大脑、身体各内脏器官和身体其他组织（体循环系统）。而右边的结构则负责把缺氧血输往肺，在肺里重新携氧（肺循环系统）。

血浆携带各种不同类型的细胞

动脉
所有动脉都负责把血液从心脏输出。除了往肺部运输缺氧血的肺动脉之外，所有动脉血管都输送含氧血。

肺
进入肺部，血液里的二氧化碳被交换成吸入肺部气体里的氧。缺氧血变成含氧血，变成了鲜红的颜色。

静脉
除了肺静脉负责把含氧血输回心脏外，所有静脉都负责把缺氧血输回心脏。

心脏右半部分
心脏的右半部分把缺氧血输入肺部进行气体交换，把二氧化碳换成清新的氧。

毛细血管
毛细血管连接动脉与静脉。它们在身体器官和组织里进行氧、养分和废物的交换。

主动脉
主动脉把含氧血输送全身，是人体里最大的血管，也承受着最高的血压。

头与上肢 / 肺 / 肺 / 心脏 / 肝 / 肾 / 躯干与下肢

心脏左半部分
心脏左半部分泵出含氧血给全身利用。它给大脑的动脉和身体组织输出血液。

血液里有什么？

里面其实就只有让血红细胞看起来是血红色的铁离子——如果把铁元素都分离出来，那剩下的就只有淡黄色的液体，叫血浆。血浆携带各种不同类型的细胞，里面还含有糖、脂肪、蛋白质和盐。血浆里携带的主要细胞有血红细胞（由铁离子和负责携氧的血红蛋白组成）、白细胞（抗击细菌、病毒和菌类的感染）以及血小板（通过在受损组织附近形成凝块阻止继续出血，它们其实只是其他细胞上脱落的细胞质小块）。

血管
不同大小和形状

毛细血管括约肌
这块小小的肌肉能开合，控制毛细血管床的血流量。当肌肉运动，毛细血管括约肌放松扩张，经过它们进入毛细血管的血流量就会增加。

毛细血管床
与动脉和静脉两大系统相连的毛细血管网络。毛细血管与附近组织在这里透过只有一个细胞厚度的血管壁进行各种物质交换。

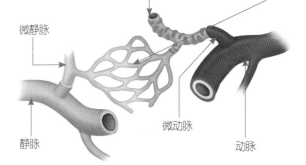

微静脉 / 静脉 / 微动脉 / 动脉

血液 怎样为人体提供能量

给你的身体提供能量，帮助身体治愈和抗击外敌的神奇液体背后的科学

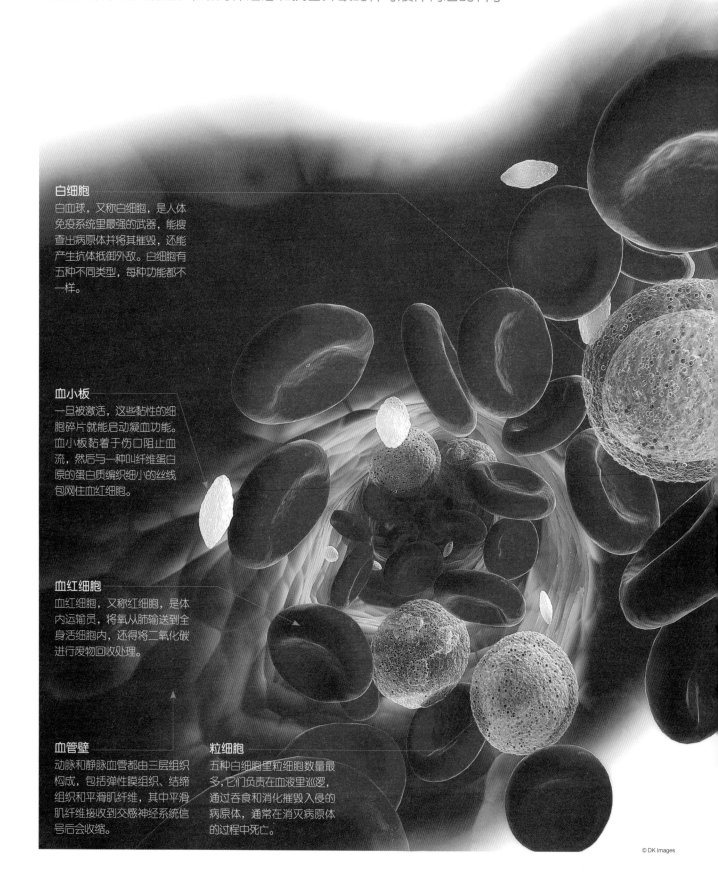

白细胞

白血球，又称白细胞，是人体免疫系统里最强的武器，能搜查出病原体并将其摧毁，还能产生抗体抵御外敌。白细胞有五种不同类型，每种功能都不一样。

血小板

一旦被激活，这些黏性的细胞碎片就能启动凝血功能。血小板黏着于伤口阻止血流，然后与一种叫纤维蛋白原的蛋白质编织细小的丝线包网住血红细胞。

血红细胞

血红细胞，又称红细胞，是体内运输员，将氧从肺输送到全身活细胞内，还得将二氧化碳进行废物回收处理。

血管壁

动脉和静脉血管都由三层组织构成，包括弹性膜组织、结缔组织和平滑肌纤维，其中平滑肌纤维接收到交感神经系统信号后会收缩。

粒细胞

五种白细胞里粒细胞数量最多，它们负责在血液里巡逻，通过吞食和消化摧毁入侵的病原体，通常在消灭病原体的过程中死亡。

血液的成分

血液是固态和液态的混合体；具有特异性的细胞和分子悬浮在富含蛋白质的液体——血浆——当中。血红细胞是混合物里质量最大的，携氧输往全身各组织，并将二氧化碳输送回肺。血红细胞和白细胞的比例为600:1，而白细胞又分为五种。细胞上掉落的细胞质小块，叫血小板，它们利用自身不规则的表面黏附于血管壁上，形成血块。

单核细胞
单核细胞是体积最大的白细胞，产生于骨髓，进入血液后成熟，转变成巨噬细胞，一种在器官组织和骨髓中的掠食性免疫细胞。

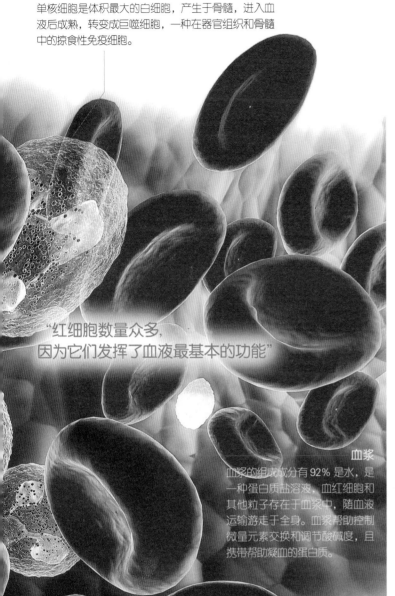

"红细胞数量众多，因为它们发挥了血液最基本的功能"

血浆
血浆的组成成分有92%是水，是一种蛋白质盐溶液，血红细胞和其他粒子存在于血浆中，随血液运输游走于全身。血浆帮助控制微量元素交换和调节酸碱度，且携带帮助凝血的蛋白质。

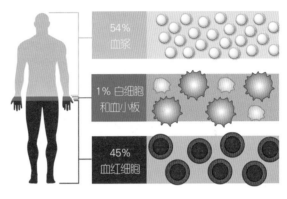

54%
血浆

1% 白细胞
和血小板

45%
血红细胞

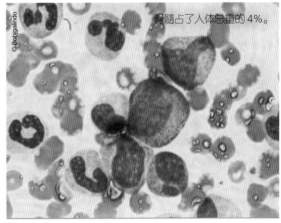

©Bobigalindo

骨髓占了人体总重的4%。

血液是生命之河。它向活细胞输送氧和必需的营养物质并将废物清理干净。它调派免疫系统的步兵——白细胞——侦察和摧毁一切入侵的病毒和寄生虫。它还敦促血小板前往受损组织，促进人体神奇的自我修复程序。

血液看起来像是鲜红浓稠的液体，但它其实是水状的血浆——稻草一样的淡黄色，富含蛋白质的液体——内含数以亿计的微粒，当中包括血红细胞、白细胞以及叫血小板的细胞质小块。血液成分的比例也不是平均分配的，血浆在血液里占据过半比例，另外45%是血红细胞，剩下的那1%才是白细胞和血小板。

血红细胞数量庞大，因为它们在血液里肩负着最重要的任务，那就是向全身每一个细胞输氧，同时把二氧化碳带走。成年人所有血红细胞都产生于红骨髓，红骨髓是长骨两端球状组织以

及像髋骨、肋骨等扁平骨中间的海绵体组织。骨髓里的血红细胞一开始是未分化的干细胞，叫血细胞。一旦人体检测到携氧量下降，肾分泌的一种激素就能刺激血细胞转变成血红细胞。因为血红细胞的存活期只有120天，所以血红细胞在源源不断地补充，骨髓内大约每秒产生200万个血红细胞。

血红细胞的成熟需要两天时间，在最终形成中间凹陷的甜甜圈似的圆碟形之前的最后阶段，血红细胞就会被分化出来。一个成熟的血红细胞是没有细胞核的。血红细胞的主要成分是水，但固态物里有97%是血红蛋白，这是一种带有4个亚铁离子的复合蛋白质。这些铁离子可以与氧或者二氧化碳形成不太紧的可逆转的结合——可以把它们想象为磁力较弱的磁石——这一特性让血红细胞成了所有呼吸气体的有效运输载体。在含氧时变成鲜红色的血红蛋白给了血液标志性的猩红色。

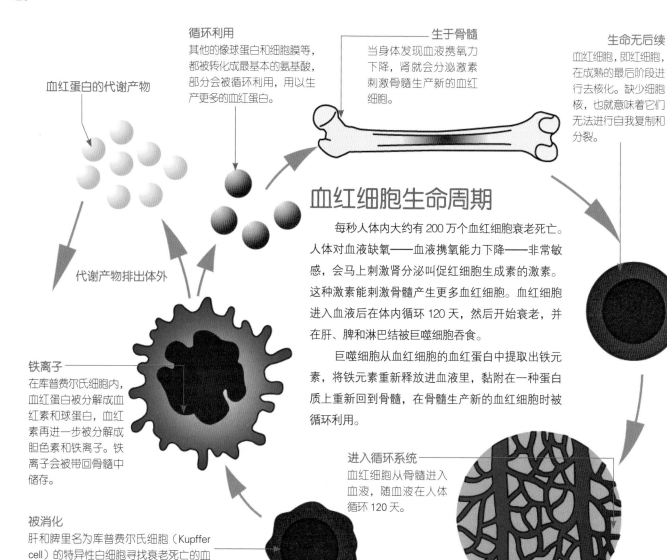

循环利用
其他的像球蛋白和细胞膜等，都被转化成最基本的氨基酸，部分会被循环利用，用以生产更多的血红蛋白。

生于骨髓
当身体发现血液携氧力下降，肾就会分泌激素刺激骨髓生产新的血红细胞。

生命无后续
血红细胞，即红细胞，在成熟的最后阶段进行去核化。缺少细胞核，也就意味着它们无法进行自我复制和分裂。

血红蛋白的代谢产物

代谢产物排出体外

血红细胞生命周期

每秒人体内大约有 200 万个血红细胞衰老死亡。人体对血液缺氧——血液携氧能力下降——非常敏感，会马上刺激肾分泌叫促红细胞生成素的激素。这种激素能刺激骨髓产生更多血红细胞。血红细胞进入血液后在体内循环 120 天，然后开始衰老，并在肝、脾和淋巴结被巨噬细胞吞食。

巨噬细胞从血红细胞的血红蛋白中提取出铁元素，将铁元素重新释放进血液里，黏附在一种蛋白质上重新回到骨髓，在骨髓生产新的血红细胞时被循环利用。

铁离子
在库普费尔氏细胞内，血红蛋白被分解成血红素和球蛋白，血红素再进一步被分解成胆色素和铁离子。铁离子会被带回骨髓中储存。

被消化
肝和脾里名为库普费尔氏细胞（Kupffer cell）的特异性白细胞寻找衰老死亡的血红细胞，将它们整个吞食，并把血红细胞降解为可循环利用的物质。

进入循环系统
血红细胞从骨髓进入血液，随血液在人体循环 120 天。

要给每一个活细胞供氧，血红细胞必须通过人体的循环系统输往全身。心脏的右半部分往肺输出二氧化碳含量高的血液，让血液在肺里释放出废气，重新携氧。心脏左半部分则自动把新鲜的含氧血挤出，通过大大小小的动脉和小至只能通过一个细胞的毛细血管向全身输出。血红细胞在送出氧分子的同时，也会带走二氧化碳分子，然后通过静脉重新回到心脏，再次被输入肺部"吐出"二氧化碳，带上宝贵的氧。

白细胞在数量上远不如血红细胞多，但它们却在免疫系统中占有举足轻重的地位。大部分白细胞也是在红骨髓里产生的，但跟血红细胞不一样，白细胞有五种类型，每一种在免疫功能上都有其特异性。有三种白细胞属于吞噬细胞，负责吞食和消化细菌和寄生虫，在过敏反应中起作用。另一种类型是淋巴细胞，负责产生抗体抵御再次来犯的同类入侵者。还有一种是单核细胞，它们在白细胞当中体积最大，进入器官组织后转化成为巨噬细胞，吞食细菌，还能把衰老坏死的血红细胞分解成可再利用的物质。

至于血小板，则根本不是细胞，它们只是在骨髓里一种体积较大的干细胞掉下的细块。静止的时候，血小板看起来是个平滑的椭圆盘状，但一旦激活启动凝血功能，便会变成不规则形状，且会伸出许多伪足。这种形态不但能让它们能黏附在血管壁上，还能相互黏着，在伤口周围形成一道物理屏障。在血浆里的蛋白质和凝血物质的帮助下，血小板编织出一个纤维蛋白网，阻止血液流失，还能刺激合成新的胶原蛋白，生成新的皮肤细胞。

不过要论血液对人体各项功能的关键性，上述血液的三个角色——供氧者、免疫功能捍卫者及疗愈者——只不过是些毛皮而已。当血液流经小肠，它会吸收从消化了的食物中分解出来的葡萄糖，并将葡萄糖作为能量储存在肝脏。当血液流经肾，血液里多余的尿素和盐得到过滤，这些废物将以尿液的形式被排泄出体外。而血液里的蛋白质还负责维生素、激素、酶、糖和电解质的运输。

血友病

血友病是一种罕见的血液遗传疾病：血液凝血机制受到严重抑制，导致出血过多，还会造成内部积聚瘀血和关节问题。血小板在凝血和人体自我恢复的过程中有着相当重要的作用，通过血液里叫凝血因子的蛋白质编织纤维蛋白网。而血友病患者——几乎都是男性——就是缺少这种凝血因子，以致即使是很小的伤口，也没办法把破损的血管封起来。

血小板编织出一个
纤维蛋白网，阻止血液流失

地中海贫血

另一种罕见的血液疾病，每年全球有约10万新生儿是地中海贫血患者。地中海贫血因血红蛋白合成受阻，导致严重的贫血。其中重型地中海贫血，又称库利氏贫血，其患者伴有心、肝、肾的肿大，骨骼脆弱的症状。目前最有效的治疗是经常进行输血，只有少数幸运的患者能找到匹配的骨髓捐献者进行骨髓移植获得根治。

镰状细胞性贫血

贫血泛指血红细胞数量过低的所有疾病。镰状细胞性贫血的血红细胞在释放出氧之后，会变成镰刀状。在非洲，每625个孩子里就有1个患有这种血液疾病。这种镰刀状的细胞过早衰亡，导致贫血，有时候还会进入血管，导致剧烈痛感，甚至器官受损。但有意思的是，只带有一个镰状细胞性贫血基因的人，对恶性疟疾有免疫能力。

血液疾病

血液在身体里时时刻刻调节氧的输送、铁离子的含量和凝血功能，一切都需要保持微妙的平衡。不幸的是，有好几种遗传疾病和慢性疾病会破坏这种微妙的平衡，甚至会带来致命后果。

血色沉着病

血色沉着病是最常见的一种血液遗传性疾病之一，医学上又叫"血铁沉积症"，因身体通过饮食吸收和储存过多的铁元素导致。这种病症的严重程度不一，有的症状很轻，有的则严重得出现肝脏受损或肝硬化、心律不齐、糖尿病，甚至心脏衰竭。若摄取过多维生素C，会导致症状加剧。

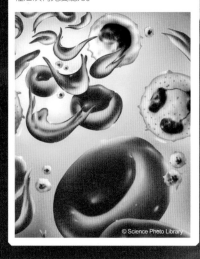

© Science Photo Library

从左到右依次为血红细胞、血小板和白血球。

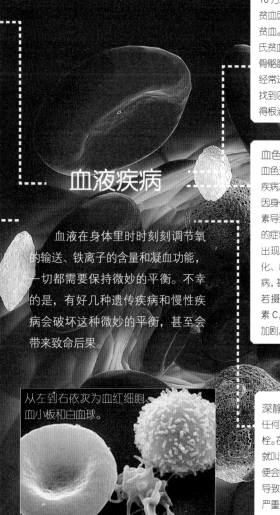

深静脉血栓

任何一个大得能堵塞血管的血块都叫血栓。在大腿粗大的深静脉里形成的血栓，就叫深静脉血栓。若血栓离开了深静脉，便会随血液循环进入心脏，流入肺动脉，导致肺栓塞。这种堵塞可导致肺部组织严重受损，肺部多处栓塞会导致死亡。

血液与伤口愈合 血液对于伤口愈合可重要了，它的手段可不止一两个

血液好比人体应对伤口的应急队。血小板发送信号刺激血管收缩止血。随后血小板聚集在伤口附近，与血浆里的一种蛋白质编成纤维蛋白网。这时血流恢复，白细胞开始追杀入侵细菌。成纤维细胞形成新的胶原蛋白床和血管床，刺激皮肤细胞再生。痂开始收缩，拉紧生长中的皮肤细胞，直到受损的组织被新生组织代替。

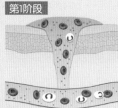

第1阶段

受伤
当皮肤表面被割伤、撕裂或深深刮破时，血液从破损的血管里渗出，填满伤口。为了阻止血继续外流，伤口附近的血管会收缩。

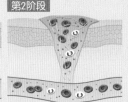

第2阶段

止血
被激活的血小板聚集在伤口附近组织的表面，刺激血管收缩。血小板与血浆里的一种蛋白质发生反应，编成有黏性的纤维网。

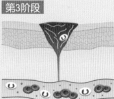

第3阶段

炎症反应
一旦伤口被凝固的血块覆盖，血管重新放松，让血浆和白细胞进入受损组织。巨噬细胞将有害的细菌和死亡的细胞吞食干净。

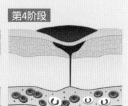

第4阶段

增殖性阶段
增殖的过程中伤口里开始形成胶原蛋白层，血管重新恢复血流，新细胞产生。纤维网和胶原蛋白把伤口拉拢愈合。

血管 里面有什么?

看看每一下心跳,血管里都发生了些什么事

在人体里有一个庞大的血管网络,要是把每一根血管都头尾相接地连起来,长度都够绕地球两圈了。血管是人体循环系统的重要组成部分,每天负责给你全身各部位往返运输超过 14 000 升血液,给它们送去所需要的养分。

血管有五种主要类型。总的来说,含氧血从心脏出来就会进入主动脉。主动脉的血管壁上有特殊的弹性纤维,在心肌放松的时候帮助收缩血管加压输送血液。主动脉继而分成诸多小动脉,小动脉再将血液分流进入毛细血管,透过毛细血管薄薄的血管壁,血液里的氧得以与血管外部环境进行交换,进入身体组织。

除了滋养身体组织细胞,毛细血管还负责废物处理,把缺氧血转入微静脉,再汇入静脉,静脉里有静脉阀阻止血液回流,直到把缺氧血输回心脏,从心脏通过肺循环在肺部再次携氧。

跟身体其他部位的模式相反,肺动脉从心脏往肺输送的是缺氧血。缺氧血在肺里进行气体交换,重新携氧后经过肺静脉再次回到心脏开始下一次循环。

过度换气综合征是怎么回事?

过度换气,又叫呼吸过度,是恐慌或强烈焦虑时身体产生的反应。在你发现自己喘不过气来的时候,呼吸会加速,希望借此把更多氧气吸入体内。然而,你不但没能把更多氧带入血液,还会降低血液里的二氧化碳浓度,导致血液的酸碱度失调,碱性升高,血红细胞不会像在正常情况下那样把氧交换进入身体组织,而是死死拽住不放。这样只会让问题进入一个恶性循环,让你更努力地去吸入氧气,却进一步导致二氧化碳含量继续下跌。

阻止恶性循环的一个方法是抓个纸袋,对着纸袋呼吸,强迫自己吸入呼出的二氧化碳。但这只对因焦虑或恐慌导致的过度换气有效。哮喘、感染、出血或心脏病发作同样会导致过度换气的症状产生,但在这些情况下,增加血液里的二氧化碳浓度是非常危险的。因此,一旦出现过度换气的症状,最安全的缓解手段,是尽量让自己冷静下来,放慢呼吸,若问题未能获得解决,就马上寻求医疗帮助。

什么是血液

红色液体的组成成分

血红细胞
这些圆盘形的细胞里有血红蛋白,帮助在全身携带和运输氧或二氧化碳。

血浆
血液里的液体成分由水、盐和酶组成,帮助进行激素、蛋白质、营养成分和废物的全身运输。

白细胞
免疫系统的重要成员,有些白细胞可以产生抗体,抵御外来细菌和病毒。

血管
向全身各组织输送血液和营养成分。

血小板
这些细小的细胞碎块启动凝血功能,在身体受伤出血时帮助止血。

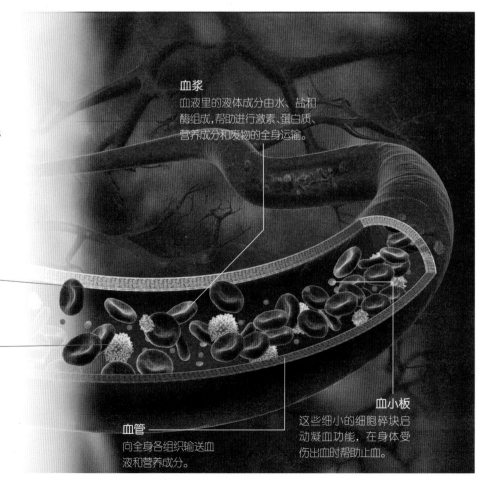

能救命的手术：气管切开术

这项救命手术背后的科学原理和技术

若上呼吸道因受伤、肿瘤或感染导致堵塞，就得重新找方法让气体进入肺部。气管切开术必须在对患者进行全身麻醉，或者联合使用麻醉药和镇静药的情况下进行。主刀医生要将患者头部后仰，这样才能看清楚喉部结构，准确寻找切口位置（见图）。首先要找到气管软骨的位置，在其下方垂直切下，然后小心移开皮肤下面的肌肉和血管，露出气管。

气管通常由C形环状的软骨保持打开状态，防止气管瘪陷。这时主刀医生需要在第三和第四环之间用刀挑开一个口，使之在不破坏软骨支撑结构的情况下可以进入气管。之后就可以把一条气管套管通过这个小口插入并固定在喉部。若患者终身需要气管套管辅助呼吸，插入的管道不是临时辅助工具，那就需要切除部分软骨，让气管套管可以更舒适地置入喉部。

声带正位于气管软骨后方、气管切开位置的上方。人要说话，气流必须经过声带让声带产生振动。有些气管套管有单向阀，让接受手术的人可以通过气管吸入空气，再通过嘴呼出空气，这样既能给肺部提供气流，又不会妨碍说话。

若患者完全无法自主呼吸，那就需要一台呼吸机，机械性地把气流输入和输出肺部了。

气管切开术图解

气管周围布满了主要的血管、神经、腺体和肌肉，是一个危险的雷区

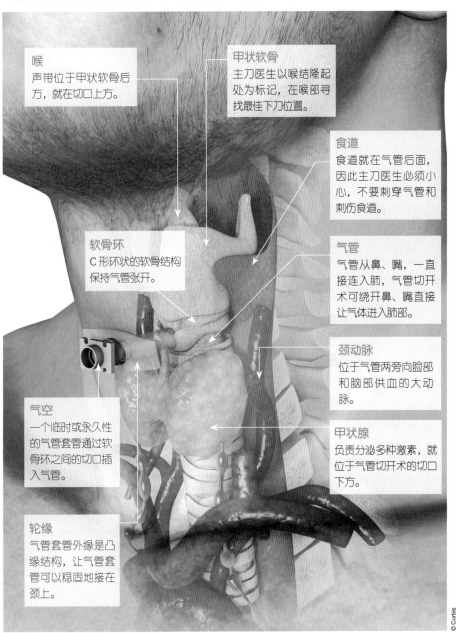

喉
声带位于甲状软骨后方，就在切口上方。

甲状软骨
主刀医生以喉结隆起处为标记，在喉部寻找最佳下刀位置。

食道
食道就在气管后面，因此主刀医生必须小心，不要刺穿气管和刺伤食道。

软骨环
C形环状的软骨结构保持气管张开。

气管
气管从鼻、嘴，一直接连入肺，气管切开术可绕开鼻、嘴直接让气体进入肺部。

颈动脉
位于气管两旁向脸部和脑部供血的大动脉。

气空
一个临时或永久性的气管套管通过软骨环之间的切口插入气管。

甲状腺
负责分泌多种激素，就位于气管切开术的切口下方。

轮缘
气管套管外缘是凸缘结构，让气管套管可以稳固地接在颈上。

身上带笔了吗？

气管切开术是项复杂的手术，所以在生命危殆的紧急情况下，就需要一个快速处理手段——环甲膜切开术（又称甲状腺切开术）。在甲状软骨（喉结）上方切开口，穿过环甲膜，直接进入气管。

一支有尖头的空管，或任何空心管，都可以用来完成此应急术，像吸管，或圆珠笔的笔筒。但是，要找到准确的切口位置不是那么容易的事，没有经过专业医学培训的话，很大可能造成主要血管、食道和声带受损。

激素 的产生和作用

人体内分泌系统是如何调节生长发育和控制人体的

内分泌系统的各个腺体通过叫激素的化学物质实现与身体组织器官和细胞的沟通，同时还能实现对身体组织器官的控制。这些腺体是没有管道结构的，直接往血液里分泌针对某些特定器官的激素。

目标器官都带有激素感受器，对激素发出的化学指导作出反应。人体内有 50 种不同的激素，它们基本分为三类：肽、胺和类固醇。

类固醇包括睾丸激素。不仅肾上腺皮层分泌睾丸激素，男女性器官以及孕妇体内的胎盘也会分泌睾丸激素。肽是数量最多的激素类型，主要由氨基酸短链组成，由脑垂体和甲状旁腺分泌。胺则由甲状腺和肾上腺髓质分泌，与启动战斗或逃跑应激反应相关。

激素导致的身体变化比神经系统导致的身体变化反应要慢，因为内分泌负责调节生长、情绪、新陈代谢和生殖过程，还负责维持体内环境平衡。脑垂体、甲状腺和肾上腺，加上男性的睾丸、女性的卵巢，以及胰腺等其他内分泌器官，共同构成了人体的内分泌系统。

内分泌系统

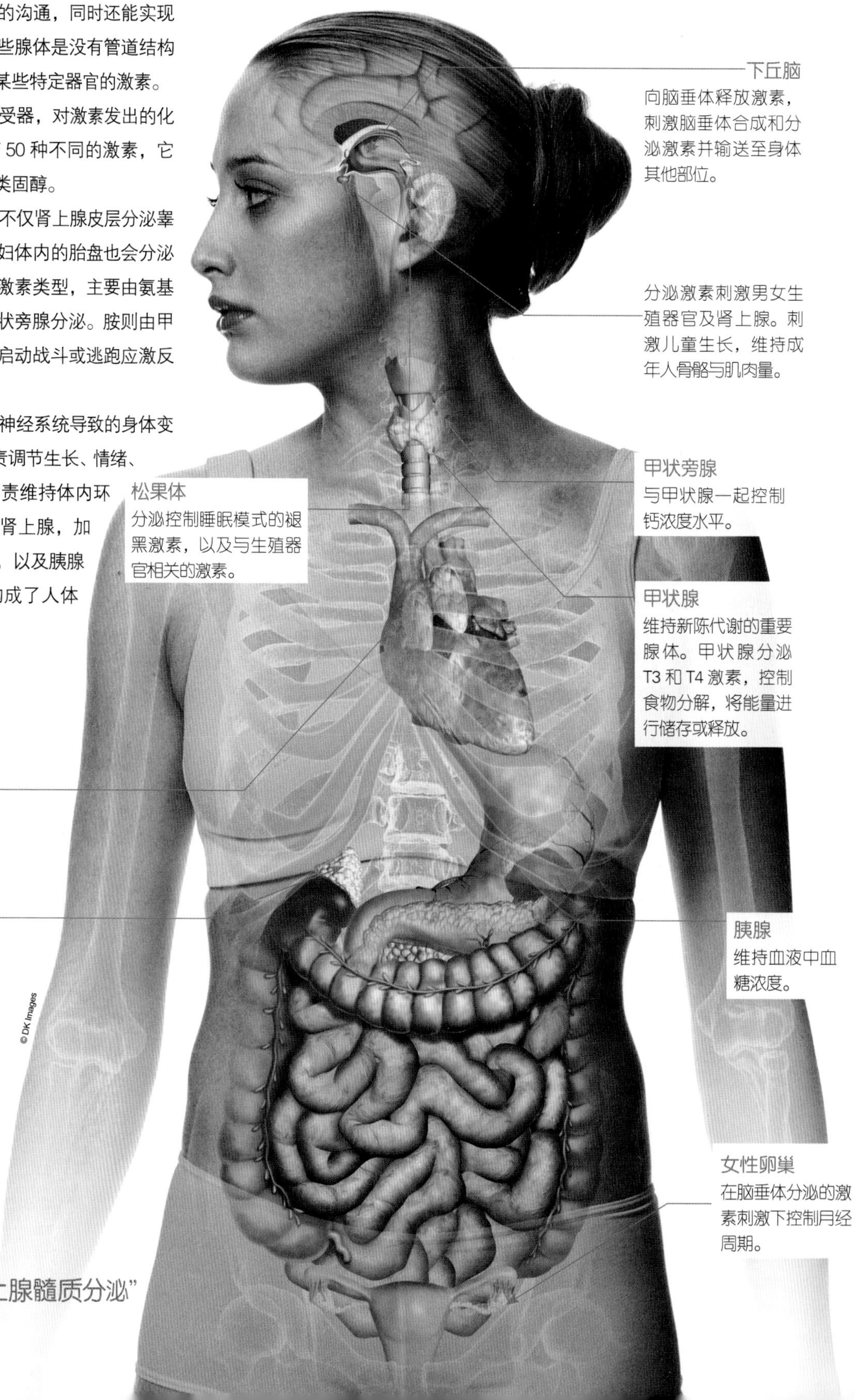

下丘脑
向脑垂体释放激素，刺激脑垂体合成和分泌激素并输送至身体其他部位。

分泌激素刺激男女生殖器官及肾上腺。刺激儿童生长，维持成年人骨骼与肌肉量。

甲状旁腺
与甲状腺一起控制钙浓度水平。

甲状腺
维持新陈代谢的重要腺体。甲状腺分泌 T3 和 T4 激素，控制食物分解，将能量进行储存或释放。

松果体
分泌控制睡眠模式的褪黑激素，以及与生殖器官相关的激素。

胸腺
免疫系统的一部分。合成和分泌控制 T 细胞（一种白细胞）行为的胸腺素。

肾上腺
控制着脂肪燃烧和蛋白质分解，调节血压。髓质分泌肾上腺素刺激战斗或逃跑应激反应。

© DK Images

胰腺
维持血液中血糖浓度。

精巢
精巢是负责制造精子、刺激肌肉生长、增加骨量和产生性冲动的一对腺体。

女性卵巢
在脑垂体分泌的激素刺激下控制月经周期。

"胺则由甲状腺和肾上腺髓质分泌"

下丘脑

下丘脑神经元
合成激素，并向垂体
后叶发出化学信号。

垂体门静脉
下丘脑分泌的激素
通过垂体门静脉输
送到垂体前叶。

垂体前叶

垂体后叶

脑垂体

豌豆大小的脑垂体是受下丘脑控制的主要内分泌腺。这两个腺体同位于大脑内，二者在内分泌系统里形成一个相互协作和调整的系统。

脑垂体又分垂体前叶和垂体后叶。前叶分泌生长激素，刺激肌肉和骨骼的生长，同时也刺激女性卵巢里卵泡发育，刺激男性产生精子。后叶储存加压素和下丘脑分泌的催产素。加压素让肾可以储存水分，抑制排尿的冲动，还能通过收缩血管增加心脏和肺的血压。

催产素影响产妇分娩前宫颈扩张，以及分娩后的子宫收缩。母亲进行母乳喂养的哺乳期间，乳腺也会受到催产素的刺激。

甲状腺与甲状旁腺

甲状腺是位于气管两侧的球体组织，由位于气管前侧的甲状腺峡相连。它通过刺激身体的含氧量和能量消耗，维持人体新陈代谢水平，保持人体健康和活动能力。

下丘脑和垂体前叶完全控制甲状腺，通过感受身体变化抑制或刺激甲状腺分泌激素。甲状腺过度活跃会有多汗、体重下降和对热度敏感的症状，而甲状腺功能低下则会导致御寒能力低、秃顶和体重增加。青春期和孕期，还有病毒感染或饮食中长期缺碘都会导致甲状腺肿大。

四个小小的甲状旁腺负责控制血液中钙浓度水平，血钙浓度低时会分泌激素。若血钙浓度过高，甲状腺就会分泌降钙素降低血钙浓度。因此，甲状腺和甲状旁腺是串联运作的。

甲状软骨（喉结）

正面　　背面

右叶

左叶

甲状腺峡

气管
（风管）

甲状旁腺

肾上腺

人体有两个肾上腺，左右肾的上方各一个。肾上腺是呈三角形的腺体，有2厘米厚的外皮层，负责制造和分泌类固醇激素，这些类固醇激素包括睾丸激素、皮质醇和醛固酮。

腺体内部椭球体的结构是髓质，负责制造和分泌去甲肾上腺素和肾上腺素。这两种激素会加速心跳，提高血液含氧量和葡萄糖的浓度，同时抑制身体不必要的功能。

肾上腺又被称为"战斗或逃跑"腺体，因为正是它控制着我们在压力情况下的反应，为身体在有需要时以最快速度进入战斗状态或逃跑做准备。长期处于压力状况，导致肾上腺过度受压，是会导致身体健康问题的。

胰腺细胞

胰腺位于腹腔，在小肠上方。胰腺由两种细胞组成，外分泌细胞分泌的胰液不进入血液，但内分泌细胞分泌的激素却能进入血液。

内分泌细胞聚集成团，称为胰岛。内分泌细胞有大约100万个，但也只占胰腺细胞总数的1%～2%。胰腺内分泌细胞有四种类型。B细胞分泌胰岛素，A细胞则分泌胰高血糖素，两者相互协调维持血糖稳定。若B细胞死亡或受损，就会导致1型糖尿病，若不接受胰岛素注射，会有生命危险。

另外两种类型，分别是C细胞（伽马细胞）和D细胞。前者抑制食欲，后者减少小肠对食物的吸收。

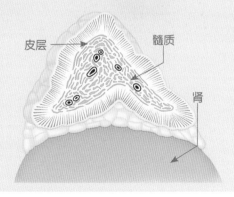

皮层　　髓质

肾

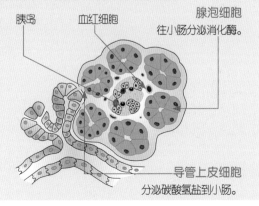

胰岛　　血红细胞

腺泡细胞
往小肠分泌消化酶。

导管上皮细胞
分泌碳酸氢盐到小肠。

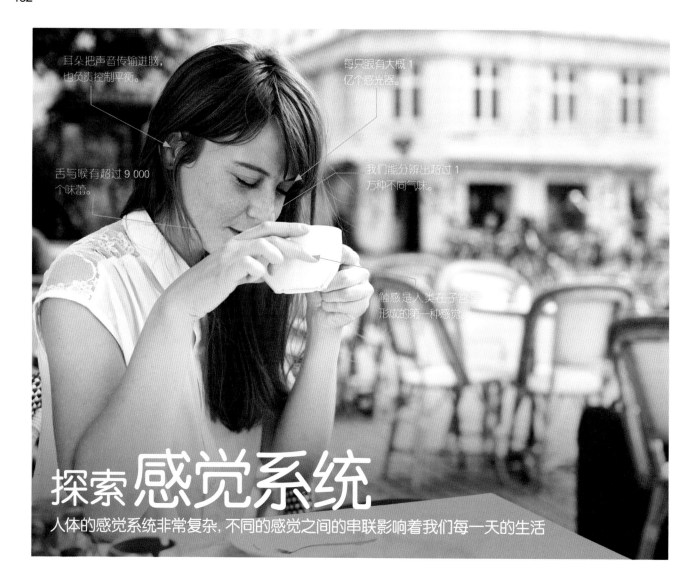

耳朵把声音传输进脑，也负责控制平衡。

每只眼有大概1亿个感光器。

舌与喉有超过9 000个味蕾。

我们能分辨出超过1万种不同气味。

触感是人类在子宫里形成的第一种感觉。

探索感觉系统

人体的感觉系统非常复杂，不同的感觉之间的串联影响着我们每一天的生活

感觉系统让我们可以体验世界，还能让我们警惕危险，勾起回忆，小心危险物品，像滚烫的表面等。人类的感觉系统是高度发达的，不少器官能同时感受环境里的物理因素及情感因素。比如，感觉系统能把空气里的化学分子能转化为气味，把介质里运动的分子能转化成声音，使皮肤上的压力形成触感。而且有的感觉非常灵敏，探测到新感受后只需要百万分之一秒，人体就能做出反应。

五种典型的感觉包括视觉、听觉、嗅觉、味觉和触觉。我们不但需要用感觉与身边世界互动，还需要通过感觉在这世界里生活。感觉系统让我们可以调节动作和思维，有时甚至直接往肌肉传输信号。让我们拥有感觉的是感觉神经系统，由感受器、神经和大脑相关部位组成。

光、热、食物里的化学成分和压力等，能刺激我们感觉的有成千上万种刺激物。这些"刺激方式"会被相关的感受器检测到，然后转化成感觉，像冷和热、各种味道、图像和触感。那些了不起的感觉器官——眼、耳、鼻、舌、皮肤——早就在人类发展过程中形成了完美配合，不需要特意去"开启"功能。

不过，感觉系统有时也难免出错。与感觉相关的疾病有成百上千种，有的影响不大，有的却会带来伴随终生的改变。举例来说，耳朵受堵会影响你的平衡感，或者出现嗅觉不灵敏的症状——不过这些都不会持续太长时间。

但若是意外（如车祸）造成的脊柱受伤，带来的伤害就可能是永久性的了，也会导致感觉系统出现一些非常特别的问题。截肢后，曾经连接着已被截去的肢体的神经仍能发出信号，这些信号仍能被大脑检测到，导致剧痛。这种状况叫幻肢综合征。

所幸的是，感觉系统是能适应身体变化的，失去某种感觉往往会导致其他感觉变得更敏锐。几种感觉一般是相互协调的，每种感觉的敏锐度相当。有人认为，因为失明而失去视觉，会导致耳、鼻和舌的感觉加强。这当然也不是绝对的，不过这种状况在幼年甚至天生失去视觉的人当中比较常见。同理，有人喜欢听音乐时闭上双眼，他们说，隔断视觉能强化听觉体验。

尽管人类的感觉系统发展得比较完善，还是比不过许多动物。比方说，狗能听到更高频率的声音，而鲨鱼则有人类无法比的嗅觉——它们能在茫茫大海中嗅到一滴血的气味！

身体的信使

感觉系统由神经元构成。这些有特异性的神经细胞能把信号从一端传输到另一端。比如从皮肤传输到大脑。它们是可被激活的，意味着一旦受到某种电流、化学物质刺激，就会输出信号。感觉神经元有多种不同类型，不同类型相互间能改变彼此的信号。

视网膜神经元
这些视网膜双极细胞位于眼内，从视杆细胞和视锥细胞（检测光信号的地方）往负责向大脑发送电脉冲的神经节细胞传输。

嗅神经元
嗅神经元细胞上大量细长的树突布满鼻腔内部，能感觉到成千上万种气味。

浦肯雅细胞
大脑里体积最大的神经元，有大量树突，可形成多个连接。它们能刺激，又能抑制运动。

无长突神经元
位于视网膜里的神经元细胞，这些细胞没有轴突（神经纤维），让光信号可以快速转换往返于双极细胞。

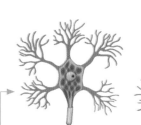

运动神经元
这些神经元细胞从大脑往身体肌肉输出电脉冲，导致肌肉收缩产生行为。它们属于多极神经元（有多个树突），能快速传递信息。

锥体神经元
这种神经元细胞因呈锥形而得名。它们负责连接运动神经元。

单极神经元
这些感觉神经元将物理刺激（如被触摸到）转化成电脉冲。

我们是怎么闻到气味的

看看我们的鼻子和大脑如何合作分辨气味

嗅球
有多种不同类型的细胞，嗅神经元从这里伸出，穿过筛板往下延伸。

嗅神经元
这种神经元细胞对各种气味非常敏感。

嗅上皮
布满鼻腔表层，有长长的嗅神经元树突，空气中的化学物质分子就在嗅上皮刺激形成电脉冲。

嗅神经
新的信号通过嗅神经以极快的速度传输至大脑，大脑再将嗅觉的信号与视觉和味觉的信号进行整理。

筛板
头颅里的一层骨骼组织结构，上有大量细小孔洞，让嗅神经纤维得以穿过筛板连接鼻子与大脑。

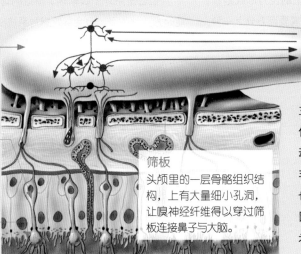

气味的回忆

有没有闻到什么气味让你想起从前？这叫马德琳效应，因为作家马塞尔·普鲁斯特曾描述过，一块马德琳蛋糕在一瞬间勾起他鲜明的童年回忆和强烈的情绪。

另一种相反的回忆方式是主动回忆，那是积极尝试记起某一特定事件。非主动回忆与情绪相关，通常也比主动回忆伴有更强烈的情感。10岁以下孩童非主动回忆能力比年纪稍大的孩子强，这也是通常非主动回忆会让你想起童年的原因。而年纪稍大的孩子使用主动回忆更多，考试前温习功课就是一个典型的例子。

主要神经

这些神经除了往大脑传输重要的感觉信息外，还把运动信号传遍全身

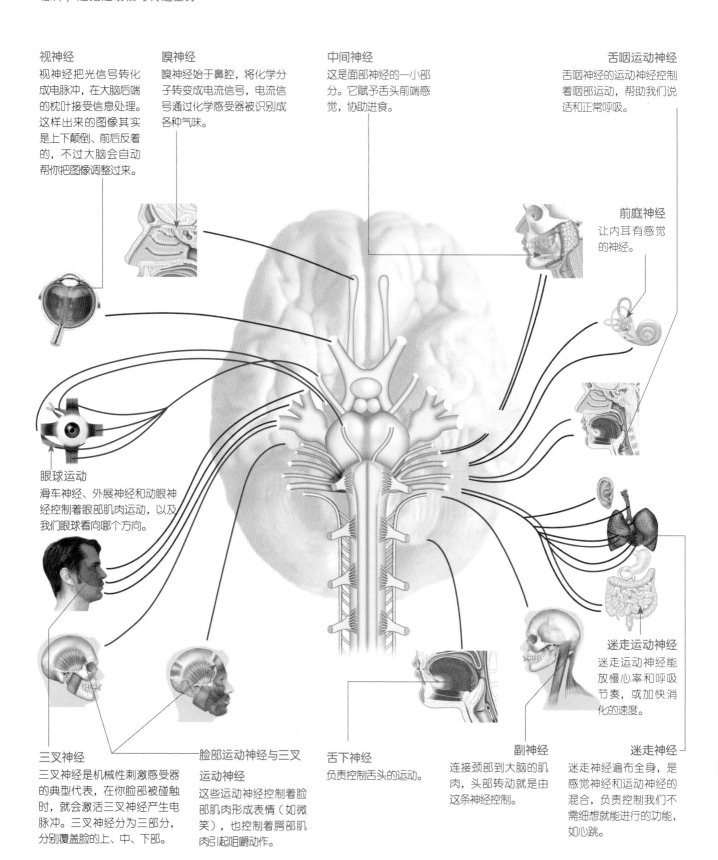

视神经
视神经把光信号转化成电脉冲，在大脑后端的枕叶接受信息处理。这样出来的图像其实是上下颠倒、前后反着的，不过大脑会自动帮你把图像调整过来。

嗅神经
嗅神经始于鼻腔，将化学分子转变成电流信号，电流信号通过化学感受器被识别成各种气味。

中间神经
这是面部神经的一小部分。它赋予舌头前端感觉，协助进食。

舌咽运动神经
舌咽神经的运动神经控制着咽部运动，帮助我们说话和正常呼吸。

前庭神经
让内耳有感觉的神经。

眼球运动
滑车神经、外展神经和动眼神经控制着眼部肌肉运动，以及我们眼球看向哪个方向。

迷走运动神经
迷走运动神经能放慢心率和呼吸节奏，或加快消化的速度。

三叉神经
三叉神经是机械性刺激感受器的典型代表，在你脸部被碰触时，就会激活三叉神经产生电脉冲。三叉神经分为三部分，分别覆盖脸的上、中、下部。

脸部运动神经与三叉运动神经
这些运动神经控制着脸部肌肉形成表情（如微笑），也控制着腭部肌肉引起咀嚼动作。

舌下神经
负责控制舌头的运动。

副神经
连接颈部到大脑的肌肉，头部转动就是由这条神经控制。

迷走神经
迷走神经遍布全身，是感觉神经和运动神经的混合，负责控制我们不需细想就能进行的功能，如心跳。

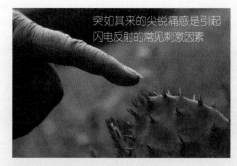

突如其来的尖锐痛感是引起闪电反射的常见刺激因素

什么是闪电反射

有没有试过碰到什么感觉烫得灼手或是冰得刺骨，让你想都不想就把手抽开了？这种反应是一种反射行为。反射行为是所有感觉里最重要也是最快的反应，由遍布全身的"反射弧"控制。

比如说，手指头上一根探测温度的神经连着脊柱上的运动神经，而这根运动神经直接经过肱二头肌，这就形成了一个反射弧。只牵涉两条神经的反射弧，反射速度是极快的。因为有第三条神经把信息传给大脑，所以你会知道到底发生了什么事，但这第三条神经不会对由两条神经构成的反射弧造成影响，只负责信息传达。在关节里还有其他反射弧，所以如果你的膝盖突然没力，或者突然失去平衡，你能马上协调身体其他部位调整过来。

触觉感受器
当触觉感受器被激活，有关刺激物的信息就会传输到脊髓。不需要经过大脑的反射行为能对危险的刺激产生快速反应。

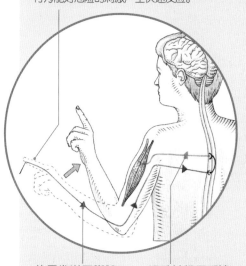

信号发送至脊髓
当感觉神经末梢被激活，信息就能通过神经纤维传到脊髓。

运动神经元反馈
信号激活运动神经元，后者产生电脉冲向肌肉发出信号，告诉身体该采取行动了。

联感

联感，是非常神奇的感觉，却至今没能让人完全琢磨透。有的人五种感觉里有两种甚至更多种感觉是完全连在一起的，当其中一种感觉被激活，所有连在一起的感觉就都启动了。举个例子，有人看到的字母"A"永远是红色的，看到数字"1"嘴里会有苹果的味道。视觉联合味觉，聊天能尝到味道，音乐也能变得有质感。

有联感的人自然是不会把这种症状看成是感觉失调或疾病。事实上，很多有联感的人不觉得这有什么不正常，甚至无法想象失去联感的日子会怎样。联感通常是遗传性的，有联感的人或许比我们想象的要多。想了解更多关于联感的信息，可以登录英国联感协会的网站（www.uksynaesthesia.com）。

没有联感的人要在一堆5当中找出呈三角形排列的2挺困难的。

可是在某些有联感的人的眼里，2是红色的，5是绿色的，一下就找出来了。

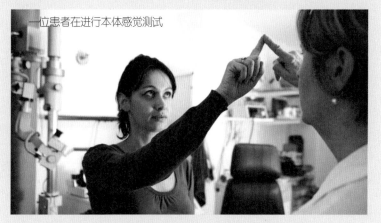

一位患者在进行本体感觉测试

"第六感"真的存在吗？

我们不会在意身体的平衡感和身体在空间里的位置的感觉，所以有时候当这些感觉被注意到了，就成了"第六感"。不过对这"第六感"倒是有专门的科学研究，而且"第六感"被统称为本体感觉。肌肉骨骼系统（肌肉、肌腱、韧带和关节）都布满神经，它们的作用就是把平衡和身体姿势的信息送回大脑。大脑继而快速地把这些信息进行处理，再给肌肉发出指令，进行细致调节维持身体平衡。正因为你意识不到它的存在，也无法屏蔽这种感觉，便不会理解这种感觉有多重要，直到某天这种功能受损。有些健康问题，如中风，能严重影响我们的本体感觉，让患者甚至无法正常地站立、行走、说话或移动四肢。

第三章

奇趣

小常识

你是左脑型还是右脑型人格?

其实两个答案都不对。看看我们到底是怎么想的

左脑和右脑的确分工负责不同的项目,但这些解剖学上的不对称性真能决定我们的性格吗?有心理学家认为,有创意的从事艺术事业的人右脑更发达,而善分析的逻辑性强的人则更着重于使用左脑。但至今为止,这种左脑型和右脑型的说法还有待证据证实。

犹他大学的一组研究人员就曾为回答这个问题做过实验,并在 *PLOS ONE* 学术期刊上发表了一篇研究报告。研究小组把人脑分成 7 000 个区域,对超过 1 000 人的脑部进行功能性核磁共振成像分析,想要搞清楚一边脑的网络是否会比另外一边强。

跟我们普遍相信的左脑型或右脑型理论不一样,研究小组发现左右脑的网络其实没有强弱之分,我们使用左右脑的频率也没有差别。相反,研究发现人大脑里的网络联系更像计算机的网络。本地神经之间的沟通比远距离神经之间的沟通更有效率,所以,需要经常进行沟通的神经元更多的是聚集在彼此附近形成本地枢纽,每个枢纽负责不同的功能,而不是横跨左右半球进行联系。

功能相关的枢纽在彼此附近,一般都在同一边脑半球,让神经可以在本地区域实现更快速的沟通。其中一个例子就是语言处理——大部分人大脑里与语言、沟通和语言逻辑相关的区域都集中在大脑的左半球。

大脑不是每个部位都左右对称的,但左右脑的使用频率大致相当。所以不用再担心自己会受大脑发展不均衡的限制而成不了伟大的科学家了。

大脑分区看

大脑不同部位到底有什么功能?

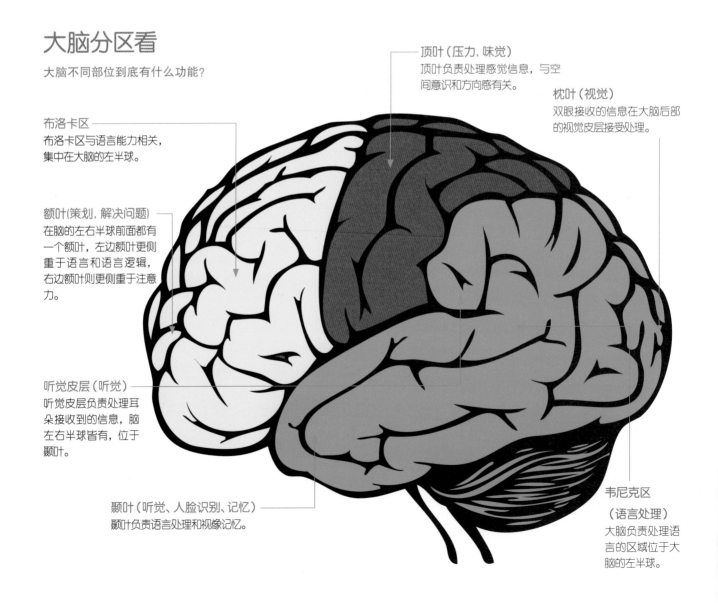

顶叶(压力, 味觉)
顶叶负责处理感觉信息,与空间意识和方向感有关。

枕叶(视觉)
双眼接收的信息在大脑后部的视觉皮层接受处理。

布洛卡区
布洛卡区与语言能力相关,集中在大脑的左半球。

额叶(策划, 解决问题)
在脑的左右半球前面都有一个额叶,左边额叶更侧重于语言和语言逻辑,右边额叶则更侧重于注意力。

听觉皮层(听觉)
听觉皮层负责处理耳朵接收到的信息,脑左右半球皆有,位于颞叶。

颞叶(听觉、人脸识别、记忆)
颞叶负责语言处理和视像记忆。

韦尼克区
(语言处理)
大脑负责处理语言的区域位于大脑的左半球。

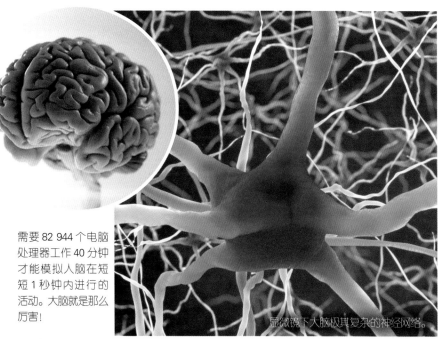

需要 82 944 个电脑处理器工作 40 分钟才能模拟人脑在短短 1 秒钟内进行的活动。大脑就是那么厉害!

显微镜下大脑极其复杂的神经网络。

人格迷思

　　关于左脑型人格和右脑型人格的迷思,其实源于曾获得诺贝尔生理学或医学奖的一项科学研究。20 世纪 40 年代,医学研究人员对少数患有严重癫痫的病人试行了一种极端的治疗手段——将胼胝体切断。之后若让患者右眼视物,他们能清晰说出看到了什么,但若让他们左眼看同样的物品,他们却说不出来。话语和语言是在大脑的左半球接受处理的,而左眼所视之物却是在大脑的右半球接受处理。患者虽然说不出看到什么,却能画出来。心理学家们由此开始好奇,大脑左右半球功能的不一样是否会导致两种不同的人格,也就形成了我们现在所说的左脑型人格和右脑型人格。

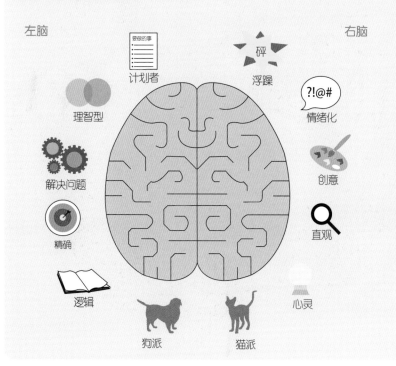

左脑　　　　　　　　　　　　　　右脑

计划者　碎　浮躁
理智型　情绪化 ?!@#
解决问题　创意
精确　直观
逻辑　心灵
狗派　猫派

让大脑做个有趣的小练习

1. 提高记忆力
下面有个表,看着记一分钟,然后把书合上,看能记下来多少个:

钱币	电话	葡萄
鸭子	马铃薯	枕头
钥匙	茶杯	自行车
铅笔	火柴	桌子

很难吗? 再试一次。这一次,我们在脑海里编个故事,把所有物品串联起来。

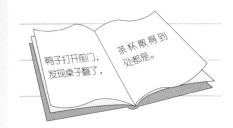

鸭子打开前门,发现桌子翻了,茶杯散得到处都是。

抓到诀窍了吧! 想把小故事编得多可笑都行,奇奇怪怪的东西比平淡无奇的东西更容易让人记住。

2. 延缓大脑衰老
学习新语言是让大脑保持活跃的最佳方式。这里教你几句跟人打招呼的外语:

波兰语:	Cześć!
	(che-sh-ch)
俄语:	Zdravstvuj
	(zdrah-stvooy)
阿拉伯语:	Marhaba
	(mar-ha-ba)
斯瓦希里语:	Hujambo
	(hud-yambo)

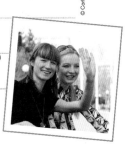

什么是"脑冻结"？

有时吃冰激凌吃得太快会让你产生剧烈的头痛，这在医学上叫蝶腭神经结痛，与偏头痛有关

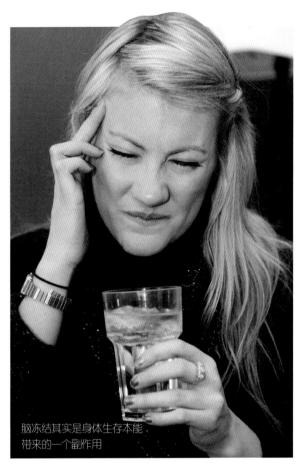

脑冻结造成的痛，又叫冰激凌头痛，是人体对寒冷的自然反应。身体一感觉冷，就会想方设法保暖。其中一个达到保暖目的的步骤，就是收缩皮肤附近的血管。经过皮肤的血液减少，就能减少热传递，帮你保暖。

嘴后部突然受到冰冷东西的刺激，附近组织也会做出同样反应，上腭血管剧烈收缩。当冰冷的感觉消失（要么你把冰激凌吞了，要么是冰激凌融化了），收缩的血管就会恢复原来的状态。

这个过程不会对身体造成伤害，但面部有一条重要的神经叫三叉神经，就在上腭附近，它会把这种突如其来的血管收缩和扩张理解为痛。三叉神经所在的位置会让你误认为痛感来自前额。有医生认为，这种血管突然收缩和扩张很可能被我们误解为偏头痛了。

脑冻结其实是身体生存本能带来的一个副作用

"面部有一条重要的神经叫三叉神经，就在上腭附近"

三叉神经里的眼支负责传递眼球、泪腺、鼻腔上部、上眼睑、前额和头皮接收到的信息。

三叉神经里的下颌支负责传递皮肤、牙齿、下颌牙龈、舌头、下巴、下唇以及颞叶区皮肤接收到的信息。

脸部的三叉神经所在位置与上腭非常接近。这条神经把血管的收缩和扩张理解为痛感。

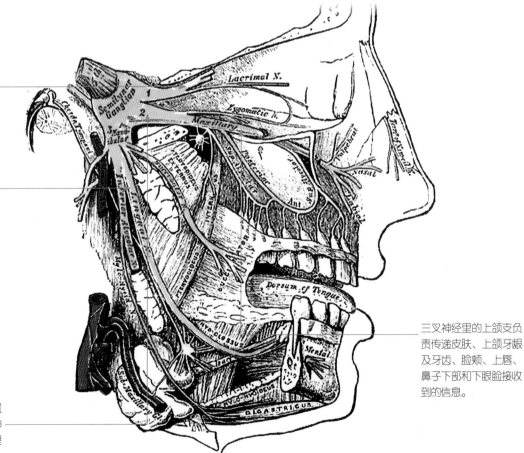

三叉神经里的上颌支负责传递皮肤、上颌牙龈及牙齿、脸颊、上唇、鼻子下部和下眼睑接收到的信息。

是什么让你流鼻涕?

鼻塞到底是怎么了?
为什么生病时会不断流鼻涕?

说出来可能让很多人意外,但让我们鼻塞和鼻涕流个不停的罪魁祸首,不是黏液,而是组织发炎和肿胀。

若鼻子受到感染,或产生过敏反应,免疫系统便会制造大量化学信使,导致鼻腔表层的血管扩张,让更多白细胞可以进入鼻腔的感染区,帮助抗击炎症。但这样也会让血管变得易渗漏,让更多液体积聚在鼻腔组织里。

解充血药里有一种类似肾上腺素的化学成分,能让血管收缩,防止继续渗漏。

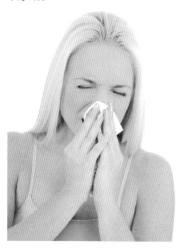

纤毛组织
纤细毛发一样的组织把黏液往喉咙送,然后就可以被吞下了。

黏液
组成黏液的糖蛋白溶于水,形成凝胶状的物质粘住碎物。水越多,鼻涕就越稀。

杯形细胞
鼻腔表面有许多分泌黏液的杯形细胞。

上皮细胞
鼻腔表面布满上皮细胞,上面覆盖纤毛组织。

结缔组织
在鼻腔表层细胞下面是布满血管的结缔组织。

巨噬细胞
免疫细胞,分泌组胺等化学介质,让血管变得能渗透。

血管
炎症化学信号让血管扩张,让更多水进入组织,稀释黏液,变成鼻涕。

怎样让一个昏迷的人醒过来

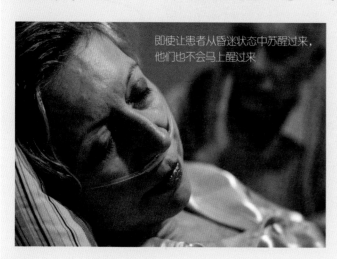

即使让患者从昏迷状态中苏醒过来,他们也不会马上醒过来

当我们说"让某人从昏迷中苏醒",指的是让人从药物诱使的昏迷中醒过来。医生会对脑部受到重创的患者使用药物让患者进入昏迷状态,减轻脑部肿胀程度,让大脑休息。因为大脑受伤时会发炎,肿胀会让大脑在颅骨里受到挤压,造成进一步伤害。

医生控制药物剂量让患者进入昏迷状态。而让患者从昏迷状态中苏醒过来,就是终止用药。即使让患者从昏迷状态中苏醒过来,他们也不会马上醒过来。他们需要多天,甚至数周或更长时间才能慢慢恢复意识。有的人意识恢复得很快,有的就需要进行康复训练,或者终生需要他人照顾,也有的会一直醒不过来。

为什么在飞机上耳朵会"啵"的一声响？

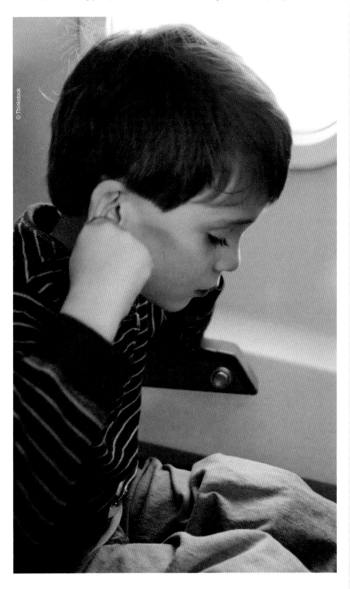

鼓膜是一层薄薄的膜片组织，帮助传播声音。空气在鼓膜里两边施压，外部气压将鼓膜往内压，与此同时，空气通过鼻咽和鼓室之间的管道被往外推。这条管道叫咽鼓管。当你吞咽唾液或张开嘴时，就会有空气气泡冒出，形成"啵"的一声。

随着飞机起飞下降，海拔高度快速改变，会让这"啵"的声音更响亮。飞机起飞，气压下降，空气会通过咽鼓管送出，以此平衡内外气压，让你听到"啵"的一声。反过来也一样，当飞机下降，外压增高，咽鼓管必须打开，让更多空气进入以调节内外压平衡，同样会让你听到"啵"的一声。

"海拔高度快速改变，
　会让这"啵"的声音更响亮"

为什么喉咙痛时喝蜂蜜柠檬水会有帮助？

蜂蜜和柠檬混着温水喝能起到舒缓的作用，不少人身体不适时都会喝。这是因为蜂蜜能把喉咙包裹住，让发炎的地方有一层薄薄的"保护"层，同时还能起到一定的镇痛作用。这就减轻了你在吞咽时发炎的组织与外物接触产生的痛感。柠檬因为含有酸性物质，也能缓解胃部不适，因感冒或者其他消化性疾病引起胃部不适时，效果尤其明显。

什么是雀斑？

雀斑是黑色素聚集。黑色素由皮肤深层的黑素细胞产生，但黑色素大量聚集，就会导致皮肤变黑，形成斑点。黑色素有助于保护皮肤不受太阳紫外线伤害，但也分布全身。雀斑大部分是遗传性的，不过也不是绝对的。长期暴露在日光下，黑色素细胞就会受到刺激制造黑色素，让皮肤变黑。有雀斑的人一般肤色较白皙，而且他们若日晒时间过长，更容易造成皮肤细胞受损，诱发黑色素瘤等皮肤癌。

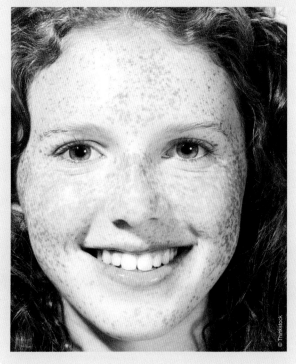

妈妈生宝宝怎么缓解疼痛？

"无痛分娩"其实就是隔绝痛感传递

无痛分娩的英文是"epidural"（意思是"硬膜之上"）是一种在保持患者意识清醒的情况下彻底屏蔽痛感的局部麻醉方法。用一根很细的针巧妙地插进下腰部两节椎骨中间，把麻醉药注射进去。

针插进去的腔室，叫硬膜外腔。往这里面注射麻醉药，能舒缓疼痛，或通过降低身体局部感觉的敏感度，阻止神经根往大脑传输信号，从而达到麻痹局部感觉的目的。

麻醉药会让身体局部产生暖暖的麻痹的感觉，需要大概 20 分钟局部才能被彻底麻痹。根据分娩过程持续的时间，有可能需要进行后续补充注射。

这种镇痛手法已经在临床上广泛应用多年，尤其是在术后康复和分娩过程中。

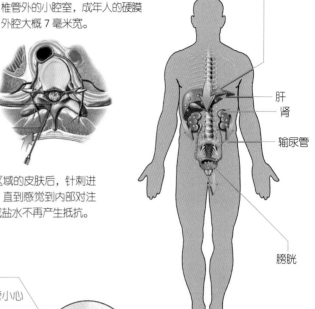

处理
血液里的麻醉药会被肝和肾过滤，通过尿液排出体外。一般注射后几个小时药力就会消退。

硬膜外腔
椎管外的小腔室，成年人的硬膜外腔大概 7 毫米宽。

肝
肾
输尿管
膀胱

麻醉针
消毒相关区域的皮肤后，针刺进椎间韧带，直到感觉到内部对注入的空气或盐水不再产生抵抗。

麻醉药
把麻醉药通过极细的针管小心注入脊髓硬膜外面的腔室。

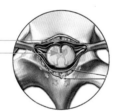

吸收
麻醉药需要 20 分钟才能分解并被附近的脂肪组织吸收。

根动脉
根动脉又分前根动脉和后根动脉，分别经过腹侧神经根和背侧脊神经根，这些神经根都会被麻醉。

什么是记忆？

记忆就是大脑从过去提取信息的能力，一般分为三种类型：感觉记忆、短期记忆和长期记忆。

看过这一页书，把书合上，尝试回想这一页是什么样子的。要回想这一页就是感觉记忆的例子了。这一页的内容对你而言是否重要，是大脑是否要将感觉记忆转化成短期记忆的决定性因素。

还记得在你读到这段文字之前最后做了什么事吗？那就是短期记忆，有点像一个临时储备仓，里面那些不太重要的东西坏掉了也没关系。至于更重要的东西，就会变成长期记忆。

我们的感觉持续受到各种信息的轰炸。电子和化学信号通过眼、耳、鼻、皮肤和味蕾传递，大脑对这些信号做出反应。当我们想起什么的时候，原始信息产生时经过的神经通道会再次被激活。提取回忆，几乎相当于把那一段经历又体现了一回。

抗敏牙膏的原理是什么？

以一颗牙齿为例，把牙齿分为两部分，以牙龈为分界，上面是牙冠，下面是牙根。牙冠从外到里的构成物质依次是：珐琅质、象牙质和牙髓。神经从牙根一直延伸到牙髓。象牙质一直延伸至牙根，里面含有大量小管，也叫微孔，从牙齿的外部一直通往牙髓里的神经。

牙齿敏感的人在牙齿接触到热或冷的食物或者受压时，会产生痛感。他们牙齿的珐琅质比正常的薄，还可能牙龈萎缩暴露更多的象牙质，所以珐琅质和牙龈提供的保护变少了，让牙齿变得敏感。

抗敏牙膏的原理，要么就是麻痹敏感的牙齿，要么就是覆盖象牙质上的小管。通过麻痹作用生效的牙膏一般含有硝酸钾成分，镇定牙齿里的神经。而覆盖象牙质小管的牙膏则往往含有叫氯化锶的化学成分，反复使用就渐渐把小管给堵上了。

认识神经细胞
看看负责给你全身发送信号的神经细胞有哪些

神经细胞，又称神经元，相当于人体里的电线。神经细胞有相似的主要结构，但根据不同角色，它们也有不同的功用。事实上，人体有超过200种不同种类的神经元呢。

大部分神经细胞都能按照形态划分成四种类别之一：假单极神经元、双极神经元、多极神经元和锥体神经元。这四种类别是按照从细胞体伸出的细长突起划分的。细胞体内有细胞核，当中含有完整的遗传信息，以及神经细胞制作各种分子完成任务时所需要的一切。这些突起把两个神经元相连，以电脉冲的形式把信息从一个细胞传给另一个细胞，传递时使用的化学信使叫神经递质。

神经元上的突起有两个主要类别。轴突通常是长管形的，把信息带离细胞体，而比较短的多分支结构则为树突，通常负责接收其他神经元传过来的信息。

神经元种类
具有高度特异性的细胞的主要功能

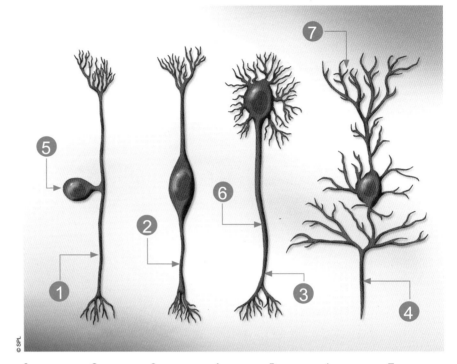

©SPL

1.
假单极神经元
这种细胞的一个突起分化为两个。通常负责传输感觉信号。

2.
双极神经元
这种细胞有两个突起。在大脑和脊髓里负责把细胞两两相连。

3.
多极神经元
这些细胞有一个长长的突起和许多小分支，负责向肌肉传输信号。

4.
锥体神经元
这种细胞有大量分支的突起。只存在于大脑的固定区域。

5.
细胞体
细胞体是细胞的控制中心，合成细胞所需要的一切蛋白质。

6.
轴突
每个神经细胞只有一个轴突。其作用是把电脉冲信号发送给其他细胞。

7.
树突
每个神经细胞有成千上万的树突，负责接收其他细胞传过来的信号。

为什么人会脸红？

大量血液涌向皮肤下面的血管，皮肤就会发红。面部皮肤下的毛细循环和血管比身体其他部位要多，而且更贴近皮肤表面，因此更容易在脸颊，甚至整张脸看到皮肤发红。血管上的肌肉是由神经系统控制的。

脸红可以受到高温、疾病、药物、酒精、辛辣食物、过敏反应和情绪等多种因素影响。当你感到愧疚、生气、兴奋或尴尬时，人体就会自动分泌肾上腺素，让神经系统进入兴奋状态。这会导致呼吸急促、心跳加快、瞳孔放大，血液从消化系统重新导向肌肉，而你脸红，正是皮肤下的血管扩张、全身血液输氧能力提高的结果，所有一切都是为了让你准备好进入"战斗或逃跑"应激反应。脸红在心理学上的解释还是模糊的——有科学家甚至认为，这是人类进化出来表达情绪的一种方式，是公开致歉的一种方法。

人为什么会晕？

晕，又称晕厥，是大脑缺氧导致的短暂性意识缺失。晕厥之前会出现头昏、恶心、盗汗和视力模糊的症状。

导致晕厥的最常见原因是迷走神经过度受激。导致迷走神经过度受激的可能原因包括强烈的压力和痛感，站立时间过久，或遇到不愉快的事。严重咳嗽、运动过量或过度排尿也能引发类似反应。迷走神经过度受激会引起身体血管扩张和心率放慢。这两个改变同时发生，就意味着人体对抗地心引力向大脑供血变得困难。而大脑供血不足，则意味着大脑不能获得足够氧气维持正常运作，从而导致晕厥。

"脸红可以受到高温、疾病、药物、酒精、辛辣食物、过敏反应和情绪等多种因素影响"

什么是耳鸣?

你知道为什么听完演唱会后耳朵会一直有声响吗?

耳鸣是指你能听到但并非由外部产生的声音,这些声音可以是嗡嗡声、铃铃声、口哨声或哼鸣声。其中一个最常见的导致耳鸣的原因是长时间处于高分贝的环境下,这就是为什么听完音乐会或演唱会后耳朵会有一段时间出现杂音。

高分贝的声音能导致耳内的纤毛细胞暂时受损,使大脑制造出一种本不存在的幻声。这种情况通常过一阵子就会消失。但延长处于高分贝噪声环境的时间能给纤毛细胞带来永久性损伤,

这样耳鸣就会跟着你一辈子了。纤毛细胞永久性受损暂时还没治疗方法,因为纤毛细胞无法自我修复或更新。所以,若你经常处于高分贝噪声环境下,最好还是戴个耳塞保护好脆弱的耳朵。

不过高分贝噪声不是导致耳鸣的唯一原因。像耳垢增加、耳部感染、药物影响、头部受伤甚至高血压,都会影响内耳工作,导致产生幻声。

那种嗡嗡声是怎么回事?

耳朵和大脑如何分辨真实存在的声音和幻声

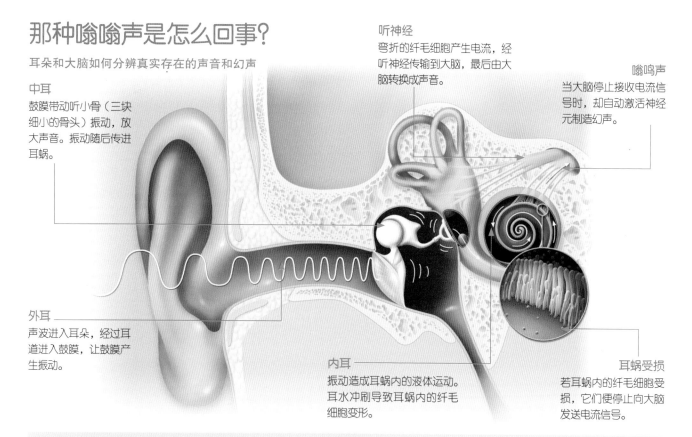

中耳
鼓膜带动听小骨(三块细小的骨头)振动,放大声音。振动随后传进耳蜗。

外耳
声波进入耳朵,经过耳道进入鼓膜,让鼓膜产生振动。

内耳
振动造成耳蜗内的液体运动。耳水冲刷导致耳蜗内的纤毛细胞变形。

听神经
弯折的纤毛细胞产生电流,经听神经传输到大脑,最后由大脑转换成声音。

嗡鸣声
当大脑停止接收电流信号时,却自动激活神经元制造幻声。

耳蜗受损
若耳蜗内的纤毛细胞受损,它们便停止向大脑发送电流信号。

大脑何时停止生长?

儿童长到 2 岁时大脑的体积就大致相当于成年时大脑体积的 80% 了,但大脑还会一直生长,直到 25 岁左右。这期间大脑体积增加基本上不是因为神经细胞增加。婴儿出生时神经细胞数量已经大概相当于大脑日后所需神经细胞的数量,脑体积的变大,大部分是因为一种支撑细胞,即胶质细胞数量的增加。

胶质细胞填充神经细胞之间的空隙,在清理杂物、提供养分、支撑和间隔神经元上起着重要作用。随着孩子成长发育,邻近神经细胞之间还会发展出新的联系,这同样会导致脑体积增加。

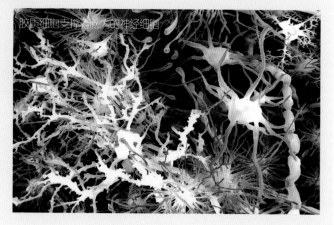

胶质细胞支撑着脑内的神经细胞

什么是角蛋白?

自然界最坚韧的物质之一
内里的秘密

人和动物身上都有角蛋白。角蛋白主要分两种,它们之间存在结构上的微小区别。一种是 α 角蛋白,是头发、皮肤、指甲,以及动物的蹄和毛的主要成分,呈螺旋状结构。另一种是更加坚硬的 β 角蛋白,主要存在于鸟喙和爬虫类的甲壳里,呈折叠片层结构。两种类型的角蛋白都由氨基酸构成——氨基酸是所有蛋白质的基本组成成分,在人体细胞、肌肉和其他组织中占了大部分比例。

角质的柔韧度取决于不同氨基酸的比例。其中叫半胱氨酸的氨基酸负责形成把角蛋白连在一起的二硫键。角蛋白中的半胱氨酸越多,角蛋白之间由二硫键形成的力度就越大。因此在硬度高的指甲和蹄子里半胱氨酸含量比柔软的头发里的半胱氨酸含量高。顺带一提,正是半胱氨酸里的硫元素导致烧着的头发和指甲产生强烈的刺激性气味。

α角蛋白

这种蛋白质是如何组成头发的?

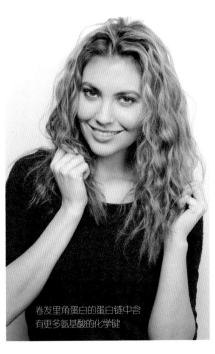

卷发里角蛋白的蛋白链中含有更多氨基酸的化学键

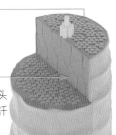

螺旋形
α 角蛋白由螺旋构象的氨基酸链通过肽键形成多肽链连在一起。

原细纤维
三条 α 肽链缠绕在一起形成原细纤维,这是构成头发纤维的第一步。

微纤维
9 根原细纤维围着 2 根原细纤维形成一根由 11 根原细纤维组成的微纤维。

巨原纤维
数百根微纤维以不规则结构成束聚集形成一根巨原纤维。

头发细胞
这些巨原纤维集中在头发细胞内,形成头发纤维——皮质层的主体。

为什么夏天我们的发色会变浅?

头发在太阳底下
颜色变浅的科学原理

太阳对头发的影响其实是紫外线对头发作用的结果。皮肤和头发呈棕色和红色其实都是黑色素的作用。波长短、能量高的紫外线照进黑色素,会造成黑色素氧化,改变了黑色素的化学结构,导致颜色从黑色变成无色。

皮肤活细胞应对紫外线对黑色素造成伤害的手段是自动产生更多黑色素。但头发里没有活细胞,黑色素一旦被氧化,就没了,不会有新的黑色素补上,发色逐渐变浅。头发里的其他物质也会被紫外线氧化,化学结构改变,导致头发粗糙、脆弱、难打理。

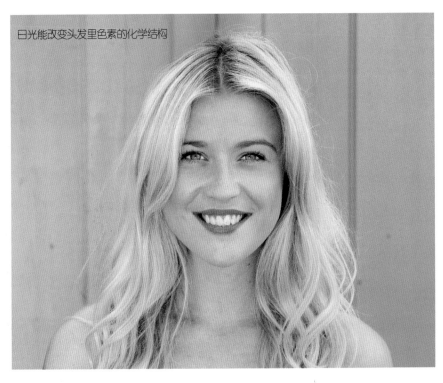

日光能改变头发里色素的化学结构

是什么在给细胞提供能量？

了解线粒体如何产生身体需要的一切能量

线粒体被称为细胞的发电站，因为它们会利用食物产生能量。肌纤维得有能量我们才能运动，脑细胞得有能量才能与身体各部位沟通。线粒体能通过把氧和葡萄糖等食物里的分子组合，产生名为三磷酸腺苷（简称ATP）的能量。

但线粒体在生物学上是真正的多功能处理者，它们还参与细胞之间的沟通、细胞生长和控制细胞周期。线粒体通过控制制造ATP的三羧酸循环来调节新陈代谢（维持生命的过程），从而达到控制上述所有功能的目的。

人体里几乎每一个细胞都有线粒体。大部分真核细胞都有线粒体。真核细胞有细胞核和其他细胞器，被细胞膜保护着。这也意味着，没有这些结构的细胞，如血红细胞，就没有线粒体。不同种类的细胞里线粒体的数量也不一样。耗能多的细胞，如心肌细胞，就有成千上万个线粒体。线粒体对大部分生命体来说都是非常重要的——虽然细菌没有线粒体，但人类、动物和植物都有线粒体。

线粒体还与生命体进化密切相关。据信，在10亿年前，线粒体由两种细胞构成，大的细胞把小的细胞吞食了，外面的细胞需要依赖里面的细胞供能，而里面的细胞则有赖于外面细胞的保护。

后来里面的细胞进化成一个线粒体，而外面的细胞则进化成为构成更大体积生命结构的基本单位。这就是所谓的内共生理论，其英文单词在古希腊语里意为"在里面生活"。

细胞里有多少线粒体？

细胞里有多少线粒体取决于细胞的活动量大小，以及细胞运作耗能多少。总的来说，有的细胞耗能低，连一个线粒体也不需要，有的却耗能高，需要数千个线粒体。其中高耗能细胞的典型例子，就是心肌细胞或忙碌的肝细胞，这两种细胞在你睡着的时候也片刻不停地运作，里面有大量保证细胞能正常运作的线粒体。若你到健身房健身，那这些细胞里将会继续增殖出更多线粒体。

解剖线粒体

到细胞的发电站走一圈。

ATP合成
ATP是细胞的基本能量单位，由ATP合成酶在线粒体内膜与基质发生化学作用时合成。

线粒体DNA
线粒体有自己的DNA，能进行复制增殖。

磷脂双分子层
每个线粒体都有双层细胞薄膜，由磷酸盐和脂质构成。

外膜
外膜有拥有较大内部通道的孔蛋白，控制细胞膜的物质穿透。

内膜
内膜有调节线粒体内产能的关键蛋白质，包括ATP合成酶。

膜间隙
膜间隙里的蛋白质和离子通过浓度梯度和电位梯度控制着进出线粒体的物质。

线粒体嵴
内膜上有许多向内折叠的嵴，大大增加了内膜表面积，增加了活动量高的细胞的产能。

基质
线粒体基质含有各种酶、核糖体和DNA，都是线粒体复杂的产能过程中所需要的重要物质。

思想看得见吗?

大脑或许是人体器官里的重中之重了。然而,从各方各面来说,也是人类了解最少的人体器官

从最简单的层面上讲,大脑是大量通过电流信号相互连接并形成网络的神经元细胞。它们的神经递质"能或不能"的特性非常鲜明,像计算机二进制一样,可以传递信号(二进制里的"1")或不能传递信号(二进制里的"0")。不同的神经元能接收不同的刺激信号,比如光、触感和痛感。这些神经元复杂的行为继而被大脑不同部位翻译成有用的信息。比方说,通过眼球接收的图像信息,通过视神经传递到位于头颅后部的枕叶皮层,在这里接受处理后才把图像展现在你眼前。

思想的产生和翻译是一个复杂得多的过程,人类对这过程的了解所知甚少。事实上,关于思想的形成可算是一项独立的科学项目了,光是"思想"是什么就有各种定义,对什么决定了意识也有各种理解。为了给思想和意识做出一个更好的定义,医生、科学家和心理学家甚至通过新型成像技术来更好地理解大脑的功能。大部分最先进的成像技术,都是为了理解大脑活动和功能而研制出来的。这些技术能帮助治疗像阿尔茨海默痴呆症、癫痫和中风等病症,以及脑部没有实质性物理损伤的一些精神疾病。还能通过成像帮助诊断身体其他部位的其他疾病,比如好几种癌症诊断。

这些先进的成像技术,包括通过扫描形成脑部结构的解剖图,通过图像显示能源模式,观察脑部活动和不正常状况。科学家已经渐渐掌握在我们形成不同想法或产生不同情绪时脑部哪些部位会运作。换句话说,能看到思想的未来,指日可待。

图解大脑

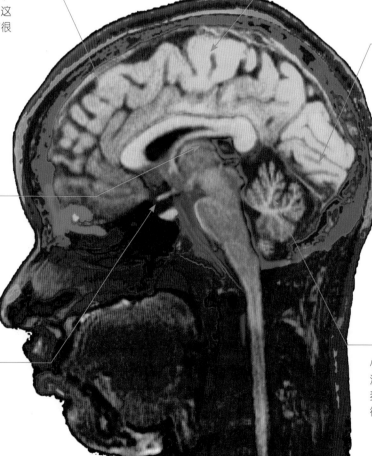

感觉皮层和运动皮层
中心沟前脑回和中心沟后脑回负责接收身体各部位传来的感觉信息,再通过运动神经元输出电脉冲,向身体各部位肌肉发出运动指令。

枕叶皮层
枕叶皮层位于头颅的后颅窝,负责接收视神经传来的电脉冲,处理后形成图像。在枕叶皮层形成的图像其实是上下颠倒的,但枕叶皮层能把它们重新倒过来。

额叶
呈折叠状态的大脑皮层的前部,就是额叶,它负责思考、逻辑、决策和记忆。据信这部位对我们的个人性格有很大程度的决定作用。

脑干
脑干由中脑、脑桥和延髓组成,在不用我们多想的情况下维持人体主要功能。这些功能包括呼吸和心跳。脑干受损会导致人快速死亡。

脑垂体
小小的垂体腺负责控制身体需要的各种激素的分泌,因此能对人的情绪和行为有直接影响。

小脑
小脑负责细微的动作和身体协调。没了小脑,我们不能书写、打字、奏乐,或进行任何需要精确度的行为。

怎么看大脑?

计算机断层扫描成像(CT)

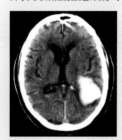

结合多次 X 射线检查的成像来看头颅骨骼和大脑软组织结构。这种扫描技术多用于受伤后检查血管伤势和肿胀程度。但这只能让我们一窥脑部结构,不能让我们了解思想。

磁共振成像(MRI)

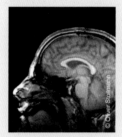

通过强烈的磁场对齐水分子中的质子,可以用于身体各个部位的扫描。用磁共振成像对脑部进行扫描能看清脑部复杂的解剖结构细节。这种技术是将思想视像化过程中研发新型成像技术的基础。

功能性磁共振成像(fMRI)

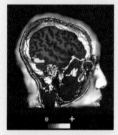

这种模式的磁共振成像利用人体自身内部血氧浓度作为造影剂,再利用强烈的磁场检测含氧血和缺氧血的细微变化。通过向受检测者展示图片引起情绪,功能性磁共振成像能展现人在产生某些特别想法时脑部活跃的区域。

弥散张量成像(DTI)

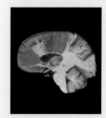

弥散张量成像是核磁共振成像的特殊形式,成像根据的是组织里水分子的弥散方向。当施予磁场,水分子会对齐,一旦磁场消失,水分就会根据组织内部结构弥散。这就能形成脑部活动的三维视图了。

正电子发射断层成像(PET)

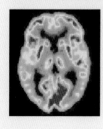

这种尖端的成像技术能根据葡萄糖检测到进行生理活动的组织发射的伽马射线。这种技术能检测不正常的生理活动,像癌细胞活动。最近的科技发展能将 PET 技术结合 CT 扫描或 MRI 技术,更快地获得大量数据。

计算机断层扫描成像与正电子发射断层成像一起展示了患者被激起愤怒情绪时脑部不同位置的活动

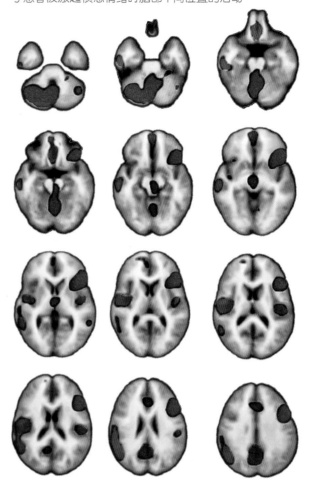

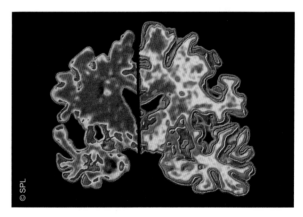

阿尔茨海默症患者脑部成像

阿尔茨海默症是一大脑衰退的症状,可导致严重的痴呆症。要在病症早期进行准确的确诊,推高了对现代成像技术的要求。上图是一张脑部正电子发射断层成像(PET)。图像的右侧(以你视角所看的右边)是正常脑部成像,脑部体积正常,行为活动正常。而左侧则是一位阿尔茨海默症患者的脑部成像。大脑萎缩,脑部折叠明显减少,行为活动也降低——从生物学角度来讲,就是神经元之间沟通大大减少。

麻醉药如何起作用

手术过程中这些特殊药物通过干涉神经传导，阻止神经往大脑发送疼痛的信号

麻醉药是被广泛用于镇定手术造成的疼痛的药物。麻醉有两种：局部麻醉和全身麻醉。局部麻醉可直接浸润皮肤表面或进行注射，适用于小面积的麻醉，不影响意识，患者在手术过程中保持清醒。

局部麻醉是短时间内隔断神经传递，阻止感觉神经元向大脑传导痛感信号。神经信息通过钠离子流动改变跨膜电位，让电脉冲沿着神经传递。局部麻醉的方法正是切断钠离子通道，通过阻止钠离子跨膜运动达到隔绝电脉冲信号沿神经传导的目的。

局部麻醉影响的不仅仅是痛感神经，还会隔断大脑往肌肉发送的电脉冲信号，导致短时间的局部麻痹瘫痪状态。

全身麻醉，则是通过吸入或注射的方式，让麻醉药影响中央神经系统（大脑及脊髓），让患者陷入暂时的昏迷状态，导致意识丧失、肌肉放松、痛感消失和记忆缺失。

目前还不清楚全身麻醉如何"关闭"大脑功能，但猜测与几个人体机制有关。大部分全身麻醉的药物被脂肪组织吸收，影响包裹脑部神经细胞的脂质膜。麻醉药还会干扰神经递质接收器，改变神经细胞用于相互间沟通传递的化学信号。

舒适的麻痹感

如果需要在保持患者意识清醒的情况下进行大面积麻醉，可以围绕神经束进行局部麻醉。隔断大神经束的信息传递，所有细小神经的信号也就无法抵达大脑。比如，围绕上颌神经进行局部麻醉，不但使上唇和注射麻醉药一侧的牙齿全部失去感觉，还会隔断鼻子和鼻窦的感觉。在椎管里的硬膜外腔进行局部麻醉，隔断感觉信号通过脊神经根往大脑传输。往硬膜外腔注射麻醉药常用于舒缓女性分娩时的剧痛。

全身麻醉下人体局部图解

进行全身麻醉后人体各部位会进入什么状态？

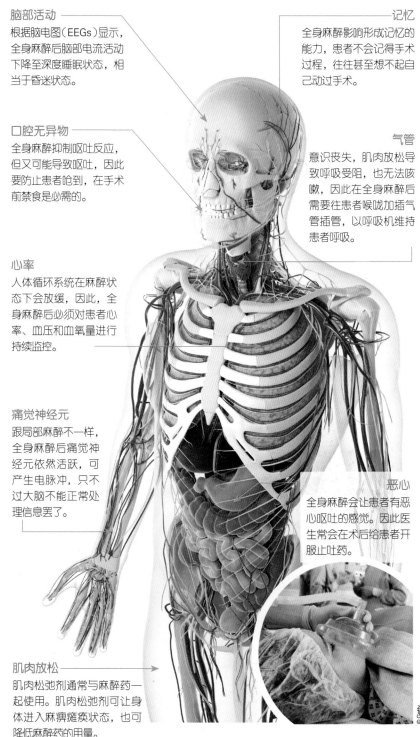

脑部活动
根据脑电图（EEGs）显示，全身麻醉后脑部电流活动下降至深度睡眠状态，相当于昏迷状态。

口腔无异物
全身麻醉抑制呕吐反应，但又可能导致呕吐，因此要防止患者呛到，在手术前禁食是必需的。

心率
人体循环系统在麻醉状态下会放缓，因此，全身麻醉后必须对患者心率、血压和血氧量进行持续监控。

痛觉神经元
跟局部麻醉不一样，全身麻醉后痛觉神经元依然活跃，可产生电脉冲，只不过大脑不能正常处理信息罢了。

记忆
全身麻醉影响形成记忆的能力，患者不会记得手术过程，往往甚至想不起自己动过手术。

气管
意识丧失，肌肉放松导致呼吸受阻，也无法咳嗽，因此在全身麻醉后需要往患者喉咙加插气管插管，以呼吸机维持患者呼吸。

恶心
全身麻醉会让患者有恶心呕吐的感觉。因此医生常会在术后给患者开服止吐药。

肌肉放松
肌肉松弛剂通常与麻醉药一起使用。肌肉松弛剂可让身体进入麻痹瘫痪状态，也可降低麻醉药的用量。

什么是
解充血药?

一种解决感冒时
鼻塞症状的化学药物

感冒时鼻子堵塞呼吸不畅的难受,每个人都领教过。这是普通感冒让人感到最痛苦的症状之一。但跟我们一般以为的不一样,鼻塞不是因为鼻腔被黏液堵住了,而是因为鼻腔和鼻窦表面的肌肉和血管肿胀,堵塞了气道。

好在解充血药物被证实能帮你缓解这种症状。解充血药里含有鼻腔和鼻窦的接收器能起反应的化学药物,让血管收缩——让血管壁肌肉收缩。血管体积变小,因血管肿胀而气道被堵塞的问题自然就解决了。

一种叫伪麻黄素的解充血药不但能缓解血管充血症状,还能起到放松和镇定气管肌肉组织的作用,让你呼吸更轻松顺畅。

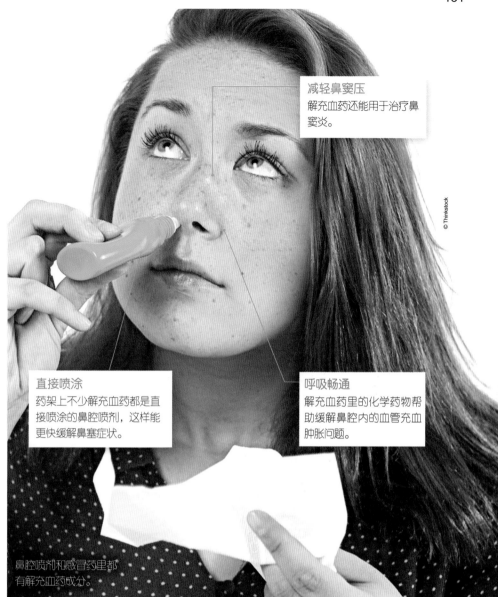

减轻鼻窦压
解充血药还能用于治疗鼻窦炎。

直接喷涂
药架上不少解充血药都是直接喷涂的鼻腔喷剂,这样能更快缓解鼻塞症状。

呼吸畅通
解充血药里的化学药物帮助缓解鼻腔内的血管充血肿胀问题。

鼻腔喷剂和感冒药里都有解充血药成分。

© Thinkstock

什么是等离子体?
为地球生命充电的高能量物质

我们都知道固态、液态和气态是物质的三大基本状态。其实物质还有第四种状态,尽管没有那么多人了解,但这第四种状态却比上述三种状态更常见——等离子体。气态的原子充满能量,就能形成带正电的或带负电的粒子。等离子体跟气体不一样,拥有强大的导电能力,也能对磁场做出强烈反应。听起来或者稀奇,但其实在地球上我们每天都能看到这些充满能量的粒子。

风暴时划破天空的那一道闪电就是等离子体制造的。空气中移动的强大电流让原子充电,变成等离子,等离子互相碰撞产生光亮。每天抬头看太阳时,也能看到等离子体。高温能把太阳的能量——氢原子和氦原子——转变成带正电的离子和带负电的电子,让我们所在的地球成为整个太阳系里等离子体密度最高的行星。

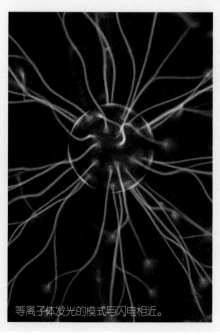

等离子体发光的模式与闪电相近。

为什么我们会感受到爱？

那些让我们被迷得神魂颠倒的激素和化学物质

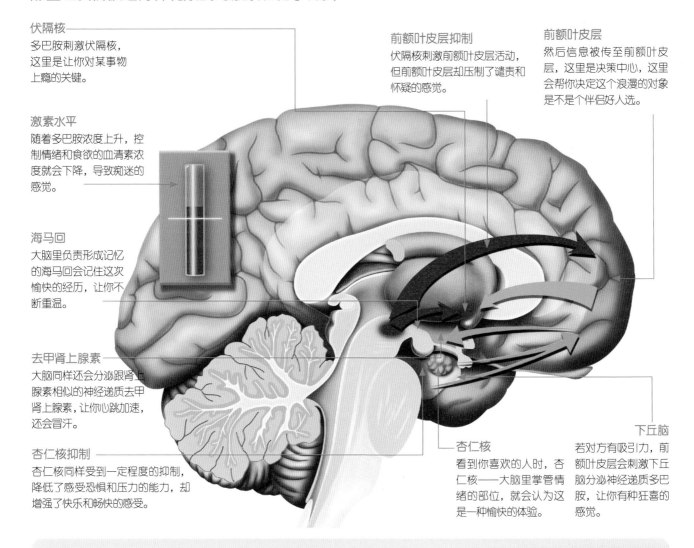

伏隔核
多巴胺刺激伏隔核，这里是让你对某事物上瘾的关键。

激素水平
随着多巴胺浓度上升，控制情绪和食欲的血清素浓度就会下降，导致痴迷的感觉。

海马回
大脑里负责形成记忆的海马回会记住这次愉快的经历，让你不断重温。

去甲肾上腺素
大脑同样还会分泌跟肾上腺素相似的神经递质去甲肾上腺素，让你心跳加速，还会冒汗。

杏仁核抑制
杏仁核同样受到一定程度的抑制，降低了感受恐惧和压力的能力，却增强了快乐和畅快的感受。

前额叶皮层抑制
伏隔核刺激前额叶皮层活动，但前额叶皮层却压制了谴责和怀疑的感觉。

前额叶皮层
然后信息被传至前额叶皮层，这里是决策中心，这里会帮你决定这个浪漫的对象是不是个伴侣好人选。

杏仁核
看到你喜欢的人时，杏仁核——大脑里掌管情绪的部位，就会认为这是一种愉快的体验。

下丘脑
若对方有吸引力，前额叶皮层会刺激下丘脑分泌神经递质多巴胺，让你有种狂喜的感觉。

酶如何帮你维持生命？

加速人体化学反应的蛋白质

酶能通过大大降低细胞内化学分子产生化学反应所需的能量，达到大大提高化学反应速度的效果。分子之间需要相互反应才能生成新的物质，但人体却无法提供发生这些反应所需的热量和压力。

每个细胞都有成千上万的酶，它们都是氨基酸链卷成球状，又叫球状蛋白。每一个酶都有一个类似口袋的位置，这里叫活性位点，可以与一个分子相结合。一旦分子与酶在活性位点上结合，分子——这时我们将它称为基底物——就会开始反应，在不消耗能量的情况下开始分解或与其他分子结合，反应完成后酶便与分子分离，继续在细胞质里漂浮。为了加快反应速度，分子与酶的活性位点必须完美吻合。比如说，乳糖分子只能与乳糖酶的活性位点结合，而无法与麦芽糖酶的活性位点结合。

更有趣的是，酶在化学反应过程中似乎不会被消耗掉，因此从理论上来讲，它们可以循环利用，无限次参与加速化学反应。

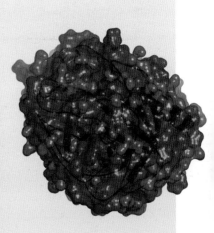

胰蛋白酶帮助分解蛋白质

电击是如何调整心律的

如何用一点点电流把失常的心律调整过来?

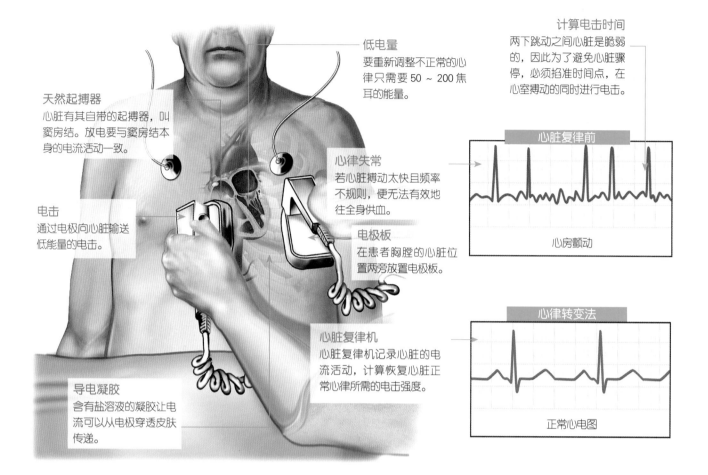

天然起搏器
心脏有其自带的起搏器,叫窦房结。放电要与窦房结本身的电流活动一致。

电击
通过电极向心脏输送低能量的电击。

导电凝胶
含有盐溶液的凝胶让电流可以从电极穿透皮肤传递。

低电量
要重新调整不正常的心律只需要50~200焦耳的能量。

心律失常
若心脏搏动太快且频率不规则,便无法有效地往全身供血。

电极板
在患者胸腔的心脏位置两旁放置电极板。

心脏复律机
心脏复律机记录心脏的电流活动,计算恢复心脏正常心律所需的电击强度。

计算电击时间
两下跳动之间心脏是脆弱的,因此为了避免心脏骤停,必须掐准时间点,在心室搏动的同时进行电击。

心脏复律前
心房颤动

心律转变法
正常心电图

为什么高盐饮食对心脏不好?

简单地说,过多盐分对身体不好,是因为这样会加大心脏往身体输送血液的压力。你摄取盐分越多,身体需要保留的水分也就越多,这样会增加血压,给心脏增加额外负荷。所以大部分医生都建议适当调整盐分摄取。

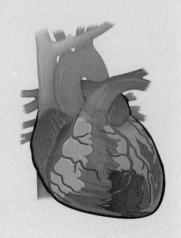

女人有喉结吗?

或许你没留意过,但其实每个人都有喉结,只不过男人的喉结更明显罢了。在你吞咽时脖子上会滑动的那一块突起物,在英语里,按照《圣经》故事被叫作"亚当的苹果",相传亚当偷吃伊甸园禁果时呛到了,果肉卡在喉咙里。实际上,那小块突起是包围着喉咙的喉软骨组织。喉软骨呈盾形,喉结正好位于前角上端。

为什么男性喉结比女性喉结要突出?这是由于男性的喉结更硬,还由于自青春期开始,男女的喉咙生长就开始不一样,男性喉咙的生长要适应比女性更长更厚的声带。也是因为男性声带比女性的又长又厚,所以他们的声音比女性声音要低沉。

腹鸣音是怎么来的?

肚子咕噜咕噜地响,怪就怪小肠吧……

肠道非自主性的肌肉收缩和波纹状运动叫肠道蠕动,它搅动我们吃进肚子的食物,让食物软化,并顺着消化系统把食物往下输送。肠道收缩是由食管壁强壮的肌肉产生的,食管只要 10 秒钟就能把食物推送进胃里。胃里的肌肉搅拌食物,胃液对食物进行进一步分解。

4 小时后,半消化的呈液态的食糜进入小肠,这里有更强烈的肌肉收缩,迫使食物经过小肠的皱褶结构。腹鸣音就是在这里产生的。食物被消化后产生的气体以及我们进食时顺带吞进肚子的气体——边进食边说话吞进去的,或咀嚼时用鼻子吸进去的——也会进入小肠,在狭小的空间内气体发出咕噜咕噜的声音。

小肠里食物量越少,腹鸣音就越大,这也是人把肚子的咕噜声与肚子饿关联在一起的部分原因。另外一部分原因,是由于尽管胃里的食物已经清空了,但大脑依然刺激肠道规律蠕动,要把小肠里最后一点食糜也清理掉。这会让人感觉肚子饿。

"4小时后,半消化的
呈液态的食糜进入小肠"

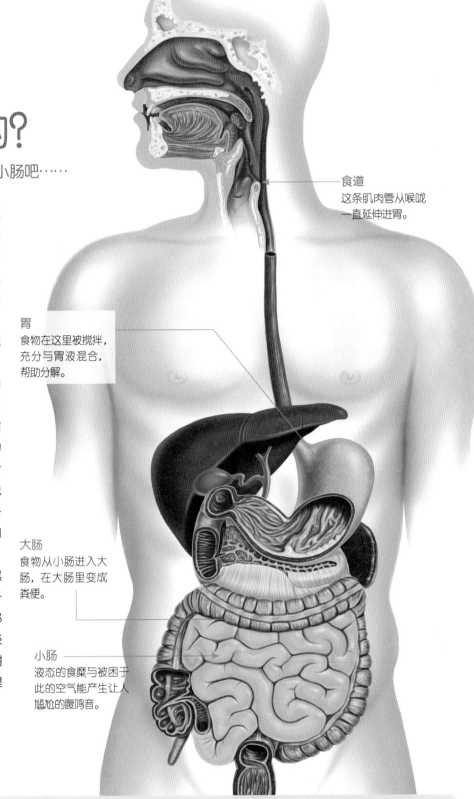

食道
这条肌肉管从喉咙一直延伸进胃。

胃
食物在这里被搅拌,充分与胃液混合,帮助分解。

大肠
食物从小肠进入大肠,在大肠里变成粪便。

小肠
液态的食糜与被困于此的空气能产生让人尴尬的腹鸣音。

晕船与高原反应是同一回事吗?

不,它们是两回事——高原反应是当你突然处于高海拔、低气压环境时身体的一系列反应,是身体没有足够的氧导致的。症状包括头痛、疲劳、头晕、恶心。

而晕船则是因为感觉器官和大脑接收到周围移动环境的"混合信号"而导致的以恶心为主的反应。比如说,当你的眼睛告诉你,周围的环境静如磐石(如船舱),但你的平衡感(还有你的胃!)却在告诉你完全相反的事实。

所以,晕船的时候闭上眼,或者到甲板上走一转,让两种相违背的感觉协调过来,会有帮助。

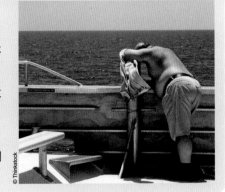

© Thinkstock

水泡到底是什么?

为什么被灼热的东西烫到皮肤会起水泡?

虽说皮肤是一层了不起的保护层,它还是会受伤的,热、冷、摩擦、化学物质、光、电和辐射,上述一切都能"灼伤"皮肤。水泡就是皮肤表面受伤的结果。

一个最常导致起水泡的原因,相信我们都经历过了,就是鞋子某个部位不断摩擦脚的某处皮肤,结果会让皮肤表层下面冒起一个充满血浆的水泡。血浆,即血清——血液的成分——从受损的组织细胞里溢出,填充受损组织与皮肤表层之间的空间,在皮肤表层下起缓冲作用,防止受损组织受到进一步伤害。当越来越多的血清填充空间后,皮肤就开始在内外的不同气压下鼓起,形成一个充满血清的水球似的水泡。只要让它得到充足的休息,大概24小时后皮肤就会把血清重新吸收。

同理,带血的水泡是由于皮肤被夹伤或撞伤,表皮没破,血管却爆了,流出的血液堆积在皮肤下面。所有形式的水泡摸起来都会痛,但千万别把水泡捅破吸干里面的液体,因这样会让皮肤下面的组织没有了任何保护,变成一个撕裂伤口,一不小心,就会感染。

二级烫伤形成的水泡

血浆
组织受伤后会往皮肤表层组织下释放出血浆,防止表皮层下面的组织受到进一步伤害。血浆同时还起到促进组织恢复的作用,所以你千万别把水泡捅破了。

皮肤
承受任何一种形式的烫伤后,皮肤表面都会膨胀,下面会充盈起保护作用的血浆(血清)。

损伤
图为皮肤角化细胞因烫伤受损。二级烫伤通常是皮肤直接与灼热的表面接触导致的,如热铁、滚烫的开水,甚至过度暴露在日光下也可能导致二级烫伤。

液体重新被吸收
大概一天后血浆就会重新被身体组织吸收,鼓起的皮肤会干掉,慢慢就会自然脱落。

© SPL

瘀青是怎么形成的?

因为敲击和碰撞形成颜色改变的挫伤

不管是狠狠摔了一跤还是不小心撞了一下桌角,瘀青就是你意外事故的证据,往往会在你身上留几个星期之久。这些挫伤是由于表皮下的血管破裂,导致一块摸起来会痛的有颜色的印记。

受伤后要想减少瘀青范围,最好的方法是对受伤部位进行冰敷。冰冷的感觉能减少血液往那里流,从而减少从血管溢出的血量。

所幸的是我们的身体对于自我疗伤非常在行,随着挫伤恢复,瘀青颜色的转变引人注目。经过两到三个星期,挫伤会渐渐从红色变成蓝色再到青色、黄色,最后是棕色,然后才彻底消失。

但若瘀青一直不消退,那很可能是血液被封在皮肤下了,也就是形成了所谓的血肿。

> "随着挫伤恢复,
> 瘀青颜色的转变引人注目"

皮肤下面

被撞到后皮肤是怎么形成瘀青的

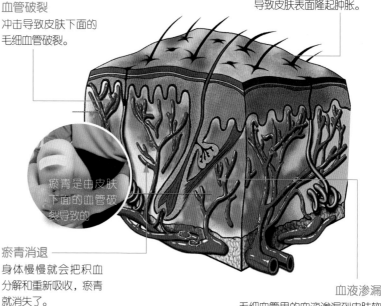

血管破裂
冲击导致皮肤下面的毛细血管破裂。

肿胀
有时候血会堆积在皮肤下面,导致皮肤表面隆起肿胀。

瘀青是由皮肤下面的血管破裂导致的

瘀青消退
身体慢慢就会把积血分解和重新吸收,瘀青就消失了。

血液渗漏
毛细血管里的血液渗漏到皮肤软组织下,导致皮肤变色。

156

到底是我们控制大脑，还是大脑控制我们？

柏林马克斯·普朗克研究院（Max Planck Institute）在 2008 年做了个实验：你决定抬起手，但通过核磁共振脑部扫描发现，在你甚至还没意识到自己做了决定之前，大脑就已经有反应了。你大脑有反应和你做决定的时间差大概 6 秒。在这段时间里，你在思想上已经做了决定，但你的意识尚未意识到你所做的决定，直到你的手抬起。其中一个解释是，你的意识——你认为是"你"的东西——其实只是身体确定性的自动反应行为的一个信使。大脑意识和身体负责维持你的日常生活，只不过会向你的意识报告一下，保留自主的感觉。不过同样还能确定的是，在你做决定的时候，大脑后台一直在持续运作，但你的意识却会为了方便而选择故意忽略这些运作。就像在视网膜上形成的图像是颠倒的，但你的大脑却能无意识地就把图像又倒回来。

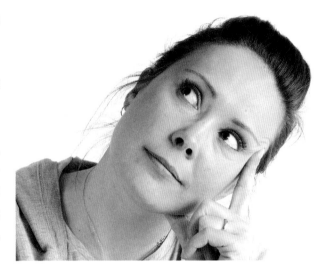

虚伪的笑容为什么很容易就被看穿？

看到有趣的事物时哪块肌肉会有反应？为什么强颜欢笑那么难？

笑理学研究的是笑声和笑声对人体的作用

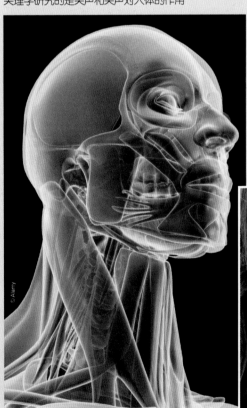

有时笑真的是控制不住的，而且牵涉一系列肌肉，所以要扯出一丝以假乱真的笑容才会那么难，在不当的场合要忍住笑才会那么费力。

颧大肌和颧小肌附着在颧骨上，往颚骨延伸，把脸部肌肉往上提拉，颧大肌还会把上唇往上、往外拉。

发出笑声的机制与我们咳嗽和说话的机制是一样的：需要肺和喉。正常呼吸时，空气从肺上升，自由经过位于喉咙处于完全开放状态的声带。当声带闭合时，气流是无法通过的，不过，在声带不完全闭合的情况下，气流通过就会发出声音。笑声就是在声带闭合的情况下我们呼气，呼吸道肌肉有节奏地活动发出节律性的声音。

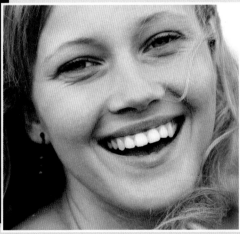

笑肌是微笑时牵扯的肌肉，只占面部的一小部分，比颧大肌和颧小肌容易控制。所以，要假装开心，就只能靠笑肌了。现在知道为什么虚伪的笑容那么容易被看穿了吧。

"发出笑声的机制与我们咳嗽和说话的机制是一样的"

人的眼睛能看多远?

即使是在大晴天,空气中的微尘、水气和污染物限制了你的目视范围不会超过 20 公里。而地表曲率往往是第一个影响因素——以海面为例,我们看到的地平线距离我们只有 4.8 公里。站在珠穆朗玛峰上,理论上你能看到 339 公里远的地方,但实际上云雾却会阻挡视线。若想视线范围不受阻,那就抬头看吧。往清朗的夜空看,肉眼就能看到银河系的仙女座,那可是距离我们 225 万光年远的地方呢。

头皮屑到底是什么?

头皮屑就是头皮上掉落的死皮细胞。有头皮屑是很正常的,毕竟我们的皮肤在持续更新。但全球有半数人口却受着头皮屑过多的问题烦恼。气候温度和人体皮肤上的微生物马拉色氏菌都能引起头皮屑过多。头皮屑不是传染性的问题,而且解决方法很多,最常见的就是特殊配方的洗发水。

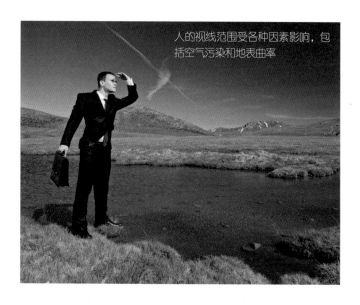

人的视线范围受各种因素影响,包括空气污染和地表曲率

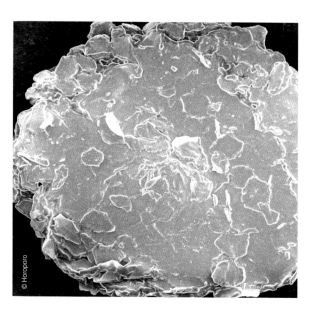

© Horoporo

为什么切换到黑暗的环境下眼睛需要时间适应?

在眼球后端的视网膜上,有两种图片接收器(光感细胞)。锥体细胞处理颜色和细节,在光线明亮的环境下活跃,而视杆细胞则在暗光环境下工作。刚进入黑暗房间时,锥体细胞负责处理图像,但效果不佳。一旦视杆细胞活跃起来,它们就会接过任务,在微弱光线环境下形成更清晰的图像。而一旦你再次回到光亮的环境中,视杆细胞又需要进行重新调整。所以眼睛需要时间适应黑暗的环境。士兵需要接受光线适应的训练,在进出光亮的房间或使用照明时把一只眼闭上或用东西遮住,保持视杆细胞活跃状态,一旦进入黑暗的环境便把闭着或遮着的视杆细胞依然活跃的眼睛重新睁开,如此便能一直维持视力水平了。这种方法让士兵在危险环境中也能有效率地执行任务。下次你也在大半夜试试这方法,它能让你在黑暗环境中不被绊倒呢。

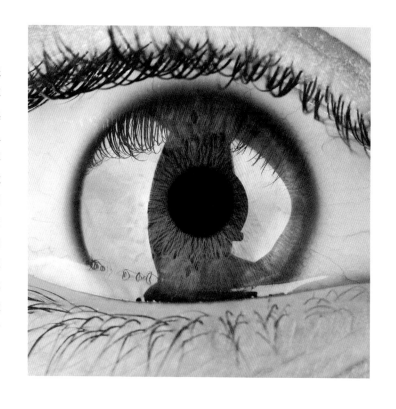

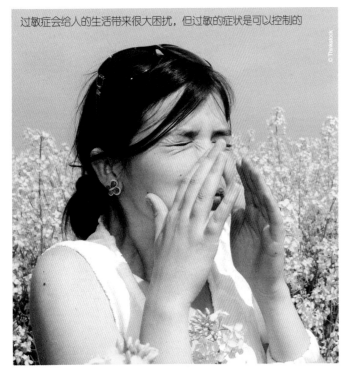

过敏症会给人的生活带来很大困扰，但过敏的症状是可以控制的

为什么不是人人都会过敏？

导致过敏的原因有两种：个人体质和环境因素。个人体质是指你的过敏症状由你的基因、年龄、性别或种族因素决定。而环境因素则包括污染、流行疫病、饮食习惯等。

容易过敏的人都有"特应性"。特应性不是病，而是一种遗传性特质，让人更容易发展出过敏性疾病。而特应性往往是家族遗传的。

有特应性基因的人因为在接触某种物质时可以产生一种叫免疫球蛋白E（简称IgE）的过敏抗体，所以有可能发展出过敏性疾病。不过不是所有遗传了特应性的人都会发展出过敏性疾病。

"容易过敏的人都有'特应性'"

湿疹是怎样产生的？

是什么原因导致皮肤对无害的物质起反应？

湿疹是对一系列皮肤状况的统称，而其中以特应性皮炎最为常见。有特应性皮炎的人皮肤非常敏感，一旦与刺激性物质或过敏源接触，就会导致炎症反应。肥大细胞分泌组胺，组胺导致皮肤瘙痒让人忍不住去挠，就会造成开放性的疮，造成感染发炎。

与特应性皮炎相关的基因，以及让皮肤储存水分的基因已经被证实是造成特应性皮炎的原因了。不过其他原因还有很多。

皮炎可以通过类固醇进行治疗，通过类固醇压抑免疫系统活跃程度，抑制炎症，让皮肤有时间恢复。症状严重的话可以使用免疫抑制剂——器官移植手术后的抗排斥药物——降低免疫系统敏感度，让皮肤不再发炎。

皮肤下面

起湿疹时身体怎么了？

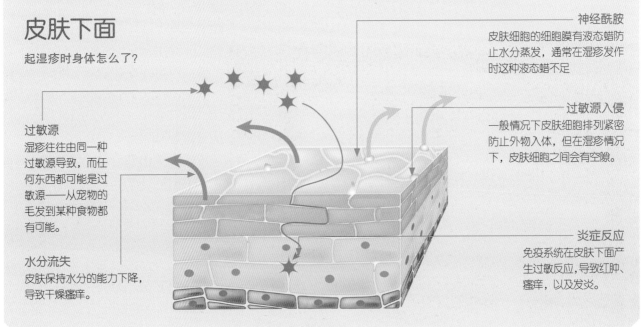

过敏源
湿疹往往由同一种过敏源导致，而任何东西都可能是过敏源——从宠物的毛发到某种食物都有可能。

水分流失
皮肤保持水分的能力下降，导致干燥瘙痒。

神经酰胺
皮肤细胞的细胞膜有液态蜡防止水分蒸发，通常在湿疹发作时这种液态蜡不足

过敏源入侵
一般情况下皮肤细胞排列紧密防止外物入体，但在湿疹情况下，皮肤细胞之间会有空隙。

炎症反应
免疫系统在皮肤下面产生过敏反应，导致红肿、瘙痒，以及发炎。

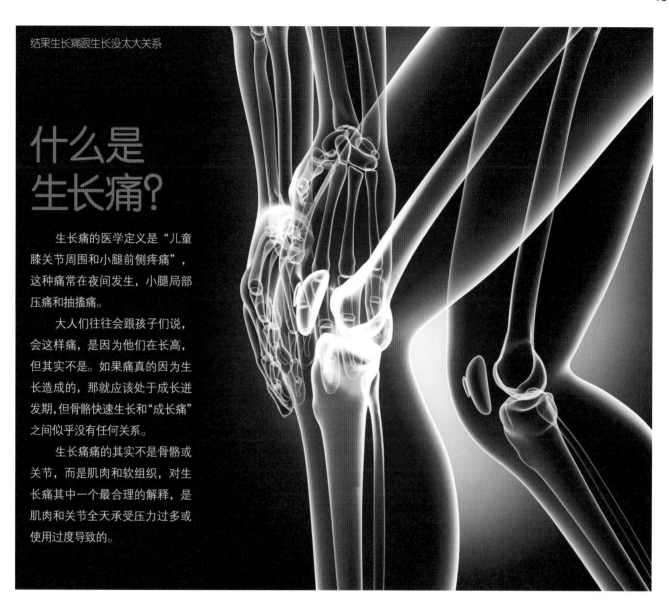

结果生长痛跟生长没太大关系

什么是
生长痛?

生长痛的医学定义是"儿童膝关节周围和小腿前侧疼痛",这种痛常在夜间发生,小腿局部压痛和抽搐痛。

大人们往往会跟孩子们说,会这样痛,是因为他们在长高,但其实不是。如果痛真的因为生长造成的,那就应该处于成长迸发期,但骨骼快速生长和"成长痛"之间似乎没有任何关系。

生长痛痛的其实不是骨骼或关节,而是肌肉和软组织,对生长痛其中一个最合理的解释,是肌肉和关节全天承受压力过多或使用过度导致的。

为什么眯着眼睛能看得更清楚?

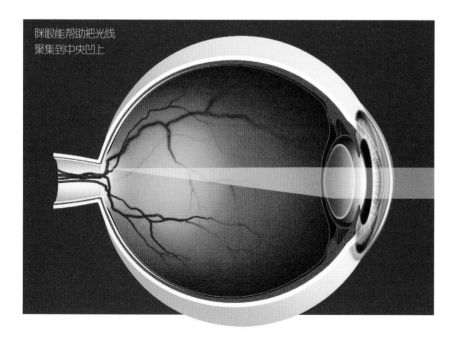

眯眼能帮助把光线
聚集到中央凹上

虽然这招不是对每个人都有用,但有的人把眼睛半眯却能看得更清楚。这是因为眼睛聚光发生改变。

光线进入眼睛时要先经过一片可伸缩的透镜一样的组织(晶状体),发生折射,才能落到视网膜上的中央凹,这里非常敏锐。晶状体会根据所视物体与它的距离改变形状,确保光线永远能落到中央凹上。

随着我们年纪变大,晶状体的柔韧性会渐渐变差,光线也就没法永远准确地落到中央凹上。我们把眼睛半眯,主动改变晶状体的形状,就有助于把光线聚集到中央凹上了。

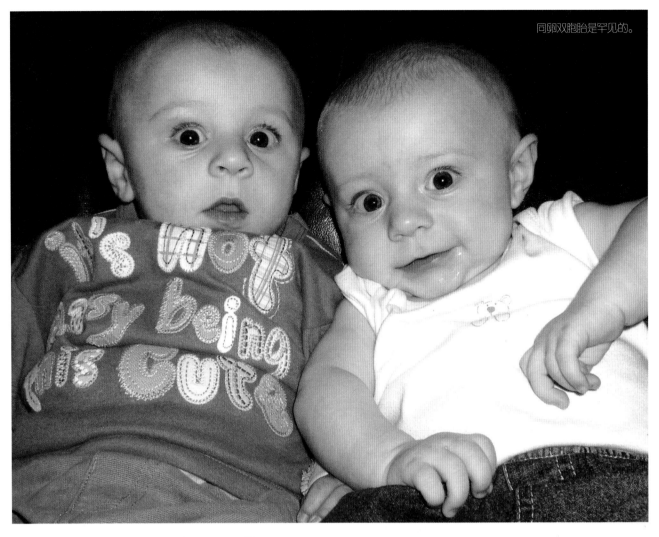

同卵双胞胎是罕见的。

什么是双胞胎？

因为医学发展，双胞胎越来越多。但双胞胎是怎么来的呢？

因为人们推迟生育年龄，越来越多的人借助于人工受孕等生育治疗技术，双胞胎和多胞胎越来越多。也因为医疗技术发展，成功活下来的双胞胎也越来越多。

但双胞胎依然比较罕见，全球人口中也只占 2% 的比例。在这 2% 的人口中，同卵双胞胎（同一个受精卵一分为二形成两个胚胎）仅占 8%，异卵双胞胎（由两个受精卵分别形成两个胚胎）就常见得多了。

虽然一个受精卵分化成两个胚胎的原因不得而知，但出现双胞胎的机会受多种因素影响。有人认为，双胞胎是"家族遗传"的，而且通常是隔代遗传，准孕妇的年龄、体重、身高、种族甚至饮食，都有可能对怀上异卵双胞胎产生影响。另外，若准孕妇正在接受生育治疗，她就更有可能怀上多胞胎。

怀孕早期就能明显分辨出孕妇怀的是双胞胎，因为这能通过超声波检查出来。另外，或许还会伴有体重增加或感到格外疲劳等症状。尽管由于现代医疗技术的发展，双胞胎通常出生时都身体状况良好，日后成长过程也没什么健康问题，但因为孕期在母体同一个子宫里生长，发育受到空间限制，双胞胎相比单胎，更有可能出现早产或体重较轻的情况。

"有人认为，双胞胎是'家族遗传'的，而且通常是隔代遗传"

奇怪，但真实……

有很多关于从出生起就被分开的双胞胎却有相近的人生的故事。其中一个耳熟能详的例子，就是 1980 年《读者文摘》1 月刊里刊登的真人真事，一对自出生起就被分开的双胞胎，都叫詹姆斯，都读法律执法系，都在木工方面有天赋。一个替儿子取名詹姆斯·阿兰，另一个替儿子取名詹姆斯·阿蓝，两个都把自己的狗命名为"玩具"。另外在英国还有一对姓茂福斯的兄弟，在彼此相距 80 英里远的地方生活，却在同一天晚上因为相同病症身亡，而前后时间只差几个小时。

多胞胎，多问题？

双胞胎在孕期发育就会遇到各种问题——主要是由于母亲子宫大小的限制。多胞胎极少有足月出生的，双胞胎一般37周左右就会出生。同样，因为在子宫里空间有限和卵细胞分裂异常，还会出现其他不良症状，如连体婴。连体婴哪里相连是关键。如果相连的是重要的内脏器官或骨骼结构，日后在成长过程中——或在分体手术过程中——一个会死亡，甚至两个都没法活下来。

此外，还有人觉得，有1/8的孕妇一开始怀的是多胞胎，但一个甚至多个胚胎无法在子宫里发育至足月。

"连体婴哪里相连是关键"

子宫里的双胞胎

胎盘
双胞胎与母体之间进行新陈代谢交换的地方。

子宫壁
子宫的保护壁。

羊膜囊
孕期包裹着胎儿的薄薄的膜组织。

脐带
像绳子一样连接胎儿和胎盘的组织。

宫颈
子宫的下部，延伸进阴道。

双胞胎在基因上说是一样的，但为什么会不同？

研究同卵双胞胎，我们就可以试着了解环境和基因对个人影响有多大。因为同卵双胞胎的基因是一样的，因此我们可以说，他们之间的差异源于环境影响。

其中有一些最有意思的研究，是对那些从出生开始就被分开领养分居两地的双胞胎的研究。我们通常会发现，虽然不在一起成长，他们智商水平接近，人格相似，可即便如此，因为成长环境不一样，他们选择的生活方式也会不一样。

但不管怎么说，很难通过双胞胎研究下定论，毕竟研究对象只占全人类的极小比例，不足以代表大众，而且我们也发现，通常环境和基因是相互作用影响个人发展的。

同卵双生和异卵双生的形成

同卵双胞胎（简称MZ），又叫同卵双生，是一颗卵子受精后分裂成两个桑葚胚，再由这两个桑葚胚形成两个胚胎开始发育。因此，除非妊娠期内出现基因变异或罕见的综合征，同卵双胞胎从基因上来讲是一模一样的，性别也一样。一个受精卵会分化出两个胚胎的原因尚不清楚，但父亲在同卵双胞胎的形成过程中，是没有任何影响的。

而异卵双胞胎，则是女性子宫同时排出两个卵细胞，两个卵细胞都受精并埋入子宫壁。这又叫异卵双生，从基因上来讲，相似度跟普通的兄弟姐妹没分别。跟同卵双胞胎共用一个胎盘不一样，异卵双胞胎有各自的胎盘，因为他们是完全各自独立的，只不过是在妊娠期共存于一个子宫里而已。异卵双胞胎更常见。

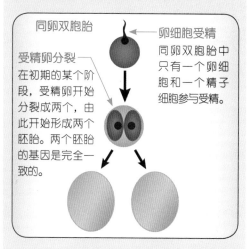

同卵双胞胎

卵细胞受精
同卵双胞胎中只有一个卵细胞和一个精子细胞参与受精。

受精卵分裂
在初期的某个阶段，受精卵开始分裂成两个，由此开始形成两个胚胎。两个胚胎的基因是完全一致的。

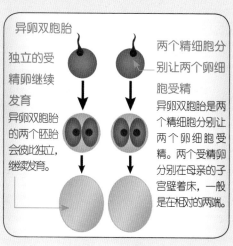

异卵双胞胎

独立的受精卵继续发育
异卵双胞胎的两个胚胎会彼此独立，继续发育。

两个精细胞分别让两个卵细胞受精
异卵双胞胎是两个精细胞分别让两个卵细胞受精。两个受精卵分别在母亲的子宫壁着床，一般是在相对的两端。

肺泡是如何帮助你呼吸的?

肺里都是气球一样的小囊泡, 全靠它们, 你才能活着

气体在肺里进行交换, 有毒的气体 (二氧化碳) 会被换成清新的氧。在维持人体正常运作、维持人的生命的所有功能中, 这是最重要的一项了。要是没了这项功能, 用不了多久, 我们就会因为血液里二氧化碳积聚而导致大脑中毒, 失去意识。

两个肺 (左右侧各一个) 都由数个肺叶组成, 肺叶的基本组成单位是小小的肺泡。肺泡是呼吸系统的最终端, 支气管分支出小支气管, 再分支出毛细支气管, 气体经由毛细支气管抵达肺泡。肺泡聚成一团团的, 在显微镜下看起来就像一串串葡萄。

肺泡外裹着一层上皮细胞组织——只有一个细胞的厚度——而上皮组织又被极细的毛细血管围绕着。肺里的清新氧气与上皮细胞组织另一边的静脉系统毛细血管里的缺氧血之间进行的重要的气体交换, 就是在这里发生的。

肺泡为了把工作效率最大化, 已经发展成非常专精的身体结构了。肺泡壁极薄, 却又非常坚韧。由脂质和蛋白质组成的肺表面活性剂给每一个肺泡形成一层保护膜, 在我们把气体呼出时减少表面压力, 防止肺泡皱褶。没有了这些结构, 就肺不成肺了。

肺泡解剖图

肺泡如何进行气体交换

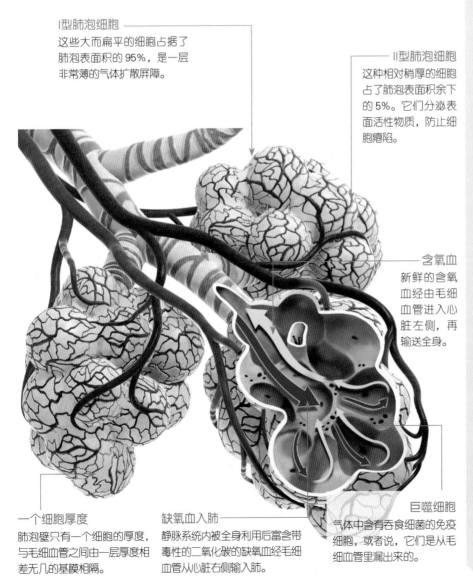

I型肺泡细胞
这些大而扁平的细胞占据了肺泡表面积的95%, 是一层非常薄的气体扩散屏障。

II型肺泡细胞
这种相对稍厚的细胞占了肺泡表面积余下的5%。它们分泌表面活性物质, 防止细胞瘪陷。

含氧血
新鲜的含氧血经由毛细血管进入心脏左侧, 再输送全身。

一个细胞厚度
肺泡壁只有一个细胞的厚度, 与毛细血管之间由一层厚度相差无几的基膜相隔。

缺氧血入肺
静脉系统内被全身利用后富含带毒性的二氧化碳的缺氧血经毛细血管从心脏右侧输入肺。

巨噬细胞
气体中含有吞食细菌的免疫细胞, 或者说, 它们是从毛细血管里漏出来的。

吸进, 呼出

肺泡的功能是进行气体交换, 但肺泡毕竟体积太小, 不足以支持气体进出人体。这时就需要呼吸系统的肌肉和肋骨架帮忙了, 所以你的胸膛才会在呼吸时起伏。位于心脏和肺下方, 在其他内脏器官上方的横膈膜, 是呼吸系统的主要肌肉。一般呈圆拱形的横膈膜在收缩时下压变平, 扩张胸腔空间, 以此降低体内气压, 增加体内外气压差, 让空气顺着呼吸道进入; 当横膈膜放松时, 又恢复圆拱形, 胸腔内气压再度增加, 废气——充满二氧化碳的气体——便被逼出体外。在用力呼吸时, 还需要肋骨之间的肌肉 (肋间肌) 协助, 例如在做运动时深呼吸。试试深深吸一口气, 好好感受一下你胸腔如何通过扩张减轻内压的。

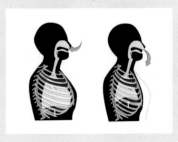

散瞳药怎样发挥作用？

看看散瞳药是如何帮助医生诊断及治疗眼部疾病的

视力是重要的五感之一，因此维持眼部健康是绝对重要的。可视力问题很难通过表面症状发现，也很难在表面进行处理，所以眼科医生会借助于散瞳药对晶状体、视网膜和视神经进行更好的检查。

散瞳滴眼液里含有叫阿托品的化学成分，可暂时放松收缩瞳孔的肌肉，让瞳孔在一定时间内处于扩张状态，以便进行彻底检查。有些散瞳药还能放松眼内控制晶体的一块肌肉，让眼科医生或验光师给视力不正常的孩子测试度数。

散瞳药不但可以帮助测试眼睛度数，还因为能防止疤痕组织形成而常用于术后恢复。医生有时还会给弱视的孩子开散瞳药，因为这种药物能暂时模糊视力较好的那只眼睛的视线，迫使大脑使用并强化视力较弱的那只眼睛。

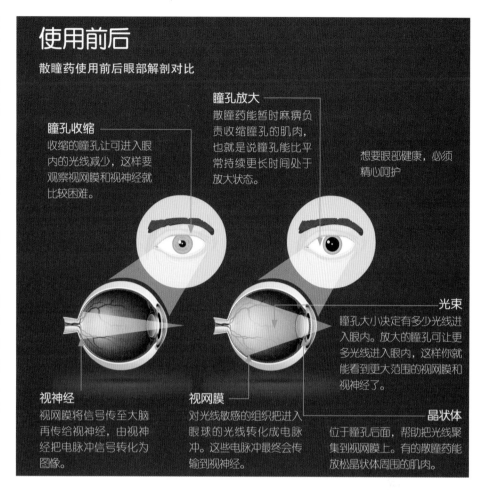

使用前后

散瞳药使用前后眼部解剖对比

瞳孔收缩
收缩的瞳孔让可进入眼内的光线减少，这样要观察视网膜和视神经就比较困难。

瞳孔放大
散瞳药能暂时麻痹负责收缩瞳孔的肌肉，也就是说瞳孔能比平常持续更长时间处于放大状态。

想要眼部健康，必须精心呵护

光束
瞳孔大小决定有多少光线进入眼内。放大的瞳孔可让更多光线进入眼内，这样你就能看到更大范围的视网膜和视神经了。

视神经
视网膜将信号传至大脑再传给视神经，由视神经把电脉冲信号转化为图像。

视网膜
对光线敏感的组织把进入眼球的光线转化成电脉冲。这些电脉冲最终会传输到视神经。

晶状体
位于瞳孔后面，帮助把光线聚集到视网膜上。有的散瞳药能放松晶状体周围的肌肉。

偏头痛是怎么来的？

这些可怕的头痛是怎么折磨我们的？

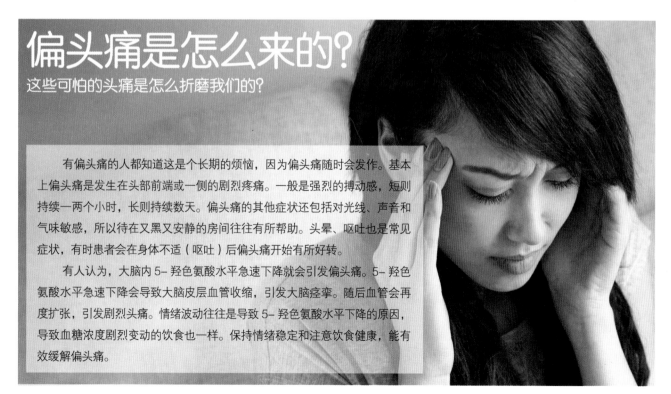

有偏头痛的人都知道这是个长期的烦恼，因为偏头痛随时会发作。基本上偏头痛是发生在头部前端或一侧的剧烈疼痛。一般是强烈的搏动感，短则持续一两个小时，长则持续数天。偏头痛的其他症状还包括对光线、声音和气味敏感，所以待在又黑又安静的房间往往有所帮助。头晕、呕吐也是常见症状，有时患者会在身体不适（呕吐）后偏头痛开始有所好转。

有人认为，大脑内 5- 羟色氨酸水平急速下降就会引发偏头痛。5- 羟色氨酸水平急速下降会导致大脑皮层血管收缩，引发大脑痉挛。随后血管会再度扩张，引发剧烈头痛。情绪波动往往是导致 5- 羟色氨酸水平下降的原因，导致血糖浓度剧烈变动的饮食也一样。保持情绪稳定和注意饮食健康，能有效缓解偏头痛。

腿麻为什么那么痛苦?

腿动不了的那种麻痹感不是因为血液不流通造成的,那其实是因为神经受到压迫,神经末梢受到挤压,导致神经"短路",隔断神经的信号传递。一旦挤压消失,从传输中断的位置一直到神经末梢一下子又通起电来,又痒又痛、又热又冷的感觉混在一起,让人难受。

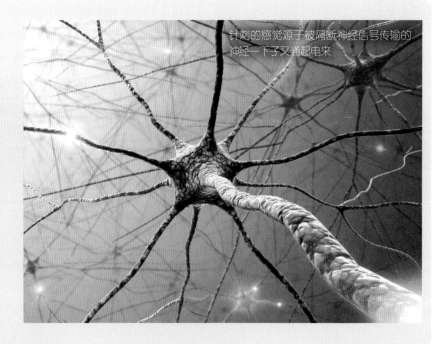

针刺的感觉源于被隔断神经信号传输的神经一下子又通起电来

"神经末梢受到挤压,导致神经'短路'"

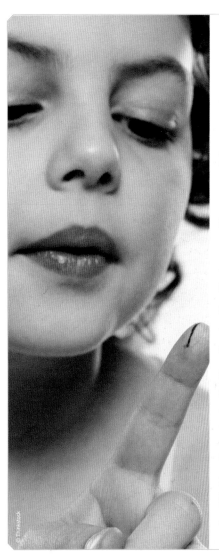

为什么被纸割伤会那么痛?

纸很薄,能把皮肤割破,若放到显微镜下看,你会看到伤口呈锯齿状。若只有一张纸,硬度不够,无法割进肉里,所以被纸割伤才不那么经常发生。但若纸被固定在一个地方——或者是一沓纸中间的一张——就算是一张纸,也有了足够的硬度,纸的边缘便有足够割进皮肤的压力。被纸割伤会很痛,因为被它划一下,像被剃刀割到一样的小小伤口会刺激到大量痛感神经——伤害感受器将神经信号传到脊髓和大脑。被纸割的伤口一般不会太深,所以出血不多,让伤害感受器直接暴露在空气中。

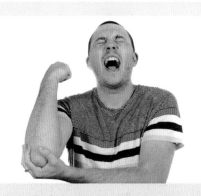

身体还有其他"笑骨"吗?

"笑骨"(funny bone)这个词其实是具有误导性的,因为这时你感受到的是尺神经被困在手肘皮肤和骨头之间产生的痛感。肘管负责把尺神经引导经过手肘,但缺少对外部冲击起保护作用的组织。从手腕到手肘有两根骨头,其中一根便是尺骨,尺神经因尺骨得名,而另一根骨头叫桡骨。

人体骨骼中再没有这样组成的骨头了,因为这种反应而被误命名的也就它一个,所以我们只有一根"笑骨"。

肌肉为什么会痛?

锻炼后是什么导致肌肉持续多天僵硬又疼痛?

一般来说,肌肉收缩时,肌肉两头间距变短,中间鼓起,像健身人士的肱二头肌。但若肌肉在收缩的同时受到牵拉,就有可能导致微损伤。

位于大腿前侧的股四头肌,负责膝关节屈伸,也负责通过肌肉收缩变短把腿拉直。在走下陡峭的斜坡时,股四头肌在你往前走的时候需要收缩以支撑你身体的重量,但在膝盖弯曲时,肌肉却发生反向的伸展。这收缩与伸展之间产生的张力,导致肌肉发生微撕裂,所以跑下坡会产生更严重的延迟性酸痛。

从微观上讲,肌肉由数以十万计的肌原纤维节组成,当中有大量分子棘轮把肌原纤维节彼此拉近产生机械能。如果肌肉在收缩时绷紧,肌原纤维节就会被分子棘轮拉出它该在的位置,导致微损伤。损伤后肌肉会发炎,充满液体,导致肌肉僵硬,激活痛感接收器——所以在进行不熟悉的运动后,你会感到肌肉疼痛。

重力训练与肌肉运动

臂弯举时肱二头肌的运动

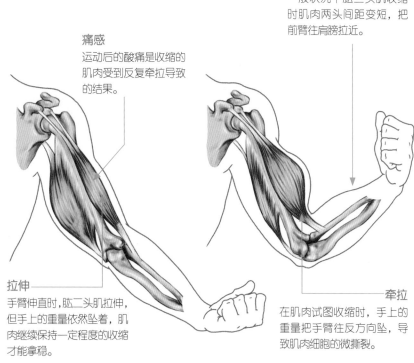

痛感
运动后的酸痛是收缩的肌肉受到反复牵拉导致的结果。

拉伸
手臂伸直时,肱二头肌拉伸,但手上的重量依然坠着,肌肉继续保持一定程度的收缩才能拿稳。

屈弯
一般状况下肱二头肌收缩时肌肉两头间距变短,把前臂往肩膀拉近。

牵拉
在肌肉试图收缩时,手上的重量把手臂往反方向坠,导致肌肉细胞的微撕裂。

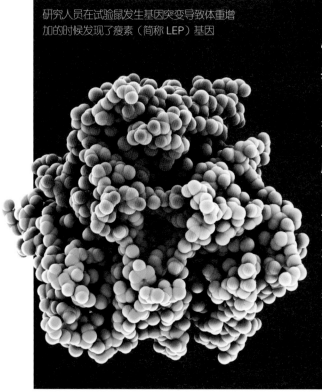

研究人员在试验鼠发生基因突变导致体重增加的时候发现了瘦素(简称 LEP)基因

肥胖激素是什么?

身体是如何时刻监控身体能量储备的

为了搞清楚你需要吃多少东西,人体得有一个方法来衡量身体现有多少能量储备。"瘦素"——一般都叫它"肥胖激素"——正是我们体内的燃料测量器。它由脂肪细胞组成,负责告诉大脑身体有多少脂肪,热量供应是在持续增加还是在持续消耗中。

要吃多少食物,由大脑里叫下丘脑的一个小区域进行调节。当脂肪存量降低,瘦素水平下降时,下丘脑就会刺激食欲,希望通过补充食物摄取恢复消耗掉的能量。当瘦素浓度升高时,食欲就受到抑制,减少食物摄入,鼓励身体燃烧热量。

一开始,人们认为瘦素可以用于治疗肥胖症。可尽管瘦素是食物摄取量重要的调节器,我们的食欲还会受到多方面因素影响,从胃里有多少食物,到情绪状况和我们偏好的饮食类型,各式各样。在这种情况下,瘦素的调节能力就被其他因素盖过了,尽管人体脂肪储存足够,我们也会继续吃,导致体重增加。

为什么上臂和大腿都只有一根骨头？

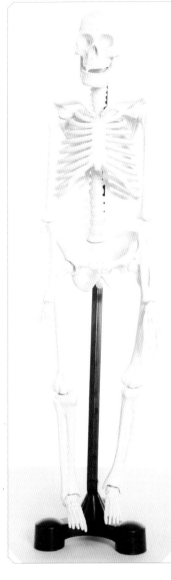

人体骨骼结构是进化的完美表现，让我们想都不用想就能进行各种复杂的动作。人体有多种不同类型的关节，发挥着不同功用。有的很牢固，可移动幅度不大，有的则没那么牢固，却可以自由地进行大幅度运动。前臂和小腿都有两根骨头，在手腕和脚踝形成平面关节。平面关节可进行一系列细腻的运动，包括滑动和旋转。而手肘和膝关节的铰链关节不能进行侧向平移，但这种关节非常结实。肩和髋的关节属于球窝关节，可以进行大幅度大范围的运动。

"人体骨骼结构
是进化的完美表现"

为什么天气冷的时候指关节响得更频繁？

2015年加拿大阿尔伯塔大学的研究人员证明了指关节发出的那种"啪"的响声，是关节里气泡的声音。在你拉手指的时候，关节相接的两个平面分离，在关节液里形成一个气腔。声音就是这么来的。要让你的指关节再次发出声响，就得等到气泡消失。研究人员并没有研究气候的影响，但寒冷的天气应该对指关节里的关节液有一定影响，让气泡消失更快。

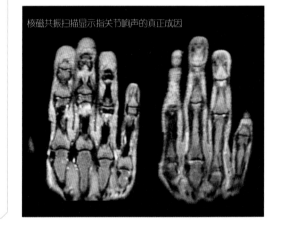

核磁共振扫描显示指关节响声的真正成因

压力如何对身体造成影响？

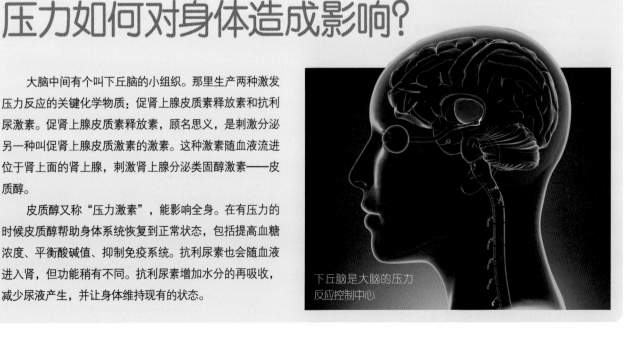

大脑中间有个叫下丘脑的小组织。那里生产两种激发压力反应的关键化学物质：促肾上腺皮质素释放素和抗利尿激素。促肾上腺皮质素释放素，顾名思义，是刺激分泌另一种叫促肾上腺皮质激素的激素。这种激素随血液流进位于肾上面的肾上腺，刺激肾上腺分泌类固醇激素——皮质醇。

皮质醇又称"压力激素"，能影响全身。在有压力的时候皮质醇帮助身体系统恢复到正常状态，包括提高血糖浓度、平衡酸碱值、抑制免疫系统。抗利尿素也会随血液进入肾，但功能稍有不同。抗利尿素增加水分的再吸收，减少尿液产生，并让身体维持现有的状态。

下丘脑是大脑的压力
反应控制中心

是什么导致了失眠?

为什么睡觉前看手机会干扰你的睡意?

我们大部分人都在某些时候经历过失眠,不管怎样就是没法入睡或睡不安稳。一般导致失眠的原因包括压力和忧虑。但你知道吗?原来你的电子设备也会让你失眠。

我们一天里睡眠和清醒的周期由昼夜节律调节。这其实就是我们的生物钟,以大概24小时为一个周期,掌管生理、精神和行为改变。大部分生命体都有昼夜节律,包括动物、植物和许多微生物,它们的昼夜节律都是靠体内因素形成,但同样也会对环境信号产生反应,如光线,以便保持与地球自转周期同步。

所有形式的光线,不管是自然光还是人造光,都会影响我们的生物钟,因为眼内具有感光性的视网膜神经节细胞会把信息传给视交叉上核(简称SCN),视交叉上核便会延迟褪黑激素的分泌,而这种激素正是让我们入睡的激素。视网膜神经节细胞对电脑、手机和平板屏幕发出的波长短于480纳米的蓝光尤其敏感。睡前几小时受到大量这种蓝光的影响,已被证明会抑制褪黑激素浓度水平,让我们难以入睡。

> "所有形式的光线,不管是自然光还是人造光,都会影响我们的生物钟"

光敏性

光线如何影响你的睡眠

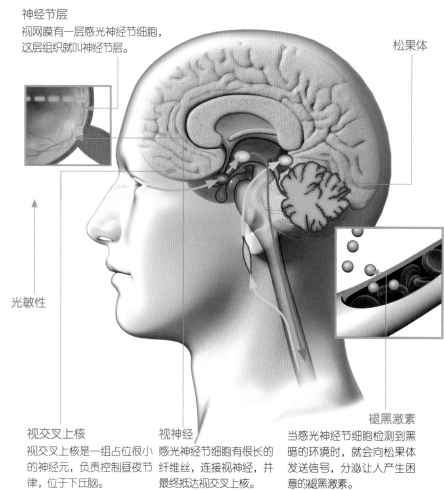

神经节层
视网膜有一层感光神经节细胞,这层组织就叫神经节层。

松果体

光敏性

视交叉上核
视交叉上核是一组占位很小的神经元,负责控制昼夜节律,位于下丘脑。

视神经
感光神经节细胞有很长的纤维丝,连接视神经,并最终抵达视交叉上核。

褪黑激素
当感光神经节细胞检测到黑暗的环境时,就会向松果体发送信号,分泌让人产生困意的褪黑激素。

阻隔蓝光

想减少蓝光对你睡眠的影响,最好的方法就是睡前2小时不要看任何屏幕。相反,你还应该把房间照明换成低波长的暖光,普通的白炽灯甚至蜡烛就能达到目的。不过如果你真的没法在睡觉前不盯着电脑或手机屏幕看,也有好几个方法可帮你入睡。戴着特制的琥珀色镜片眼镜,就能过滤掉短波长的蓝光,你看多久屏幕都没问题了。像Uvex公司(uvexsafety.co.uk)就生产各种款式的隔绝蓝光的眼镜和夜视镜。不戴眼镜的话,也可以安装f.lux(justgetlux.com)电脑软件,或者"薄暮微光"(play.google.com)智能手机程序,调整好屏幕设置,在每天日落到次日日出之前把让人失眠的蓝光过滤掉,以柔和的红光代之。

利用琥珀色的镜片过滤蓝光

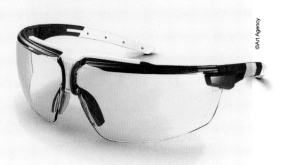

©Art Agency

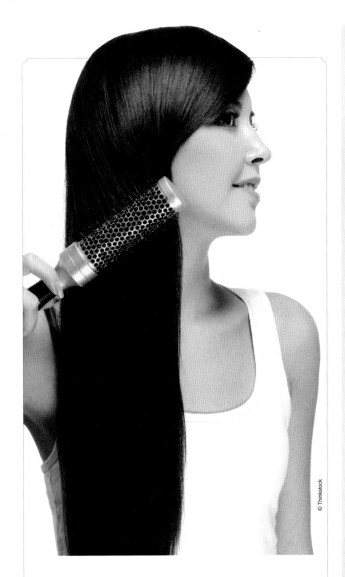

© Thinkstock

人的头发能
长多快?

人类头发平均每个月长 1.25 厘米，每年大概长 15
厘米。年龄、健康状况和基因都会影响头发生长速度。
每根头发的生长都分三个阶段，第一阶段是生长期，头
发的生长主要是在这段时间。头发停留在生长期的时间
越长，头发越长，这样便能推算出头发生长速度。生长
期持续时间在 2 ~ 8 年不等，随后是退行期和休止期。
脑袋不同位置的头发生长速度也不一样，头顶的头发生
长速度是最快的。

"每根头发的生长都分三个阶段，
第一阶段是生长期"

为什么金色的
头发湿水后颜色
会变深?

金色的头发在干燥时表面就如粗糙的瓦片——有点像
鱼鳞。当光线照在这些鳞片上，就会往各个方向反射。反
射进你眼里的光线越多，头发看起来颜色越浅，像用火炬
照在头发上一样。

但当你把头发洗湿了，每根发丝上都裹了一层由水形
成的薄膜。光线穿透水膜，在水膜里反射，很有可能被头
发吸收。被困在水膜里的光线越多，能进入你双眼的光线
就越少，头发颜色看起来就变深了。

"每根发丝上都
裹了一层由水形成的薄膜"

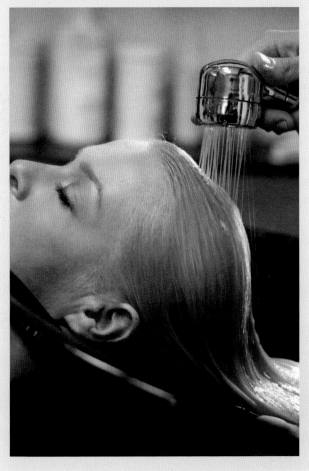

我们为什么会生气?

这种原始的情绪如何影响正常的思维模式?

就我们所知，愤怒是最古老最原始的情绪模式之一。据信在千年万年以前，这种情绪就根植在人的大脑里，帮人类度过困苦时期。那时，各种生存资源，像食物、伴侣和住舍都非常匮乏，愤怒就成了相对重要的情绪，让我们的祖先在自身安危或获得伴侣的机会受到威胁时，拥有绝不可缺的冲动和能量采取行动。

尽管相比我们的祖先，现在生活没那么多危险因素，但我们的大脑依然对某些愤怒启动因素有反应，其中一个就是受到不公平对待。一旦有人朝你怒吼或摆出一副臭脸，你脑子里的杏仁核就会拉起警报，刺激分泌两种关键的激素——肾上腺素和睾丸激素——为身体的激烈对抗灌注能量。

除了杏仁核外，前额叶皮层也会被激活。大脑的这一部位负责决策和逻辑思考，确保你不会冲动地做出反应。据研究数据显示，从最初感到生气的瞬间到前额叶皮层主导你做出经过思量的反应，只需不到 2 秒的时间。这就很好地解释了一个老智慧，为什么说生气时先从一数到十，再做反应。

一般都会认为男人和女人生气的感觉是不一样的。女人更多的是感受到怒火缓缓升起，需要时间扩散，而男人更多的是感受到怒火像熊熊烈火一样在体内燃烧，不过来得快，去得也快。这估计与男人比女人的杏仁核更大有关，所以从统计学上来讲，男人比女人更具攻击性。

生气时大脑的反应

看看大脑如何处理愤怒，以及身体相应的反应

生气对人有好处吗?

不少人都把生气看作一种负面情绪，不但浪费精力，还毫无裨益。但与人类的其他情绪一样，生气也具有进化上的意义。之所以这么说，是因为只要生对了气，生气就会带来积极作用。如果我们坐下来讨论为什么某些人或事会让我们生气，那就生对了气了；但如果我们不能控制自己愤怒的反应，长期下来，是不可能有助于问题解决的。研究也显示，理性地发泄愤怒是有益于身心的。另一方面，积压愤怒情绪则会对部分人产生不良影响，很可能导致抑郁。长期经常、持续地生气，还会导致血压升高，甚至引发心脏疾病。

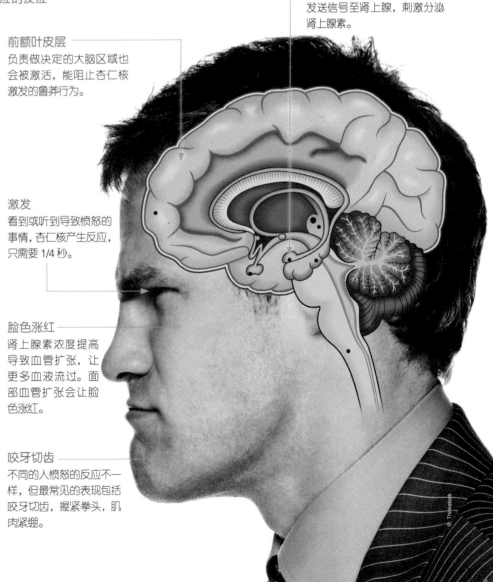

杏仁核
杏仁核让你全身进入戒备状态，时刻准备采取行动。杏仁核会发送信号至肾上腺，刺激分泌肾上腺素。

前额叶皮层
负责做决定的大脑区域也会被激活，能阻止杏仁核激发的鲁莽行为。

激发
看到或听到导致愤怒的事情，杏仁核产生反应，只需要 1/4 秒。

脸色涨红
肾上腺素浓度提高导致血管扩张，让更多血液流过。面部血管扩张会让脸色涨红。

咬牙切齿
不同的人愤怒的反应不一样，但最常见的表现包括咬牙切齿，握紧拳头，肌肉紧绷。

© Thinkstock